PRAKTISCHE BEITRÄGE

ZUR

OHRENHEILKUNDE

VON

DR. R. HAGEN,

DOCENT DER OHRENHEILKUNDE AN DER UNIVERSITÄT, PRAKTISCHER ARZT
UND OHRENARZT IN LEIPZIG.

I.

ELEKTRO-OTIATRISCHE STUDIEN.

(Abdruck aus der „Wiener medicinischen Wochenschrift" Jahrgang 1866.)

LEIPZIG
VERLAG VON VEIT & COMP.
1866.

VORWORT.

Die fortgesetzt, namentlich aus dem Auslande an den Verfasser der „elektro-otiatrischen Studien“, welche im Jahrgang 1866 der Wiener medicinischen Wochenschrift, redigirt von Dr. Wittelshöfer, zuerst erschienen waren, gerichteten Bestellungen auf Exemplare von Separatabdrücken obigen Artikels jener Wochenschrift wurden Ursache, einen neuen Abdruck derselben zu veranlassen.

Leipzig im October 1866.

Der Verfasser.

Adam Politzer in Wien resumirt am Schlusse seiner gediegenen Abhandlung „über subjective Gehörsempfindungen“[1] die Ergebnisse der galvanischen Behandlung bei Ohrenkranken, welche von den Elektrotherapeuten in den letzten Jahren veröffentlicht wurden.

Bevor ich zur Beschreibung meiner eigenen Beobachtungen über die Heilwirkung der Elektricität bei den Krankheiten des Gehörorgans schreite, halte ich es für das Verständniss des Folgenden nöthig, jenes Resumé aus der Abhandlung Adam Politzer's in Kürze hier wieder zu geben. Brenner[2] gebürt das Verdienst auf wissenschaftlicher Grundlage die therapeutischen Wirkungen der Elektricität bei Gehörkranken in ausgedehntem Massstabe einer genauen Prüfung unterzogen zu haben. Er gibt an, dass der Acusticus auf elektrische Ströme nach einem bestimmten Gesetze reagire, stellte somit ein Zuckungsgesetz für den normalen Hörnerven (normale Acusticusreaction) auf und versuchte das abnorme Verhalten dieses Zuckungsgesetzes bei Schwerhörigen durch galvanische Reizung zur Norm zurückzuführen; wo Brenner dies gelang, trat auch eine functionelle Besserung ein. — Den Angaben Brenner's ist Schwartze[3] entgegengetreten, indem er die Constanz des normalen Zuckungsgesetzes bei Gesunden leugnet und

---

[1] Wiener medicinische Wochenschrift 1865.

[2] Zur Elektrophysiologie und Elektropathologie des Nervus acusticus. Petersburger medicin. Zeitschr. 1863. Bd. 4. pag. 286. — Virchow's Archiv 1863. Juliheft.

Weitere Mittheilungen zur Elektro-otiatrik. Petersburger medicinische Zeitschr. 1863. Bd. 5. pag. 35.

[3] Archiv für Ohrenheilkunde. 1864. Bd. 1. pag. 44.

die Aenderung der Hörnervenreaction durch die elektrische Behandlung bei Ohrenkranken für die Function des Hörnerven als gleichgiltig hinstellt. Schwartze sah nie vollständiges Schwinden oder wesentliche Linderung subjectiver Geräusche, wohl aber häufig eine Zunahme derselben, Eingenommenheit des Kopfes, Schwindelanfälle. Schulz[1] hat keine glänzenden Erfolge von der galvanischen Behandlung, höchstens in einzelnen Fällen eine temporäre Linderung starker Geräusche gesehen. Benedikt[2] hat öfters namentlich bei saturninen Kephalopathien subjective Geräusche durch Galvanisation des Sympathicus und des Kopfes schwinden gesehen. Frommhold[3] berichtet in seinem neuesten Werke über günstige Erfolge der elektrischen Behandlung bei Ohrenkranken.

Dr. Brenner's Mittheilungen über die Wirkung des constanten galvanischen Stromes auf den Acusticus finden sich an mehreren Orten verschiedener medicinischer Zeitschriften, insbesondere in den Sitzungsberichten des Petersburger medicinischen Vereines in der Petersburger medicinischen Zeitschrift zerstreut. Diejenigen, welche sich bisher mit electro-otiatrischen Untersuchungen beschäftigt haben, scheinen jene Publicationen Brenner's nicht in ihrem ganzen Umfange zu kennen. Vor Abgabe weiterer Urtheile über Dr. Brenner's Behauptungen seitens der Collegen, welche sich selbstständig, ohne directe Anleitung, mit der Reizung des Acusticus durch den constanten Strom beschäftigen, dürfte es gerathen sein, die demnächst erscheinende umfassende Arbeit Brenner's über diesen Gegenstand abzuwarten.

Der Schwartze'schen Verurtheilung der Angaben Brenner's ist Letzterer in einer besonderen Erwiderung begegnet.[4]

Meines Wissens haben ausser Schwartze nur noch B. Schulz und Benedikt einige Versuche über den Nutzen des constanten galvanischen Stromes gegen Ohrensausen angestellt; ausser den eben Genannten hat aber Niemand anderweitige

[1] Wiener med. Wochenschrift 1865, pag. 1404 etc.

[2] Wiener Wochenblatt 1863, No. 23.

[3] Carl Frommhold. Elektrotherapie mit besonderer Rücksicht auf Nervenkrankheiten. Vom praktischen Standpunkte skizzirt. Pest 1865.

[4] Virchow's Archiv. Bd. 31.

Controlversuche über die Behauptungen Brenner's veröffentlicht. Ich selbst habe seit 7 Monaten an 52 Ohrenkranken die Wirkungen des constanten galvanischen Stroms studirt und bin zu anderen Resultaten als H. Schwartze und B. Schulz gelangt. Obschon nun meine Versuche noch nicht zum vollständigen Abschluss gelangt sind, da ich noch nicht alle von Brenner aufgestellten Behauptungen zu prüfen Gelegenheit gefunden habe, zaudere ich doch nicht länger bei den einander widersprechenden Beobachtungen und bringe die Ergebnisse meiner bisherigen Untersuchungen und Beobachtungen hiermit zur Kenntniss meiner Fachgenossen.

Die im 1. Bande des Archivs für Ohrenheilkunde über „die sogenannte Elektro-otiatrik Brenner's" vom Docenten Dr. H. Schwartze veröffentlichte Abhandlung rief in mir, der ich mich bereits früher vielfach mit Inductions- und Batterieströmen beschäftigt hatte, zunächst die Idee hervor, trotz des von Schwartze über Brenner's Publicationen gesprochenen Verdiktes, doch die Sache einer nochmaligen Prüfung zu unterziehen. Ich setzte mich demnach mit Hrn. Dr. Brenner, der im Sommer vorigen Jahres gerade in Deutschland war, in Briefwechsel, welcher dazu führte, dass Dr. Brenner nach Leipzig kam und mich in der Anwendung des constanten Stromes zur Reizung des Acusticus nach seiner Methode unterrichtete. Auf meine Veranlassung hin liess sich Dr. Brenner auch herbei, vor einem geladenen Kreise von distinguirten Professoren und Aerzten seine Versuche zu demonstriren. — Ich kann nicht umhin dem Herrn Dr. Brenner, welcher durch seine persönliche Unterweisung mein diagnostisches und therapeutisches Können erweitert hat, hiermit meinen besten Dank auszusprechen.

Was ich damals unter Brenner's eigener Anleitung und später allein durch fortgesetzte galvanische Behandlung beobachtet habe, werde ich jetzt mittheilen. Ich halte dies einmal im Interesse der Sache geboten, um andere Collegen zur Anstellung von Versuchen anzuregen, und sodann um namentlich den neuerdings von B. Schulz in Wien publicirten, negativen Resultaten positive entgegen zu stellen, damit es nicht den Anschein gewinne, als sei nunmehr die Sache völlig abgethan.

Welche grosse Mühe, Geduld und Aufmerksamkeit die Anwendung des constanten galvanischen Stromes namentlich bei Ohrenkranken erfordert, brauche ich wohl nicht noch besonders hervorzuheben; allein welchem Arzte sind in seinem schweren Berufe grosse Mühe, Geduld und Aufmerksamkeit erspart?

Zu meinen Versuchen benutzte ich eine Batterie[1], wie sich deren Brenner bedient, einen sogenannten Stöpselrheostaten von Siemens und Halske in Berlin (in 1110 Werst getheilt) zur graduellen Abminderung und Verstärkung des Stromes bei derselben Elementenzahl, einer Tangentenbussole und eines Commutators. Die Wahl des zur Verminderung und Erhöhung der Stromstärke zu gebrauchenden Instrumentes, sowie die des Commutators sind durchaus nicht gleichgiltig; manche der bekannten derartigen Instrumente sind für unseren Zweck nicht besonders geeignet. Der Rheostat ist bei meinen Versuchen in Nebenschliessung gebracht, so dass also der grössere Widerstand im Rheostaten den stärkeren, der geringste Widerstand im Rheostaten dagegen den schwächsten Strom signalisirt.

Dass auf die möglichst gleichmässige Instandhaltung der Batterie die grösste Sorgfalt zu verwenden ist, ist selbstverständlich; ich lege aber zur Erzielung gleicher Resultate hierauf sehr grossen Werth.

Nachdem der Apparat aufgestellt uud alles gehörig geordnet ist, überzeuge ich mich zunächst von der Anwesenheit und Stärke des constanten galvanischen Stromes, sodann versichere ich mich noch durch Application der Elektroden an meine Schläfen über den positiven und negativen Pol durch die bekannten bläulichen oder gelben Lichterscheinungen und bringe nunmehr bei völlig geöffneter Kette die eine Elektrode in Form eines in einem Glastrichterchen vermittelst eines mehrfach durchlöcherten Korkes befestigten Drahtes in den einen zuvor mit lauwarmem Wasser

---

[1] Die Gläser sind 18 Centim. hoch, die Thonzellen 16 Centim. hoch und haben $5^1/_2$ Centim. im Durchmesser; die Kupferblechcylinder sind 16 Centim. hoch, und deren Durchmesser beträgt 8 Centim. Die Zinkkreuze sind $15^1/_2$ Centim. hoch. Zur Füllung der Gläser dient nur concentrirte Kupfervitriollösung, zur Füllung der Thonzellen eine Mischung von 1 Theil Schwefelsäure und 14 Theilen Wasser.

angefüllten äusseren Gehörgang, während der Patient die zweite Elektrode in einer flektirten Hand fest umschlossen hält.

Es wird also von mir nicht ein bis an seine Spitze isolirter Draht, wie dies früher und auch von Dr. H. Schwartze geschehen, sondern ein in seiner ganzen Länge von dem den äusseren Gehörgang ausfüllenden lauwarmen Wasser umgebener und durch das Glastrichterchen nebst eingepasstem Kork fixirter Draht, welcher das innere engere Ende des Trichterchens nicht überragt und von der Innenfläche des letzteren überall fast gleich weit entfernt ist, in den äusseren Gehörgang als Ohrelektrode eingeführt. Auch die Verbindung zwischen dem im Ohre fixirten Draht und der vom Commutator nach diesen führenden Leitungsschnur muss besondere Berücksichtigung finden, wenn gleiche Resultate erzielt werden sollen. Wird auch durch die gewöhnlich gebräuchliche Befestigung dieser beiden Theile der galvanische Strom übergeführt, so wird doch diese Verbindung sehr leicht gelockert, und der Strom erleidet dann zeitweilige Unterbrechungen und ist mithin kein constanter mehr, oder bei nicht ganz besonderer Aufmerksamkeit wird die Leitung gänzlich aufgehoben. Ist Ersteres der Fall, dann empfindet die dem Strome ausgesetzte Person Zuckungen im Ohre, welche von den zu Contractionen gereizten Binnenmuskeln des Ohres herrühren. Alles dies wird am Besten dadurch vermieden, dass der vom Commutator den Strom zuleitende und der in dem Trichterchen fixirte Draht durch Löthung metallisch mit einander verbunden sind.

Bei den mit vermindertem oder total aufgehobenem Hörvermögen und mit den verschiedenartigsten subjectiven Gehörsempfindungen behafteten Personen wurden vor der Anwendung des constanten galvanischen Stromes eine genaue Untersuchung der zugänglichen Theile des Gehörapparats und jedesmal der Katheterismus oder das Politzer'sche Verfahren in Anwendung gezogen. Nunmehr auf etwa eintretende, durch den constanten Strom hervorgerufene Sensationen aufmerksam gemacht und um möglichst genaue Angabe derselben in Bezug auf Qualität, Intensität, Beginn, Dauer und Verschwinden, sowie des Aufhörens oder der Verminderung oder der Nichtveränderung oder des Verschlimmerns der subjectiven Gehörsempfindungen ersucht, wurde die Kette in den meisten Fällen mit der Kathode im Ohre und mit der Anode in der einen Hand geschlossen. Nur in wenigen Fällen wurden versuchsweise die Elektroden nach B. Schulz'scher Methode applicirt, dieses Verfahren indessen bald wieder aufgegeben, weil in allen Fällen sofort Schwindel minderer oder heftigerer Art eintrat. Das Auftreten des Schwindels aber bei der Application der Elektroden nach der oben beschriebenen Brenner'schen Angabe wurde von mir nur in sehr wenigen, sogleich näher zu erörternden Fällen beobachtet. Dies mag es erklären, warum ich der Methode Brenner's hinsichtlich der Ansatzpunkte der Elektroden vor jener B. Schulz's den Vorzug gebe.

Schwindel in Folge der Application des constanten galvanischen Stromes nach Brenner's Methode habe ich nur in vier Fällen (unter 52) eintreten zu sehen Gelegenheit gehabt, und zwar waren diese vier Personen drei Frauen und ein Mann; eine Frau und der Mann hatten vor 12 und resp. 6 Monaten eine Gehirnapoplexie erlitten, während bei den zwei anderen Frauen Gehirnaffectionen zu vermuthen waren. Fälle dieser Art wollen mir überhaupt die Anwendung des besagten Stromes zur Reizung des Acusticus zu contraindiciren scheinen.

Die Dauer einer jeden galvanischen Sitzung war eine verschiedene; sie richtete sich je nach der Individualität der Versuchspersonen und nach den durch den constanten Strom bewirkten Effect; in den allermeisten Fällen war die Dauer eine kurze.

Ueber die Ergebnisse einer jeden Application des constanten galvanischen Stromes wurden genaue Protocolle geführt; nur so war es möglich, jene für spätere Sitzungen sicher zu benutzen und etwa sich als nöthig herausstellenden Veränderungen in den Manipulationen gerecht zu werden.

Bei jeder ersten Anwendung des constanten galvanischen Stromes wurde zunächst mit 2 Elementen begonnen; war hierdurch bei der betreffenden Person eine Klangreaction des Acusticus nicht erzielt worden, dann wurde dieselbe der Einwirkung des Stromes von 4 verbundenen, dann von 6, von 8, von 10, von 12 u. s. w. Elementen, d. h. also von so vielen Elementenpaaren ausgesetzt, bis der Acusticus eine Reaction angegeben hatte. Jedesmal wurde zunächst die Kette mit der Kathode im Ohre geschlossen; hatten

Kathodenschluss und Kathodendauer Reactionen ergeben, dann wurde die Kette geöffnet und hierauf die Anode durch Wendung in das Ohr gebracht, um nach einiger Zeit der Anodendauer wieder die Kette mit der Anode im Ohre zu öffnen.

Bei diesem Verfahren ergaben sich nun folgende Resultate.

In einigen wenigen Fällen trat bei der ersten Anwendung des constanten galvanischen Stromes schon bei zwei Elementen eine Acusticusreaction ein, in den allermeisten Fällen aber erst bei 8 und 10 Elementen und in wenigen erst bei 12 und mehr Elementen. Auf das linke Ohr einer Versuchsperson, welche seit zwei Jahren an einer mässigen, in den letzten Monaten verschlimmerten Schwerhörigkeit beiderseits mit Klingen in Folge chronischen Pauken- und Tubencatarrhes litt, wurden nach und nach 12 Elemente angewendet, ohne dadurch eine Reaction des linken Hörnerven zu erzielen; der Versuch wurde nunmehr aufgegeben, selbst nicht einmal der rechte Acusticus galvanisch gereizt. Leider war wegen einer acht Tage nach der Sitzung in Folge von Zugluft und Erkältung plötzlich eingetretenen acuten eiterigen Entzündung der rechten Paukenhöhle mit nachfolgender Perforation des Trommelfelles, welche sich bis jetzt noch nicht geschlossen hat, bisher von einer zweiten Application des constanten Stromes abzusehen gewesen. Dies war unter 52 Fällen auch der einzige Fall, in welchem es mir in der ersten Sitzung nicht gelang, irgend eine Reaction des Acusticus hervorzurufen, und ich bin fest überzeugt, dass mir dies bei der zweiten Sitzung gelungen sein würde. Erwähnen will ich jedoch sofort hier, dass es nicht immer schon in der ersten Sitzung möglich wird, eine bestimmte Reactionsformel festzustellen; in den allermeisten Fällen jedoch ist dies mir gelungen. Selbst in dem einen ganz besonderen Fall, wo wegen angeborenen vollständigen Fehlens der äusseren Gehörgänge die eine Electrode durch den Mund bei Palatum fissum und deutlich sichtbaren Pharyngealmündungen der Tuben in die eine Tubenmündung eingelegt wurde, während die zweite Electrode sich in der Hand befand, erzielte ich in der ersten Sitzung bereits Klangreactionen. Näheres über diesen interessanten Kranken mitzutheilen behalte ich mir für spätere Zeit vor, da meine betreffenden anderweitigen Untersuchungen noch nicht zum Abschluss gediehen sind.

Bekanntlich hat Dr. Brenner in St. Petersburg zuerst eine bestimmte Formel für die normale Reaction des Acusticus auf ein gewisses Maximum der Stromstärke aufgestellt. Für diejenigen, welche dieselbe nicht vor Augen oder im Gedächtniss haben, will ich solche hier angeben; sie ist folgende:

KaS: Kl'
KaD: Klkl.
KaO: —.
AS: —.
AD: —.
AO: Kl.

Zum Verständniss dieser, sowie später anzuführender Formeln und zur Vermeidung weitläufiger wiederholter Beschreibungen der verschiedenen Momente und Effecte des constanten galvanischen Stromes, will ich hier eine Erklärung der Buchstaben und Zeichen einschieben, welche ich gebrauche. RO = rechtes Ohr; LO = linkes Ohr; Ka = Kathode; KaS — Kathodenschluss; KaD = Kathodendauer; KaO = Kathodenöffnung; A = Anode; AS = Anodenschluss; AD = Anodendauer; AO = Anodenöffnung; Kl = Klang; Kl' oder Kl" = heftiger oder sehr heftiger Klang; kl = schwacher Klang; Si = Singen; Su = Summen; W = Wassersieden; Z = Zischen; Pf = Pfeifen; Br = Brummen; Gl = Glockenschlag; ∞ = unendlich fortdauernd; > = allmählig verschwindend.

Dr. Brenner hat das Minimum der Stromstärke, auf welche der Acusticus im Normalzustand mit obiger Formel reagirt, auf 6—12 Elemente seiner Taucherbatterie oder ungefähr 2—4 oder 5 kleine Elemente Daniell's angegeben. Ich kann diese Angabe für die von mir gebrauchte Batterie, deren einzelne Daniell'sche Elemente ich nicht zu den kleinen rechnen kann, sondern mindestens als mittelgrosse bezeichnen muss, im Allgemeinen bestätigen.

Ich selbst liess mich, um dadurch einige anwesende Freunde zu Untersuchungen an sich selbst zu veranlassen, der Einwirkung des constanten galvanischen Stromes, von 2 zu 2 Elementen steigend, bis zu 10 Elementen, aussetzen und gab wiederholt die oben erwähnte Normalformel Brenner's genau an. Bei dreien meiner Freunde, die wie ich Normalhörende sind, und die ich selbst galvanisirte, wurde dasselbe Resultat beobachtet, nur mit dem einzigen Unterschiede, dass während ich und zwei meiner Freunde Klingen gehört hatten, die vierte Person ein Singen als Acusticusreizung angab.

Ob die Acusticusreizung, in der angegebenen Weise hervorgerufen, eine directe sei, wie Dr. Brenner behauptet, Andere dagegen leugnen, oder eine reflectirte durch die Trigeminuszweige, nach Dr. Benedikt, oder eine durch Mitempfindung erzeugte, wie Dr. B. Schulz in Wien behauptet, will mir, dem praktischen Artzte ganz gleichgiltig erscheinen; ich will diese Frage gar nicht in den Kreis meiner diesmaligen Betrachtungen ziehen. Mich, wie jeden anderen Arzt interessiren zunächst die vermittelst des constanten galvanischen Stromes erzielten Heilerfolge; die Art und Weise der durch denselben hervorgerufenen Acusticusreizung zu erklären, überlasse ich füglich den Physiologen vom Fach, welche bisher beharrlich die Möglichkeit den Acusticus auf die angegebene Weise zu einer Reaction veranlassen zu können, entweder gänzlich leugneten oder mindestens bezweifelten. Ich lasse, bis die Physiologen nach ihrerseits angestellten Versuchen sich eines Anderen überzeugt und eine Erklärung des Zustandekommens der durch den constanten galvanischen Strom hervorgerufenen Klangsensationen abgegeben haben werden, einstweilen den Acusticus lustig weiter erklingen und freue mich der bereits erzielten und hoffentlich noch zu erzielenden Erfolge.

Bevor ich zu der Mittheilung einzelner beobachteter Fälle übergehe, erlaube ich mir, noch Einiges ganz besonders hervorzuheben; zunächst, dass der Ansatzpunkt der zweiten Electrode ein ganz gleichgiltiger ist, wie dies Dr. Brenner zuerst angegegeben hat. Der Acusticus erklingt, wenn die Kathode z. B. im rechten Ohre in der angegebenen Weise applicirt ist, mag die Anode sich in der rechten oder linken flectirten Hand befinden, oder am Scheitel, an dem Proc. mastoideus, im Nacken oder sonst irgendwo applicirt sein. Die Stromesrichtung hat mithin unzweifelhaft gar keinen Einfluss auf die Entstehung der Acusticusreaction; sie hängt vielmehr nur davon ab, ob bei Schliessung der Kette die Kathode und bei Oeffnung der Kette die Anode im Ohre sich befindet.

Ein gleiches Verhalten zeigte die Chordareizung, welche indessen nicht in allen von mir behandelten und untersuchten Fällen beobachtet wurde. Befand sich die Kathode im Ohre, so trat Chordareaction bei Schliessung der Kette ein und dauerte noch kurze Zeit an, verschwand dann aber, kehrte bei Anodenschluss und Anodendauer nicht wieder, sondern erst bei Anodenöffnung für ganz kurze Zeit.

In den Fällen, wo der galvanische Strom die Normalformel oder die Formel der einfachen Hyperästhesie Brenner's ergab, wo also bei KaO, AS und AD eine Gehörsensation nicht eintrat, blieben gleichwohl AS und AD nicht wirkungslos für die dem Strome ausgesetzten Personen. Bei Allen zeigte sich während der beiden letztgenannten Momente eine nach Innen gerichtete Druckempfindung, als ob das Trommelfell nach Innen zu gedrückt würde, auffallend deutlich. Wenn dagegen auch bei KaO, AS und AD sich Gehörsensationen auf den Batteriestrom geltend machten, dann gaben die betreffenden Personen einen solchen nach Innen gerichteten Druck entweder als gleichzeitig neben den Gehörsensationen an oder bemerkten einen solchen gar nicht. Ob bei vollständiger Umkehr der Brenner'schen Normalformel, wo also der Nerv nur bei KaO, AS und AD, nicht aber bei KaS, KaD und AO eine Reaction gibt, ein Gleiches stattfindet, kann ich, da ich nur einen einzigen solchen Fall zu beobachten Gelegenheit gehabt habe, zur Zeit noch nicht sicher angeben; spätere Beobachtungen werden dies erst aufklären; doch will es mir scheinen, dass auch in Bezug auf diese Druckempfindung eine gleiche Umkehr wie für die Normalformel stattfindet, und der Druck nur während KaS, KaD und AO empfunden wird.

Schon aus dem Bisherigen ergibt sich, dass ich die verschiedensten der Brenner'schen Formeln im Verlaufe meiner Untersuchungen zu beobachten und aufzufinden Gelegenheit gehabt haben muss. Da ich mich zur Zeit ausser Stande fühle, den erlangten Formeln eine andere Benennung beizulegen, als dies Dr. Brenner gethan hat, und weil ich keine Verwirrung in die betreffende Nomenclatur bringen möchte, habe ich solche bis jetzt und vor der Hand beibehalten, ohne damit in Abrede stellen zu wollen, dass vielleicht einer oder der anderen Formel später besser eine andere Benennung beizulegen wäre.

Die erste ohrenkranke Versuchsperson, an welcher der Batteriestrom seine Diagnose stellen sollte, war ein 21jähriger Kaufmann H. Das linke Ohr desselben war vollständig gesund. Die galvanische Reizung desselben ergab bei X, 50[1] Brenner's Normalformel. Im rechten Ohre der genannten Person waren jedoch bedeutende Anomalien vorhanden; es bestand nämlich vollständiger Defect der Membrana tympani und der sämmtlichen Gehörknöchelchen mit mässiger schleimig-eiteriger Secretion der offenliegenden Paukenhöhlenschleimhaut. Hier ergaben schon IV, 1 eine Formel und zwar folgende:

KaS: Kl'
KaD: Kl>.
KaO: —.
AS: —.
AD: —.
AO: kl'.

Gleichzeitig wurden Gesichtszuckungen beobachtet.

Wegen des durch totalen Trommelfellmangels ausserordentlich verringerten Leitungswiderstandes gegen den constanten galvanischen Strom deutet diese Formel hinsichtlich der geringen Elementenzahl nicht auf Hyperästhesie des Nerven, sondern nur auf leichtere Zugänglichkeit desselben für den Strom. Aus der geringen Elementenzahl und den dennoch gleichzeitig eintretenden Gesichtszuckungen, welche durch Reizung des Nervus facialis bedingt werden, zu welchem der Strom unter den angegebenen Verhältnissen leichter als bei normalem Trommelfell-Zutritt fand, war auf Trommelfellperforation zu schliessen.

Hieran reihe ich folgenden Fall. Ein tuberculöser und emphysematöser Mann von 62 Jahren litt beiderseits an eiterigem

[1] Mit den römischen Zahlen bezeichne ich die Anzahl der Elemente und mit den arabischen die Grösse des Leitungswiderstandes im Rheostaten, so dass z. B. X, 50 = 10 Elementen und 50 Leitungswiderstand ist.

Ausfluss aus den Ohren und Ohrensausen; dabei war das Hörvermögen noch leidlich erhalten. Rechts war das Trommelfell, dessen Färbung eine milchweisse war, keinen Lichtkegel zeigte und ganz undurchscheinend war, im hinteren unteren Quadranten perforirt. Das linke Trommelfell dagegen war gelblichweiss gefärbt, undurchscheinend und ohne Lichtkegel, und seine unteren Quadranten waren mit gelbem Eiter bedeckt, auf welchem man indessen keinen pulsirenden Lichtreflex bemerken konnte. Beim Politzer'schen Verfahren wurde das für Perforation charakteristische zischende Geräusch nicht gehört. Eine Trommelfellperforation wurde zwar vermuthet, konnte aber weder gesehen, noch sonst wie nachgewiesen werden; jedenfalls musste sie eine sehr kleine sein. Processus brevis und Manubrium waren beiderseits deutlich zu sehen. Bei diesem Kranken ergab der constante galvanische Strom folgende Formeln:

RO. II, 1—1110 Nichts.			LO. II, 1—1110 Nichts.
IV, 1. KaS: Kl'.	II, 1. KaS: Kl'.		KaS: Kl'.
KaD: kl ∞.	KaD: kl ∞.	IV, 1	KaD: kl ∞.
KaO: —.	KaO: —.	und	KaO: —.
AS: kl.	AS: —.	später	AS: —.
AS: kl.	AD: —.	II, 1:	AD: —.
AO: kl'.	AO: kl'.		AO: kl'.

Also beiderseits bei IV, 1 Formeln für Hyperästhesie und zwar im RO mit Modification des Reactionsmodus wegen der Reactionen bei AS und AD, während für das LO die Formel für die Hyperästhesie nicht alterirt war.

Gleichzeitig mit diesen Reactionen traten bei der Application des Stromes bei IV und selbst noch später bei II als Zeichen des sehr verringerten Leitungswiderstandes und leichter Zugänglichkeit des Nervus facialis für den Strom beiderseits Gesichtszuckungen auf. Die hiermit auch für Perforation des linken Trommelfelles sprechenden Erscheinungen erwiesen sich später als richtig, da nach mehrmaligem Füllen des linken äusseren Gehörganges mit warmem Wasser und nachfolgendem Ausspritzen eine kleine Perforationsstelle dicht unter dem Ende des Manubrium sichtbar wurde.

Ein fernerer, durch den Vergleich mit dem eben erwähnten interessanter Fall ist folgender:

Sch., ein 20jähriger tuberkulöser Schriftsetzer, litt seit 6 Jahren an doppelseitiger Perforation des Trommelfelles mit eiteriger Absonderung; rechterseits fehlte der vordere untere Quadrant gänzlich, während wegen Enge des linken äusseren Gehörganges die Perforationsstelle im entsprechenden Trommelfelle nicht zu sehen und auf Perforation nur aus den bei mit warmem Wasser gefüllten äusseren Gehörgange und gleichzeitiger Anwendung des Politzer'schen Verfahrens aufsteigenden Luftblasen nebst lebhaftem Aufspritzen des Wassers zu schliessen war. Rechts war Sausen vorhanden, welches links fehlte. Hier ergab die Anwendung des constanten galvanischen Stromes folgende Resultate:

LO. II bis IV Nichts.		RO. II bis IV Nichts.	
VI, 1110,	KaS: Kl'.	VI, 1110,	KaS: Kl'.
	KaD: Kl >.		KaD: Br. ∞.
	KaO: —		KaO: —
	AS: —		AS: —
	AD: —		AD: —
	AO: Kl.		AO: Kl.

Beiderseits traten gleichzeitig Gesichtszuckungen auf.

Im LO also deutlichste Normalformel und leichte Zugänglichkeit des Nerven ohne Hyperästhesie oder Torpor, während im RO ausser der gleich leichten Zugänglichkeit des Nerven eine Hyperästhesie desselben mit qualitativer Aenderung der Gehörsensation vorhanden ist. Von dem galvanischen Befunde des vorhergehenden Falles unterscheidet sich der vorliegende ganz besonders dadurch, dass bei ersterem beiderseits schon bei IV sich die Formel für Hyperästhesie ergab. In allen drei angeführten Fällen von Perforation des Trommelfelles waren nur wenige Elementenpaare zur Hervorrufung der Gehörsensationen erforderlich gewesen, und in keinem derselben hatten bei diesen schwachen Stromstärken die Gesichtszuckungen gefehlt.

Mithin muss ich mich Brenner's Behauptung, dass durch den constanten galvanischen Strom eine Perforation des Trommelfelles zu diagnosticiren sei, in Allem anschliessen, namentlich wenn ich noch erwähne, dass ich ausser den drei mitgetheilten Fällen noch weitere fünf gleichartige untersucht habe und aus den erhaltenen Formeln bei Berücksichtigung der Elementehzahl etc. auf Perforation des Trommelfelles zu schliessen berechtigt war.

Wenn der constante galvanische Strom in diagnostischer Beziehung weiter nichts zu leisten im Stande wäre, dann wäre gleichwohl das Ergebniss kein geringes zu nennen; man würde mindestens durch den Strom die durch Inspection oder durch andere diagnostische Hilfsmittel gewonnenen Diagnosen controliren oder sicherstellen können. Der constante galvanische Strom leistet indessen in diagnostischer Hinsicht noch mehr als dies eine; man vermag nämlich mit Hülfe desselben einen Zustand zu diagnosticiren, welcher auf anderen Wegen nicht zu erkennen ist; ich meine den Torpor des Gehörnerven.

Wie oben erwähnt, beginne ich mindestens jeden ersten Versuch mit zwei Elementen, und steige um je 2 Elemente in der Zahl derselben so lange aufwärts, bis bei KaS eine Reaction des Acusticus eintritt. Muss ich, um letzteres zu erzielen, über 10 Elemente meiner Batterie aufwärts steigen, dann ist jedenfalls die vorhandene Schwerhörigkeit, abgesehen von den nachweisbaren anatomischen Veränderungen, auch noch durch den torpiden Zustand, in welchem sich der Nerv dem Strome gegenüber befinet, bedingt. Durch wiederholte Manipulationen, namentlich durch die Wendung aus längerer AD in KaS kann schliesslich der Nerv in der Brenner'schen Normalformel auch bei 10 und weniger Elementen reagiren, ohne dass alsdann die vorhandene Schwerhörigkeit wesentlich gebessert oder verändert wird, welcher Umstand dann seine Erklärung wohl nur in der fortbestehenden anatomischen Veränderung findet. Jedenfalls aber zeigt die galvanische Behandlung, dass ausser den durch die Inspektion erkennbaren materiellen Veränderungen auch noch ein wahrscheinlich in Folge der längere Zeit darniederliegenden Thätigkeit des Nerven herbeigeführter krankhafter Zustand des letzteren vorhanden ist, dessen Beseitigung allein, wenn nicht gleichzeitig die anatomischen Störungen zur Norm zurückgeführt werden, das Hörvermögen nicht oder nur unbedeutend zu bessern vermag.

Auffallend war in einer nicht geringen Anzahl von Fällen, wie bedeutend sich die Hörfähigkeit des Kranken nach der Application des constanten Stromes, wenn auch nur vorübergehend, besserte. Es muss aus solchen Beobachtungen doch zweifelsohne der Schluss gezogen werden, dass eine solche, wenn auch vorübergehende, Besserung des Hörvermögens eine Folge der Einwirkung des constanten galvanischen Stromes auf den Acusticus sei; und es steht zu hoffen, dass bei fortgesetzten Studien in dieser Beziehung sich doch vielleicht noch ein Modus der galvanischen Behandlung auffinden lässt, vermittelst dessen die vorübergehende Wirkung eine längere, mehr und mehr andauernde würde.

Bei einer 35jährigen, unverheiratheten, ziemlich schwerhörigen Dame z. B., welche beiderseits an chronischem Katarrh der Paukenhöhle mit mässigen Trübungen des Trommelfelles seit drei Jahren litt, war im LO primärer Torpor des Akusticus vorhanden; in der ersten galvanischen Sitzung traten erst bei XII, 1010 Gehörsensationen, in den späteren Sitzungen aber auch bei X und VIII, 1110 Reactionen, und zwar in der Formel der einfachen Hyperästhesie ein, während sich dieselbe Formel für das RO schon bei VIII, 1110 ergab, also hier kein Torpor nachzuweisen war. Sowohl das im LO vorhandene subjektive Klingen, als auch das im RO von der Kranken angegebene subjektive Sausen wurden durch AS und AD mit steigender Stromstärke wesentlich gebessert, d. h. für einige Zeit nach der Sitzung beseitigt.

Bei dieser Kranken war die Besserung der Hörfähigkeit nach der zweiten Sitzung in ganz besonders auffälliger Weise zu beobachten gewesen. Nachdem ich nämlich das LO der Einwirkung des constanten galvanischen Stromes ausgesetzt und durch die angegebene Manipulation das subjektive Klingen zum Verschwinden gebracht hatte, sah ich mich durch eine auswärtige Familie, welche mich wegen ihres schwerhörigen Sohnes consultiren wollte, veranlasst, die Dame auf einige Minuten zu verlassen, um mit jenen eben angekommenen Personen am Ende des circa 14 Ellen langen Zimmers einige Worte zu sprechen. Als ich hierauf zu der am Apparate sitzenden, meiner harrenden Kranken zurückgekehrt war, und ich sie eben so laut wie vor Beginn der Sitzung anredete, bat sie mich, nicht so laut mit ihr zu sprechen, und gab mir die unzweideutigsten Beweise, dass sie, die sonst nur in einer Entfernung von 1—1$^1/_2$ Ellen mir Worte nachzusagen vermocht hatte, meine mit jener Familie in einer Entfernung von mindestens 10 Ellen gepflogene Unterhaltung vollständig verstanden, d. h. gehört hatte. — Noch auffallender war das Hörvermögen dieser Kranken gebessert, nachdem nunmehr auch das RO in entsprechender Weise galvanisch behandelt, und das subjektive Sausen beseitigt worden war. Die Besserung der Hörfähigkeit hatte nach dieser Sitzung über 24 Stunden angedauert und war auch von den Angehörigen der Kranken beobachtet worden. Bei der nächsten Sitzung wurde dieselbe wesentliche Besserung des Hörvermögens für noch längere Zeit anhaltend bemerkt. Leider erkrankte die Patientin, welche mit mir ihre grösste Hoffnung auf die fernere galvanische Behandlung setzte, in ihrer Heimat, 10 Stunden von Leipzig, an einer Pneumonie, durch welche Erkrankung eine Wiederaufnahme der Behandlung bisher unmöglich gemacht wurde.

Ich wende mich nunmehr zu einer weiteren günstigen Wirkung des constanten galvanischen Stromes, d. h. zur Beseitigung der subjectiven Gehörsempfindungen, gegen welche sowohl Dr. H. Schwartze, als Dr. B. Schulz den constanten Strom ganz wirkungslos oder fast wirkungslos gefunden haben.

Wenn ich auch offen bekennen muss, dass es mir bisher in wenigen Fällen gelungen ist, diese subjectiven Geräusche auf die Dauer und bleibend mit Hilfe des constanten galvanischen Stromes zu beseitigen, so wird doch dadurch in Nichts die Thatsache, dass man gewisse Arten subjectiver Gehörsempfindungen durch den constanten galvanischen Strom beseitigen kann, beeinträchtigt.

In allen den Fällen, in welchen mir die dauernde Beseitigung subjectiver Gehörsempfindungen in erfreulicher Weise noch längere Zeit nach fortgesetzter Beobachtung der Kranken wirklich gelungen ist, handelte es sich um solche, in welchen der constante galvanische Strom die Formeln der einfachen oder complicirten Hyperästhesie des Acusticus ergeben hatte.

Der Uebersicht halber lasse ich hier die verschiedenen von Dr. Brenner aufgestellten Formeln für Hyperästhesie des Acusticus, mit der einfachen beginnend, folgen:

$\frac{X}{x}$ Elemente	KaS:	Kl.'	Kl.'	Kl.'	Kl.'
	KaD:	kl∞.	kl∞.	kl∞.	kl >.
	KaO:	—	—	z.	z.
	AS:	—	Z.	Z.'	Z.'
	AD:	—	z.	z >.	z∞.
	AO:	kl >.	kl.	kl.	kl.'

Statt des Kl oder Z können auch andere Gehörsensationen, wie Rauschen, Singen, Summen, Brummen, Glockenschlagen, Trompetenblasen, Flötenblasen, Geräusch eines Wasserfalles etc. eintreten, jedoch immer so, das KaS, KaD und AO einerseits und KaO, AS und AD andererseits sich entsprechen; nur in dem einen früher erwähnten Fall von Hyperästhesie bei Perforation des Trommelfelles war bei KaD die Gehörsensation qualitativ verändert, bei KaS und AO war ein Kl, bei KaD aber ein Br gehört worden.

In den Fällen von einfacher Hyperästhesie machte sich namentlich der beruhigende Einfluss des constanten galvanischen Stromes geltend, so dass hierbei die durch die Kathodenwirkung einerseits und durch die Anodenwirkung andererseits wesentlich verschiedenartigen, durch den constanten Strom hervorgerufenen Zustände im Nerven deutlich anschaulich wurden.

Zur Veranschaulichung der zur Beseitigung der subjectiven Gehörsempfindungen anzuwendenden Manipulationen mögen hier folgende Mittheilungen dienen.

W., 19 Jahre alt, Schneidergeselle, war seit seinem 14. Lebensjahre links fast absolut taub. Bei der Ocularinspection liessen sich anatomische Veränderungen am Trommelfelle und in der Paukenhöhle nicht entdecken, auch aus der Anamnese keine Anhaltspunkte gewinnen, so dass eine nervöse Schwerhörigkeit diagnosticirt wurde. Rechterseits war chronischer Katarrh der Paukenhöhle und Tuba mit Sausen und mittelmässiger Schwerhörigkeit vorhanden, gegen welche Leiden der Kranke bereits die Hilfe eines Ohrenarztes versucht hatte. Das Hörvermögen des Kranken war durch Letzteren auch gebessert, das Sausen aber nicht beseidigt oder verändert worden. Nach mehrmaligen Katheterisiren und Politzer'schem Verfahren waren die rechts noch bestehende mässige Schwerhörigkeit sowie das subjective Sausen verschwunden; nicht minder wurde durch ein gleiches Verfahren die linksseitig vorhandene, sehr hochgradige Schwerhörigkeit etwas gebessert und Patient bemerkte hierauf bei zugehaltenem rechten Ohre, dass er auch links mit Sausen behaftet sei. Bei der nunmehr vorgenommenen galvanischen Behandlung — der Katheterismus vermochte das Sausen im LO nicht zu verändern — des kranken linken Ohres ergab sich schon bei 6 Elementen die Formel für die einfache Hyperästhesie, während Gesichtszuckungen fehlten, und es wurde sofort die Beseitigung des subjectiven Sausens durch den constanten galvanischen Strom unternommen. Es wurde bei der Anode im linken Ohre mit VI, 1 die Kette geschlossen und während AD die Stromstärke allmählich bis auf VI, 89 gesteigert, bei welcher die subjective Gehörsempfindung verschwand; es wurde hierauf noch bis VI, 99 gestiegen, dann immer langsamer die Stärke des Stromes abgemindert und endlich mit der Handelectrode ganz behutsam ausgeschlichen, worauf nach dieser ersten galvanischen Sitzung das subjective Sausen gänzlich verschwunden war und auch wirklich noch mehrere Wochen lang, während welcher der Kranke beobachtet wurde, verschwunden blieb. Gleichzeitig mit dem Verschwinden des subjectiven Sausens hatte sich die Hörfähigkeit des linken Ohres ganz entschieden gebessert und blieb es.

L. H., 52 Jahre alt, litt in Folge eines chronischen Katarrhes der linken Paukenhöhle und Tuba an Schwerhörigkeit mit quälendem Sausen. Durch fortgesetzten Katheterismus, anfangs mit, später ohne Einleitung mässig warmer Wasserdämpfe hatte sich das Hörvermögen in erwünschter Weise gebessert, das Sausen aber war nicht verändert worden. Rechts war das Gehör normal. Die galvanische Behandlung des LO ergab anfangs bei VIII, 99 und später auch bei VIII, 1 die Formel der einfachen Hyperästhesie. Durch ganz allmähliche Verstärkung des Stromes von VIII, 1 bis VIII, 10 bei AS und AD verschwand in der ersten Sitzung das Sausen und trat von da ab nur noch zeitweilig und jedesmal nur kurze Zeit andauernd wieder ein. Die wiederholte Application des constanten galvanischen Stromes in Unterbrechungen von 3 bis 14 Tagen bewirkte jedesmal Verschwinden des Sausens und immer seltnere Wiederkehr und jedesmalige kürzere Andauer desselben. Nach der letzten am 11. Decemher v. J. stattgehabten Anwendung des Stromes ist bis jetzt (Mitte März) das Sausen verschwunden geblieben, so dass auch in diesem Falle, wenn auch erst durch eine siebenmal wiederholte Anwendung des constanten galvanischen Stromes Heilung erzielt worden ist.

F. K., 38 Jahre alt, litt ebenfalls im LO an chronischem Katarrh der Paukenhöhle und Tuba und an heftigem Sausen, welches letztere durch die Luftdouche in keinerlei Weise zu vermindern war. Am 20. September v. J. wurde der galvanische Strom zum ersten Male angewendet. Mit II bis VIII war eine Reaction des Acusticus nicht zu erzielen, wohl aber mit X, 1110, und zwar in der Formel der einfachen Hyperästhesie, dann aber auch mit VIII und VI, 1110. Hierauf wurde sofort die Beseitigung des subjectiven Sausens in Angriff genommen, indem bei X, 1 mit der Anode im LO die Kette geschlossen und wie oben angegeben während AD nach und nach bis X, 29 gestiegen wurde; bei dieser Stromesstärke angelangt, erklärte Patient, dass das Sausen verschwunden sei. Es wurde hierauf noch bis X, 39 gestiegen, dann langsam in der angegebenen Weise ausgeschlichen, und das Sausen blieb nach der ersten Situng gänzlich verschwunden. Patient wurde alsdann noch vier Wochen lang mittelst der Luftdouche behandelt, wodurch sich auch das Hörvermögen wesentlich besserte. Während dieser vier Wochen zeigte sich das Sausen nicht wieder, und Patient, überglüchlich über den erzielten Erfolg, würde sich sicher des erhaltenen Auftrages erinnert und bei Wiederkehr des Sausens von Neuem vorgestellt haben, was indessen bis jetzt (Mitte März 1866) nicht geschehen ist.

Auffallen musste es mir, dass in den meisten Fällen von subjectiven Gehörsempfindungen, welche ich galvanisch untersucht habe, von mir die Formeln der Hyperästhesie, in nur wenigen aber die Normalformel aufgefunden wurden. Die Fälle der letzteren Art wurden durch den constanten galvanischen Strom weder in der ersten, noch in der zweiten Sitzung gebessert, und es wurde deshalb die fernere Anwendung des Stromes unterlassen. In den Fällen dagegen, welche die Formeln der Hyperästhesie ergaben, wurde bei fortgesetzter galvanischer Behandlung noch folgende eigenthümliche Erscheinung beobachtet: oft verwandelte sich nämlich das ursprünglich vorhandene subjective Sausen nach der ersten, zweiten oder dritten galvanischen Sitzung in Summen, oder Zischen, oder Klingen, und nahmen diese subjectiven Gehörsensationen allmählich an Intensität ab. In zwei Fällen dieser letzteren Art gelang es mir endlich ebenfalls noch die subjectiven Gehörsempfindungen gänzlich zum Schweigen zu bringen. In drei anderen gleichartigen Fällen dagegen kehrte eine oder die andere Art der eben angeführten Sensationen nach einer bis mehreren Wochen wieder, wurde aber jedesmal dann durch den Batteriestrom für einen gleichlangen Zeitraum wieder beseitigt.

Das subjective Sausen soll nach Dr. Brenner nicht selten ein doppeltes d. h. ein Ohren- und ein sogenanntes Kopfsausen sein.[1] Es ist mir bisher nur einmal und zwar erst in den letzten Tagen gelungen, einen derartigen Fall aufzufinden. Bei diesem Kranken erschien nach der ersten Sitzung, bei welcher nur das rechte Ohr der Einwirckung des constanten galvanischen Stromes ausgesetzt worden war, nach seiner Angabe das Sausen insofern verändert, als er es nicht mehr so wie früher in der Tiefe des Ohres, sondern mehr nach aussen, in den äusseren Gehörgang gerückt, empfand, während im linken Ohre, welches nicht galvanisch, sondern mit der Luftdouche behandelt worden war, das Sausen seine ursprüngliche Stelle in der Tiefe des Ohres nicht verändert hatte.

Gleichzeitig gab der Kranke an, dass das Sausen rechterseits gegen früher vermindert sei, und er nunmehr ganz deutlich im Hinterkopfe noch ein starkes Sausen empfände. Ueber die ferneren Veränderungen vermag ich zur Zeit etwas weiteres nicht mitzutheilen, da sich der Kranke noch in Behandlung befindet, und die Anwendung des Batteriestromes fortgesetzt werden soll. Hervorzuheben wäre jetzt nur noch, dass für das rechte Ohr sich bei der Application des constanten galvanischen Stromes folgende Formel ergab:

---

[1] Vergl. Adam Politzer: Ueber subjective Gehörsempfindungen. Wiener medicinische Wochenschrift, 1865.

RO. II bis VIII, 109 Nichts.
VIII, 110 KaS: Gl.
KaD: gl ∞.
KaO: kl.
AS: Kl.
AD: kl ∞.
AO: gl ∞.

Die nach der AO noch fortbestehende Sensation änderte sich nach 10 bis 15 Minuten in ein fernes Klingen um, welches jedoch Patient auch auf dem linken Ohre hören will.

Von Reflexhyperästhesie nach Dr. Brenner habe ich in dem letzten Monat zwei Fälle zu beobachten Gelegenheit gehabt, und ich kann es mir nicht versagen, dieselben hier ebenfalls zu veröffentlichen, obwohl in beiden ein günstiges Resultat nicht erzielt wurde.

G. L., 29 Jahre alt, Maurergeselle, hat vor einem Jahre, wie er angiebt, einen Typhus (?) überstanden und ist seit jener Zeit völlig taub geworden. Bei der Inspection des Trommelfelles ergaben sich nur in den beiden hinteren Quadranten ganz mässige, milchweise Trübungen, so dass der lange Ambosschenkel nicht mehr deutlich zu erkennen war; sonst nichts Anomales. Dabei klagte Patient über „Toben, Heulen und Brausen" in beiden Ohren. Der Kranke hörte weder seine eigene Sprache, noch die Uhr oder Stimmgabel von irgend einer Stelle des Kopfes aus. Die Formeln waren folgende:

RO. II—VIII, 1110 Nichts.	LO. II—VIII, 1110 Nichts.
X, 1: KaS: Pf.	X, 1: KaS: Pf.
KaD: pf ∞.	KaD: pf ∞.
KaO: —.	KaO: —.
AS: —.	AS: —.
AD: —.	AD: —.
AO: pf.'	AO: pf.' >.

Bei der nach vier Tagen stattfindenden zweiten Sitzung will Patient die Repetiruhr beim Anlegen an das rechte Ohr hören.

Die Formeln wurden insofern verändert gefunden, als bei AO beiderseits pf ∞, links jedoch allmählig, verschwindend eingetreten war. Nach drei Tagen stellte sich Patient wiederum vor und gab an, dass es in seinen beiden Ohren „stark arbeite"; die Uhr hörte er selbst beim Andrücken nicht. Nunmehr zum dritten Male der Einwirkung des constanten galvanischen Stromes ausgesetzt, indem nur das linke Ohr und die linke Hand mit den betreffenden Elektroden armirt waren, im rechten Ohre aber sich gar keine Elektrode befand, gab Patient, ohne um die durch den Strom bewirkten Reactionen des Acusticus befragt worden zu sein, Folgendes an:

LO. X, 1:			
	KaS:	Pf.	.
	KaD:	pf ∞.	RO.
	KaO:	—.	pf.
	AS:	—.	Pf.
	AD:	—.	pf ∞.
	AO:	pf ∞.	—.

Hier erhielten wir mithin das deutlichste Bild einer Reflexhyperästhesie, d. h. in allen den Momenten, wo im armirten linken Ohre Klangreactionen auftraten, fehlten solche im nicht armirten rechten Ohre und traten dagegen im letzteren in gleicher Qualität in den Momenten auf, wo sie im linken Ohre fehlten. — Mehrmals wurde sofort der Versuch wiederholt und jedesmal erfolgten dieselben Angaben. Bei galvanischer Behandlung des rechten Ohres waren während der KaO, des AS und der AD im linken Ohre keine Klangreactionen hervorzurufen.

Im Verlaufe der fortgesetzten Anwendung des constanten galvanischen Stromes schwiegen mehrmals 24 Stunden lang die heftigen subjectiven Gehörsempfindungen, kehrten aber dann bald in minderem bald in gleich stärkerem Grade wieder. Nach der zehnten Sitzung wurde von der weiteren Anwendung des Batteriestromes abgesehen.

Einen zweiten Fall von Reflexhyperästhesie beobachtete ich zu derselben Zeit und zwar bei einem 61jährigen Manne, welcher links völlig taub war und am heftigen Brausen litt, während rechterseits nur Schwerhörigkeit und Sausen vorhanden waren. Im linken Ohre war der Proc. brevis vorstehend und verdickt, das

Trommelfell flach, derb, ganz undurchscheinend und gelblichweiss gefärbt, der Lichtkegel fehlte. Im vorderen unteren Quadranten befand sich eine fast kreisrunde, c. 2 Millim. im Durchmesser haltende vertiefte Stelle mit einem schwachen Lichtreflex, welcher bei gleichzeitiger Luftdouche seinen Ort deutlich veränderte, indem sich ein Theil der Vertiefung mässig nach aussen verwölbte. Im rechten Ohre war der Proc. brevis deutlich sichtbar, desgleichen das Manubrium, das Trommelfell war flach und durchscheinend, milchweiss getrübt und ohne Lichtkegel.

Die hier in Rede stehende Reflexhyperästhesie ist noch dadurch besonders interessant, dass die im nichtarmirten rechten Ohre auftretenden Gehörssensationen qualitativ gegen die im armirten linken Ohre vernommenen verändert waren, so wie dass im linken Ohre das subjective Brausen durch den Strom vermindert wurde, und Patient sich nach der Sitzung „im Kopfe sehr leicht“ fühlte. Ueber 36 Stunden andauernde Beseitigung des Brausens wurde indessen bisher noch nicht erzielt. Patient befindet sich noch in Behandlung. Die Formel war folgende:

LO. X, 1—20:			RO.
	KaS:	Tr.	
	KaD:	tr. ∞.	
	KaO:	„	Summen od. proddeln.
	AS:	„	Summen od. proddeln.
	AD:	„	Sum. ∞ od. prodl. ∞
	AO:	tr. ∞	—

Die von Dr. Brenner aufgestellte Umkehr der Normalformel habe ich unter 52 Versuchspersonen nur bei einer einzigen beobachtet. Nähere Mittheilungen über diesen Fall behalte ich mir für später vor.

Soviel für jetzt von meinen Versuchen. Es erübrigt aber noch einiges Andere zu besprechen.

Durch den constanten galvanischen Strom werden sichtbare Veränderungen hervorgerufen. Sie bestehen darin, dass sowohl der innere Theil des äusseren Gehörganges, namentlich dessen obere Wand, als auch das Trommelfell noch einige Zeit nach der Sitzung nicht unbedeutend geröthet erscheinen, letzteres eine besonders lebhafte Injection und vorzugsweise Anfüllung der Hammer- und Randgefässe zeigt. Hierauf liesse sich die electrolytische Wirkung des constanten galvanischen Stromes, als Folge erhöhter Stoffmetamorphose, zurückführen; bis jetzt habe ich indessen diese eben erwähnte elektrolytische Wirkung des Batteriestromes, welche Dr. Brenner ebenfalls beobachtet hat, noch nicht Gelegenheit gehabt wahrzunehmen.

Vor Jahren bereits hatte ich mannigfache Veranlassung gegen subjective Gehörsempfindungen und Schwerhörigkeit inducirte galvanische Ströme anzuwenden, leider jedoch ohne jeden Erfolg; selbst die durch Chordareizung bedingten Empfindungen in der Zunge waren mit dem Inductionsstrom nur vereinzelt hervorgerufen worden. Letzteres war zweifelsohne deshalb der Fall, weil nicht genügend starke Inductionsströme wegen der durch sie bedingten bedeutenden Schmerzhaftigkeit angewendet werden konnten. Schon Dr. Brenner macht darauf aufmerksam, dass nur vereinzelte starke Inductionsschläge Gehörsensationen hervorzurufen im Stande sind, welche Ansicht mit dem vom Dr. Politzer durch das Experiment am Thiere erzielten Resultat völlig übereinstimmt.

Die von Dr. B. Schulz und Dr. H. Schwartze gemachte Beobachtung der durch den constanten Strom bedingten Verschlimmerung der subjectiven Gehörsempfindungen habe ich wenigstens in den Fällen, wo der Batteriestrom die Formeln der Hyperästhesie ergab, nicht bestätigt gefunden; nur da, wo ich bei subjectiven Gehörsempfindungen die Brenner'sche Normalformel gefunden hatte, schienen jene durch Steigerung der Stromstärke in der AD manchmal verschlimmert zu werden. Ebensowenig musste ich wie Dr. Schulz suchen, ob der eine oder der andere Pol jene subjectiven Geräusche zu mildern im Stande sei. Bei meinen Versuchen that dies, wenn es überhaupt möglich war, stets die Anode.

Fasse ich schliesslich nochmals kurz die Wirkung des constanten galvanischen Stromes auf den Acusticus zusammen, so ergiebt sich Folgendes:

1. Der Acusticus reagirt auf den constanten galvanischen Strom und zwar in verschiedener Weise.

2. Durch die galvanische Reizung des Acusticus lernen wir Zustände des Nerven kennen, von welchen wir uns ausserdem keine Kenntniss zu verschaffen vermögen.

3. Mit Hülfe des constanten galvanischen Stromes lässt sich eine Perforation des Trommelfelles sicher erkennen.

4. Der constante galvanische Strom zeigt durch die hervorgerufene Reactionsformel an, ob ausser den sichtbaren Veränderungen im Gehörapparate auch noch Erkrankungen des Nerven vorhanden sind oder nicht.

5. Wenn bei vorhandenen subjectiven Gehörsempfindungen der constante galvanische Strom die Formeln der Hyperäthesie ergiebt, so ist es in einzelnen derartigen Fällen möglich, jene zu beseitigen und zwar auf die Dauer oder nur auf Zeit zu mildern.

6. Die electrolytische Wirkung des constanten, galvanischen Stromes ist möglich.

Es ist mein aufrichtiger Wunsch, dass andere Fachgenossen sich durch die mühselige Anwendung des constanten galvanischen Stroms und die von Einzelnen erlangten negativen Resultate sich nicht abhalten lassen möchten, Versuche anzustellen. Ich bin gern bereit jedem Collegen, welcher sich dafür interessirt, mein oder vielmehr das Verfahren des Dr. Brenner offen darzulegen, wozu sich in meiner zahlreich besuchten otiatrischen Poliklinik stets genügende Gelegenheit bietet.

LEIPZIG
DRUCK VON GIESECKE & DEVRIENT.

PRAKTISCHE BEITRÄGE

ZUR

OHRENHEILKUNDE

VON

DR. R. HAGEN,

DOCENT DER OHRENHEILKUNDE AN DER UNIVERSITÄT, PRAKTISCHER ARZT
UND OHRENARZT IN LEIPZIG.

II.

DER SERÖSE AUSFLUSS AUS DEM ÄUSSEREN OHRE NACH KOPFVERLETZUNGEN.

LEIPZIG
VERLAG VON VEIT & COMP.
1866.

VORWORT.

Als Fortsetzung der mit den „elektro-otiatrischen Studien“ (Abdruck aus der Wiener medicinischen Wochenschrift, 1866) begonnenen praktischen Beiträge zur Ohrenheilkunde erscheint „der seröse Ausfluss aus dem äusseren Ohre nach Kopfverletzungen“.

Möchte die den electo-otiatrischen Studien im In- wie Auslande gewordene rege Theilnahme und Anerkennung auch den ferneren — nunmehr von Zeit zu Zeit erscheinenden — praktischen Beiträgen zur Ohrenheilkunde in nicht minderem Grade zu Theil werden.

Leipzig, im October 1866.

Der Verfasser.

Bekanntlich wird jetzt — namentlich nach den umfassenden Untersuchungen von Luschka[1] — allgemein angenommen, dass die nach Kopfverletzungen aus dem äusseren Ohre ausfliessende seröse Flüssigkeit aus dem Subarachnoidealraume stamme, mithin Cerebrospinalflüssigkeit, und in jedem solchen Falle eine Fractur der Schädelbasis vorhanden sei.

Es kommt uns nicht bei, diese von verschiedenen Chirurgen und besonders von Bruns[2] mit grösster Bestimmtheit aufgestellte Behauptung zu widerlegen; wir sind vielmehr gezwungen, derselben im Allgemeinen ebenfalls beizupflichten. Ob indessen in allen Fällen jenem serösen Ausflusse aus dem äusseren Ohre immer diese Quelle zu Grunde liegen müsse, ist doch wohl noch fraglich, und wir werden uns bemühen, im Nachstehenden die näheren Details zusammenzutragen, um auf diese Weise zu einem möglichst sicheren Resultat zu gelangen.

Die Behauptung, dass bei vorhandenem serösem Ausflusse aus dem äusseren Ohre nach Kopfverletzungen auf eine Fractur der Schädelbasis geschlossen werden müsse, stützt sich einerseits auf die Ergebnisse der in solchen Fällen vorgenommenen Sectionen und andererseits auf die chemischen Analysen jenes serösen Ausflusses und der Cerebrospinalflüssigkeit.

Nach Bruns[3] soll die anatomische Untersuchung in allen Fällen, in welchen seröser Ausfluss aus dem Ohre beobachtet wor-

---

[1] Dr. H. Lushka. Die Adergeflechte des menschlichen Gehirns. Berlin 1855. — Vergleiche: Hyrtl, topographische Anatomie, pag. 86 etc. Kölliker, Handbuch der Gewebelehre pag. 323 etc. Virchow, Handbuch der speciellen Pathologie und Therapie. Erlangen 1854. Bd. I, pag. 112 etc.

[2] Dr. V. Bruns. Handbuch der praktischen Chirurgie. 1. Abth. Tübingen 1854.

[3] A. a. O. pag. 323.

den war, ganz constant einen durch das Felsenbein hindurchgehenden Spaltbruch nachgewiesen haben, welcher sich von dem inneren Gehörgange aus durch das Labyrinth und die Paukenhöhle bis in den äusseren Gehörgang hinein fortsetzte, und mit diesem Knochenbruch in diesen Fällen immer eine Zerreissung der Dura mater, welche den inneren Gehörgang auskleidet, verbunden gewesen sein, und zwar der Dura mater allein, wenn der Bruch gerade den Grund dieses Ganges diesseits der Umschlagungsstelle der Arachnoidea an den beiden Nerven trifft, oder zugleich auch der Arachnoidea, wenn der Bruch näher der inneren Mündung durch diesen Gang hindurchgeht. Ebenso finden sich auch Zerreissungen der Weichtheile in dem inneren Gehörorgane, namentlich der Haut des eiförmigen Fensters und des Trommelfelles, welches letztere gewöhnlich eine Oeffnung in seinem mittleren Theile erkennen liess.

Was den Weg anlangt, welchen die Cerebrospinalflüssigkeit bei diesen Brüchen zu nehmen hat, so ist diess folgender: Aus ihrem Subarachnoidealraume dringt sie zunächst durch den Riss in der Arachnoidea und der Dura mater oder durch letzteren allein und durch den Sprung in der Wandung des inneren Gehörganges, besonders in dem dünnen Knochenblättchen, welches den Vorhof von jenem trennt, in das Labyrinth; sodann von diesem aus durch die Bruchspalte des Knochens oder durch das geöffnete eiförmige Fenster in die Paukenkökle, um endlich durch das Loch im Trommelfelle frei durch den äusseren Gehörgang abzufliessen oder auch durch die Eustachi'sche Röhre in die Rachen- und Nasenhöhle zu gelangen.

In der Literatur sind folgende Fälle veröffentlicht worden, in welchen am Lebenden jener seröse Ausfluss aus dem äusseren Ohre beobachtet und nach dem Tode durch die anatomische Untersuchung eine Fractur des Felsenbeines nachgewiesen worden ist.

1. **Bell.** Untersuchungen über das Nervensystem. Aus dem Englischen von Romberg. 1832. pag. 229.
2. **Bodinier.** Bulletins de la société anatomique de Paris. 1844. pag. 26.
3. **Guthrie.** Ueber Gehirnaffectionen etc. Aus dem Englischen. 1844. p. 91.
4. **Monnot.** Ebendaselbst 1845. pag. 74. Rapport darüber pag. 91.
5. **Laugier.** Annales de la chirurgie. Paris 1845. T. XIV. pag. 321. Drei Fälle.

6. **Debrou.** Bulletins de la société de Chirurgie de Paris. T. I. pag. 779. — Bulletins de la société de Médecine de Bordeaux. 1841. — Archives générales. 4me Série. T. VI. pag. 326.
7. **Chassaignac.** Mémoires de la société de Chirurgie de Paris. T. I. pag. 554.
8. **Robert.** Ebendaselbst pag. 563. Ausführliches „Mémoire sur la nature de l'écoulement aqueux très-abondant, qui accompagne certaines fractures du crâne", welches ausser einer eigenen hierher gehörigen Beobachtung (pag. 564.) noch zwei weitere an Robert mitgetheilte Beobachtungen von Nelaton (pag. 569) und von Boyer (pag. 573) enthält.
9. **Pitha.** Prager Vierteljahresschrift. 1858. Bd. I. pag. 177.
10. **Gay.** Medical Times and Gazette. Dec. 3. 1864. pag. 592.

In den eben angeführten Fällen war zumeist im Anfang eine mehr minder bedeutende Menge Blut aus dem äusseren Ohre ausgeflossen, welches erst nach verschieden langer Zeit durch eine anfangs stark roth gefärbte, bald aber sich mehr entfärbende und nach 12 bis 36 Stunden vollständig farblos werdende, klare, wasserhelle Flüssigkeit ersetzt wurde. Gewöhnlich sickert diese Flüssigkeit, welche nur ausnahmsweise gleich vom Anfange an fast ganz farblos beobachet worden ist, bei der Lage des Kopfes auf der verletzten Seite in rasch auf einander folgenden Tropfen aus dem äusseren Ohre aus und kann bequem aufgefangen werden. Durch Schnäutzen, Niesen, Husten oder dergleichen Bewegungen wird momentan die Menge der ausfliessenden Flüssigkeit vermehrt. In einzelnen Fällen wurde die aussickernde Flüssigkeit aufgefangen und ergab so in einer Viertelstunde ohngefähr einen kleinen Esslöffel oder in 24 Stunden circa 5 Unzen. Dieser Ausfluss dauert aber in dieser beträchtlichen Menge nur 1 bis 2 bis 3 Tage an, vermindert sich dann und hört am 6. bis 7. Tage, bisweilen auch schon früher, ganz auf. Hieraus ergiebt sich, dass die Menge der ausgesickerten Flüssigkeiten in den einzelnen Fällen eine sehr verschiedene ist; auch muss sogleich bemerkt werden, dass bisher die betreffende Flüssigkeit in keinem einzigen Falle vollständig aufgefangen und gemessen worden ist; man hat nur annähernd durch Berechnung dieselbe in einigen Fällen auf 1000 Grammes und mehr geschätzt.

Auffallend ist die grosse Aehnlichkeit der chemischen Zusammensetzung dieser serösen Flüssigkeit mit jener der direct aus der Schädelhöhle entnommenen Cerebrospinalflüssigkeit. Des Vergleiches halber stellen wir hier die Resultate der chemischen Analyse der in dem von Debrou beobachteten Falle ausgetropften Flüssigkeit von Rabourdin[1] angestellt (I), mit jener der aus der Schädelhöhle einer alten Frau genommenen Flüssigkeit von Lassaigne[2] angestellt (II) zusammen.[3]

I.		II.	
Wasser	98,750.	Wasser	98,564.
Salzsaures Natron . .	1,065.	Salzsaures Natron . .	0,801.
Phosphorsaurer Kalk Kohlensaures Natron Schwefelsaures Kali Extractivstoff . . Schleim	0,135.	Phosphorsaurer Kalk Kohlensaures Natron Osmazom . . . Thierische Materie . Eiweiss	0,615.
Eiweiss	Spuren.		

Die bei Schädelfracturen aus dem äusseren Ohre ausfliessende Flüssigkeit zeichnet sich mithin durch ihren vorwiegenden Gehalt an Chlornatrium und durch den geringen Eiweissgehalt aus, stimmt aber grade durch diese Verhältnisse mit der chemischen Zusammensetzung der Cerebrospinalflüssigkeit wesentlich überein. Erwägt man nun noch die Uebereinstimmung im Bezug auf die Dauer und die Menge des serösen Ausflusses mit den Ergebnissen der physiologischen Experimente an Thieren, durch welche eine ausserordentlich schnelle Wiedererzeugung der Cerebrospinalflüssigkeit nachgewiesen wurde; so möchte man sich unzweifelhaft zu der Annahme berechtigt halten, dass jener bei Fracturen der Schädelbasis beobachtete seröse Ohrenausfluss in der That Cerebrospinalflüssigkeit sei.

Aus dem Bisherigen möchte es den Anschein gewinnen, dass in solchen Fällen von Fractur der Schädelbasis, mit serösem Ohrenausfluss combinirt, immer der Tod eingetreten sei. Dies ist jedoch nicht immer der Fall gewesen; im Gegentheil lassen sich in der

[1] Bulletins de la société de Chirurgie de Paris. 1851. T. 1. pag. 783.

[2] Recherches sur le liquide céphalo-rachidien ou cérébro-spinal par Magendie. Paris 1842. pag. 48.

[3] Vergleiche: Dr. F. Hoppe. Ueber die chemische Zusammensetzung der Cerebrospinalflüssigkeit. Virchow's Archiv. Bd. 16. p. 391 etc. — und Jolly. Gazette médic. de Paris, 3. 1864. -- Schmidt's Jahrbücher, 1864. Bd. 123. p. 277.

Literatur eine ziemliche Anzahl von Fällen auffinden, in welchen ein tödtlicher Ausgang nicht erfolgte und mithin die anatomische Untersuchung nicht hat vorgenommen werden können, sondern die Verletzten wieder genasen. Es sind dies folgende Fälle:

1. **Stalparti van der Wiel.** Observationum rariorum centuria. Lugduni Batavorum 1728. Obs. 15. pag. 68.
2. **Chassaignac.** Des plaies de la tête. Paris 1842. pag. 107.
3. **Guthrie.** Ueber Gehirnaffectionen. Aus dem Englischen. 1844. pag. 89.
4. **Ph. Boyer.** Boyer traité des maladies chirurgicales. 5me édit. T. IV. pag. 289.
5. **Rampal.** Journal de chirurgie par Malgaigne. 1846. T. IV. pag. 274.
6. **Malgaigne** (mitgetheilt von Grivot im Journal de chirurgie par Malgaigne). Paris 1846. T. IV. pag. 283.
7. **Deguise.** Bulletins de la société de chirurgie. Paris 1851. T. I. pag. 125.
8. **Bruns.** Handbuch der practischen Chirurgie. Erste Ahtheilung: Gehirn und Umhüllungen. Tübingen 1854. pag. 325.
9. **Ferri.** Gazette hebdom. T. I. N° 5. Novembre 4. 1854. pag. 59 etc.
10. **C. W. Wutzer.** Verhandlungen des naturforschenden Vereins der preussischen Rheinlande etc. XI. Jahrgang. 1854.
11. **G. W. Thomas.** Dissertatio inauguralis medico-chirurgica de fracturis ossis temporum una cum otorrhoea sanguinea vel aquosa. Jenae 1855. pag. 24 etc.
12. **Pitha.** Prager Vierteljahresschrift. 1858. Bd. I. pag. 176.
13. **Morvan.** De la fracture de la cavité glénoïde du temporal à la suite de violences sur le mentor. Archives générales. Septembre 1858. — Canstadt's Jahresbericht 1858. Bd. IV. pag. 59.
14. **Bernard.** L'Abeille médicale 1858. N° 18. — Canstatt's Jahresbericht. 1858. Bd. IV. pag. 62.
15. **Prescott Hewett.** Medical Times and Gazette. July 1858. — Canstatt's Jahresbericht. 1858. Bd. IV. pag. 63 etc.
16. **Hilton** (in Guy's Hospital beobachtet). Medical Times and Gazette. Decemb. 1859. pag. 631.

Auf die prognostische Bedeutung des serösen Ausflusses aus dem äusseren Ohre in Folge von Verletzungen des Schädels werden wir später zurückkommen.

Wenn die bisher angeführten Fälle serösen Ausflusses aus dem Ohre zur Unterstützung der Diagnose von Fractur der Schädelbasis dienten, so lassen sich doch auch in der Literatur andere Fälle sammeln, durch welche, wenn auch anfangs Genesung erfolgte und erst später durch andersartige Ursachen der Tod der betreffenden Individuen herbeigeführt wurde, das Fehlen jeder

Fractur der Schädelbasis trotz vorhanden gewesenen wässerigen Ohrenflusses zur Evidenz nachgewiesen wurde. Es sind dies folgende Fälle, die wir nothgedrungen ausführlich mittheilen werden:

1. G. Vivarelli,[1] ein junger Mann, wurde am 18. Juni 1847 an der linken Kopfhälfte verletzt. Er bot alle indirecten Symptome einer Fractur der Schädelbasis dar. Nach einer nur kurze Zeit anhaltenden Blutung aus dem linken Ohre flossen sodann innerhalb 106 Stunden 63 Unzen einer wässerigen Flüssigkeit aus, welche nach der angestellten chemischen Analyse zumeist aus Wasser, nicht viel Schleim und Chlornatrium bestand, Eiweiss und Kalk- und Magnesialsalze aber nicht enthielt. Nach 5 Wochen war Vivarelli genesen. Die unmittelbar nach der Verletzung vorhandene totale Taubheit hatte sich gebessert und war nur noch Schwerhörigkeit vorhanden.

Ferri zweifelte keinen Augenblick, dass eine Fractur der Basis des Schädels vorhanden und das seröse Fluidum Cerebrospinalflüssigkeit gewesen sei. Nach sechs Jahren, während welcher Zeit der obige Kranke sich bis auf die Schwerhörigkeit völlig wohl befunden hatte, verlangte Vivarelli von Neuem die Aufnahme in das Hospital wegen Caries des rechten Felsenbeines. Drei Tage nach erfolgter Aufnahme starb Vivarelli. Bei der Section fand sich Eiterung in der rechten Paukenhöhle mit Zerstörung des Knochens bis in die Schädelhöhle; es liess sich aber weder an der Dura mater noch an irgend einem anderen Theile des Schädels irgend eine Spur einer vorausgegangenen Fractur auffinden; dagegen waren eine zusammengezogene Narbe des Trommelfelles, Subluxation der Gehörknöchelchen und Pseudomembranen im runden und ovalen Fenster deutlich vorhanden.

Bei einem 45jährigen Manne[2] trat nach einer schweren Kopfverletzung zuerst ein blutiger, dann rosarother und endlich seröser Ausfluss aus dem Ohre sechs Tage lang auf und war namentlich am ersten und zweiten Tage so reichlich, dass in einer Stunde mehrere Unzen aufgefangen werden konnten. Ein Zusatz von Salpetersäure lieferte einen starken Niederschlag von Albumen.

[1] Ferri. Gazette hebdom. T. I. No. 5. Paris. 4. Novembr. 1854.

[2] Prescott Hewett. Medic. Times and Gazette. July 1858. — Canstatt's Jahresbericht 1859. Bd. IV. pag. 63.

Am 7. Tage erfolgte der Tod. Die Section ergab, indem die Dura mater sorgfältig vom Felsenbein entfernt wurde, keine Verletzung dieser Membran, überhaupt keine Verletzung des Schädelbeines, keine Communication des mittleren und inneren Ohres, die Höhlen des Ohres normal, dagegen die Schleimhaut der Paukenhöhle und die Zellen des Zitzenfortsatzes geröthet und mit Eiter bedeckt.

L. Fedi[1] hat ebenfalls Beobachtungen und Untersuchungen über den wässerigen Ausfluss aus dem Ohre veröffentlicht. Die erste Beobachtung ist von uns leider nicht zu erlangen gewesen; die zweite ist folgende:

Eine 50jährige Bettlerin stürzte auf das Strassenpflaster. Contusion des linken äusseren Augenwinkels. Sie stand auf, bemerkte sofort ein Auströpfeln einer wässerigen, in der ersten Viertelstunde schwach röthlichen, dann völlig klaren Flüssigkeit aus dem rechten Ohre. — Kopfschmerz besonders rechts und an der contundirten Stelle. Fortdauer des Ausflusses mehrere Tage hindurch continuirlich, später mit Unterbrechungen, allmählige Verminderung; Aufhören des Ausflusses nach $33^3/_4$ Stunden. So lange der Ausfluss bestand, ward völlige Integrität aller Functionen mit Ausnahme einer leichten Stumpfheit des Gehörs der rechten Seite beobachtet. Der Ausfluss wurde durch Husten nicht vermehrt, und drang bei Verschluss des Ohres nicht durch die Eustachische Trompete. Die Untersuchung des äusseren Gehörganges und Trommelfelles zeigte nichts Krankhaftes.

Wiederholtes Ansammeln des wässerigen Ausflusses ergab bei der ersten Untersuchung dessen Menge in der Minute gleich $10_{,333}$ Gran, in der zweiten gleich $7_{,133}$ Gran, in der dritten (Abends) gleich $12_{,067}$ Gran.

Am dritten Tage früh ($33^3/_4$ Stunden nach der Aufnahme) Aufhören des Ausflusses seit $^5/_4$ Stunden; Phantasiren, stärkerer Kopfschmerz, namentlich im Hinterkopfe, gesteigerte Wärme des Kopfes, Zunahme der Harthörigkeit rechts. Puls normal. Venäsection von 8 Unzen, Sinapismen auf die Füsse, Eis auf den Kopf. — Abends Puls 80, Temperatur gesteigert, heftiges Phantasiren, Uebelkeit und Brechneigung, träge Antworten wegen des

[1] Jntorno allo stillicidio acquoso per l'orechio, seguentemente alle percosse della testa. — CANSTATT's Jahresbericht 1859. Band IV. pag. 65.

heftigen Schmerzes im Kopfe. — 14 Blutegel an die Regio mastoidea, Eis, Sinapismen. — Nachts halb Phantasiren, halb Schlaf. — Am 4. Tage früh Kopfschmerz unverändert, Uebelkeiten, Puls 81, Gehör rechts besser. Da die Blutegel schlecht gesogen, von Neuem 12 Stück; Eis; purgirendes Klystier. — Abends nach kräftiger Wirkung der Blutegel Ruhe; Puls 65. Sämmtliche Erscheinungen vermindert. Appetit. — Von nun an täglich fortschreitende Besserung. Am 10. Tage völlige Genesung.

Die mit zwei Unzen der aufgefangenen Flüssigkeit von Pacini und Tagnozzi ausgeführte chemische Analyse ergab in 100 Theilen:

Eiweiss	$00{,}_{68}$.
Fibrin	$00{,}_{16}$.
Chlornatrium	$00{,}_{20}$.
Unterkohlensaures Natron	$00{,}_{17}$.
Cerebrinsäure (?) . . .	$00{,}_{06}$.
Wasser	$98{,}_{64}$.
Verlust	$00{,}_{09}$.
	$100{,}_{00}$.

Die Gesammtmenge der ausgeflossenen serösen Flüssigkeit berechnet Fedi im Mittel auf $9{,}_{8576}$ Gran während der Minute, also während $33^3/_4$ Stunden auf 34 Unzen, 15 Denare und $17{,}_{64}$ Gran. — Da, wie Fedi angiebt, 2 toskan. Unzen = 1152 Gran, das toskan. Pfund von 12 Unzen aber = $339{,}_{542}$ Grammes ist, so berechnet sich die Menge des Ausgeflossenen für $33^3/_4$ Stunden auf $981{,}_{277}$ Grammes.

Drei Jahre später, nachdem die Frau, welche inzwischen kein Zeichen einer üblen Nachwirkung der früheren Verletzung dargeboten hatte, in Folge eines Brustkrebses gestorben war, wurde die Section gemacht und Folgendes gefunden. Gehirn und Hirnhäute normal, namentlich auch die Dura mater des rechten Felsenbeines. Das Letztere ohne jede Spur einer Verletzung. Eben so unversehrt war die Eintrittsstelle des Nervus facialis. Das Trommelfell war natürlich gelagert. Am unteren Theile des äusseren Blattes dieser Membran, fast in der Richtung des vertikalen Durchmessers, fand sich eine ovale, nach der Quere liegende, 5 Mm. lange Vertiefung (infossamento). An dieser Stelle fehlte die normale Durchsichtigkeit (?) des Trommelfelles, dagegen hatte dasselbe hier ein weiss-opalisirendes Ansehen, ähnlich perlfarbenen Leukomen. — Die Wände der Paukenhöhle waren unverletzt, die Höhle selbst normal. Die Verbindung der Gehörknöchelchen war normal; die *schiefe Richtung des Steigbügels* grösser als gewöhnlich, besonders deutlich beim Vergleich mit dem gesunden Ohre. *An der Verbindungsstelle des vorderen Bügels mit der Basis (dem Fusstritte) war eine nicht vereinigte Fractur vorhanden*; in Folge dieser eine Erhebung des betreffenden Bügels und eine Einsenkung (infossamento) des hinteren Bügels und des mit diesem verbundenen Theiles der Basis in die Fenestra ovalis. Die Sehne des Musc. stapedius, welche sich an das Köpfchen des Steigbügels ansetzt, fehlte, der Stapedius selbst war atrophisch. — Durch die Fractur des Steigbügels stand die Paukenhöhle mit dem Vestibulum in Communication; man gelangte bequem mittelst einer dünnen Sonde in dasselbe. — Eine anderweitige Verletzung fand sich nicht vor.

Fedi hält die Fractur des Steigbügels, die offenbar vorhanden gewesene Verletzung des Trommelfelles für die Bedingungen, unter denen der seröse Ausfluss — seiner Meinung nach *wesentlich Liquor Cotunni* — zu Stande kam. — Denselben Charakter hatte seiner Ansicht nach der seröse Ausfluss aus dem linken Ohre bei seinem ersten Kranken, welcher in 81 Stunden 63 Unzen Flüssigkeit lieferte.

Die Absonderung einer so bedeutenden Menge von seröser Flüssigkeit durch die Häute des Labyrinthes hält *Fedi* keineswegs für unerklärlich und glaubt, dass die durch die Verletzung bewirkte Aufhebung des Druckes, unter welchem die betr. Gefässe stehen, sehr in Anschlag zu bringen sein dürfte. Indessen erwartet er selbst den Beweis für die Richtigkeit seiner Ansicht von Versuchen an Thieren, über welche uns jedoch bisher keine Kenntniss geworden ist.

In den eben mitgetheilten drei Fällen von serösen Ausflüssen aus dem äusseren Ohre ohne Fractur der Schädelbasis haben die mit jenen Flüssigkeiten angestellten chemischen Analysen wesentlich verschiedene Resultate ergeben. In dem von *Ferri* veröffentlichten Falle war von Eiweiss keine Spur und nicht viel Chlornatrium enthalten, in dem von *Prescott Hewett* dagegen sehr viel Eiweiss (über den Gehalt an Chlornatrium ist nichts erwähnt), während in Fedi's Falle der Gehalt an Eiweiss über dreimal reichlicher als der an Kochsalz war. Einzig die im Ferri'schen Falle gesammelte und analysirte Flüssigkeit zeigt grosse Aehnlichkeit mit der Cerebrospinalflüssigkeit. Die serösen Ausflüsse in den beiden anderen Fällen dagegen unterscheiden sich wesentlich von jener; denn ein sehr starker oder mindestens ein über die Kochsalzprocente überwiegender Eiweissgehalt steht direct im Wiederspruch mit den Ergebnissen der chemischen Analyse der Cerebrospinalflüssigkeit, welche, wie wir früher angegeben haben, gerade durch einen vorwiegenden Gehalt an Chlornatrium und durch einen ganz geringen an Eiweiss charakterisirt wird. Man würde demnach in solchen Fällen schon aus den Resultaten der chemischen Analyse des serösen Ausflusses aus dem äusseren Ohre darthun können, ob es sich um Cerebrospinalflüssigkeit handelt oder nicht, obgleich hierdurch allein die anderweitige Quelle des serösen Fluidums noch keineswegs eruirt wird; denn zur Zeit fehlen noch, soviel uns wenigstens bekannt geworden, genaue Analysen der Peri- und Entolymphe des Labyrinthes, um die Uebereinstimmung oder Aehnlichkeit mit diesen nachzuweisen. Andererseits könnte das Blutserum auf verschiedene Weise die Quelle eines serösen Ausflusses aus dem äusseren Ohre werden. Wir lassen hier eine Zusammenstellung der Bestandtheile der Cerebrospinalflüssigkeit und des Blutserums folgen:

I. Cerebrospinalflüssigkeit.		II. Blutserum.	
Wasser	975.	. . . .	902.
Albumen	3.	. . . .	79.
Schleim und Extractivstoffe etc.	11.	Fibrin, Fette und Extractivstoffe etc.	10.
Diverse Salze[1]	11.	. . . .	9.
	1000.		1000.

Da also das Blutserum in vorstehender Zusammenstellung sich vorzugsweise durch seinen überwiegenden Eiweissgehalt charakterisirt, ähnelt das im Falle von Hewett untersuchte Fluidum am meisten dem Blutserum und unterscheidet sich somit wesentlich von der Cerebrospinalflüssigkeit, während die chemische

[1] Unter den Salzen prävaliren die Phosphate und die Kalisalze.

Analyse der von Fedi gesammelten serösen Flüssigkeit kein Analogon findet.

Einen Fall von serösem Ausfluss aus dem äusseren Ohre hatten wir jüngst bei einem preussischen Landwehrmann zu beobachten Gelegenheit. Die ausführliche Krankengeschichte ist folgende:

Am 12. Juli d. J. stellte sich in unserer otiatrischen Poliklinik Ferdinand Schäfer, 20 Jahr alt, Unteroffizier im 56. Infanterieregiment, 2. Bataillon, 6. Compagnie, gebürtig aus Rüdinghausen im Kreise Dortmund, woselbst er in den Friedenszeiten bisher als Bergmann in Kohlenwerken gearbeitet hatte, zur otiatrischen Untersuchung und Behandlung vor und gab auf Befragen Folgendes an:

In früheren Zeiten nie ohrenkrank und sonst auch niemals bedenklich erkrankt gewesen, stand Patient am 28. Juni d. J. im Gefecht bei Münchengrätz als Flügelmann im dritten Gliede, als ein grobes Geschoss dem Flügelmann im ersten Gliede durch die Brust ging, dann dem Vordermann des Patienten im zweiten Gliede ein Bein wegriss, hierauf unter dem linken Fuss des Patienten in den sandigen Fussboden schlug und daselbst ein Loch wühlte, in welches Patient hineinfiel und von da an bewusstlos wurde. Am nächsten Morgen kam Patient im Hospital zu Münchengrätz wieder zu sich, fühlte heftige klopfende Schmerzen im ganzen Kopfe und war schwindelig, sodass er bei einem Versuche aufzustehen und zu gehen, sich um sich selbst drehend zusammenstürzte. Wieder zu Bett gebracht, bemerkte Patient nach einiger Zeit, dass er seine auf ihn sprechenden Kameraden nicht mehr hörte, obschon er deutlich deren Lippen sich bewegen sah. Dem Hintermann des Patienten soll durch dasselbe Geschoss noch ein Bein weggerissen worden sein.

Eine Blutung aus den Ohren soll nicht stattgefunden haben.

Bis zum 30. Juni verblieb Patient im Hospital zu Münchengrätz, wurde dann am 1. Juli nach Reichenberg gebracht und daselbst bis zum 4. Juli verpflegt.

Am 5. Juli kam Patient in Leipzig an und wurde in das unter der Leitung des hiesigen academischen Docenten Dr. med. Kühn stehende internationale Lazareth im Militairhospital gebracht. Am

8. Juli wurden wegen des vorhandenen Schwindels und der andauernden Schwerhörigkeit, sowie wegen der Schmerzen im Kopfe hinter jedes Ohr 4 Blutegel applicirt, wodurch sich der Schwindel und der Kopfschmerz etwas verminderten.

In Privatpflege übergegangen, wurde Patient auf Veranlassung des Dr. Kühn uns zur Behandlung am obengenannten Tage zugewiesen.

Der Status präsens am 12. Juli war folgender:

Der Schwindel bestand immer noch und sollte namentlich bei trübem Wetter, welches den ganzen Juli fast beständig anhielt, stärker sein, als an heiteren, sonnigen Tagen. Puls 80 Schläge in der Minute. Respiration ruhig, regelmässig, Temperatur nicht erhöht. Figur schlank, kräftig. Aussehen dem Alter entsprechend. Die Organe der Brust- und Bauchhöhle normal.

Am ganzen Körper und namentlich am Kopfe, an den Ohrmuscheln und in der Umgebung der Ohren war eine Verletzung oder Spuren einer solchen nicht wahrzunehmen.

Bei der mit reflectirtem Lichte nach der jetzt allgemein gebräuchlichen Methode vorgenommenen Untersuchung der Ohren ergab sich Folgendes:

Rechtes Ohr: Der äussere Gehörgang normal, aber ohne jedes Ohrenschmalz. Der Proc. brevis und das Manubrium sind deutlich sichtbar. Die hinteren Quadranten sind dunkelbläulichroth gefärbt und undurchscheinend, so dass vom langen Ambosschenkel nichts zu sehen ist. Im vorderen oberen Quadranten sieht man ein Blutcoagulum, welches jedoch denselben nicht ganz erfüllt, sodass fast rings um dasselbe herum noch ein schmaler Saum vom Trommelfell sichtbar ist, gegen welchen das Blutcoagulum zurücktritt, sodass es also tiefer als seine Umgebung zu liegen scheint. Der vordere untere Quadrant und der dem unteren Ende des Manubriums angrenzende Theil des vorderen oberen Quadranten sind perforirt und reicht hier das Blutcoagulum im vorderen oberen Quadranten bis an den Rand der Perforation. Die Perforation ist eine dreieckige; die Spitze derselben erstreckt sich bis vor das untere Ende des Manubriums in die Höhe; die beiden anderen Winkel befinden sich im vorderen unteren Quadranten nahe der Peripherie. Die Ränder der Perforationsöffnung sind deutlich sichtbar nach Innen umgebogen; die Perforation selbst ist mit etwas gelblichem Eiter fast ganz angefüllt. Der Lichtkegel fehlt selbstverständlich.

Zwischen dem unteren Rande des ebenfalls fast dreieckig gestalteten und tiefer als seine Umgebung zu liegen scheinenden Blutcoagulums und dem oberen, schief von oberhalb des Endes des Manubriums nach der vorderen unteren Peripherie verlaufenden Rand der fast gleichseitig dreieckigen Perforation zieht sich ein ohngefähr 1 Linie hoher, nach der vorderen Peripherie an Höhe zunehmender, annähernd normaler Trommelfellrest bis zur vorderen Peripherie.

Das Hörvermögen ist für eine c. 20 Fuss hörbare Schlaguhr, sowie für die selbst sehr erhobene Sprache in nächster Nähe gleich Null.

Die tönende Stimmgabel wird rechts gar nicht gehört, ebenso wenig jene Schlaguhr, mag man dieselben an den Scheitel, die Stirn, den Proc. mastoideus dexter oder die oberen Schneidezähne ansetzen.

Bei Anwendung des dreiarmigen Schlauches und Application der tönenden Stimmgabel an den Scheitel hört man, wenn man den zum linken Ohr führenden Arm comprimirt, ein ganz schwaches Tönen der Stimmgabel, ein etwas stärkeres, aber immer noch sehr schwaches Tönen beim Ansatz der Stimmgabel an den rechten Zitzenfortsatz und Compression des zum linken Ohre führenden Schlaucharmes.

Beim Politzer'schen Verfahren pfeift die Luft durch das rechte Ohr.

Da nach Angabe des Patienten das schon einmal versuchte Ausspritzen des rechten Ohres dem Patienten das Gefühl hervorruft, als wenn man ihm mit einem scharfen Messer in's Ohr hineinstiesse, so wurde ihm nur täglich mehrmals zu wiederholendes Anfüllen des rechten Ohres mit warmem Wasser verordnet.

Linkes Ohr. 12. Juli. Der grössere Theil des linken äusseren Gehörganges ist mit einem kohlschwarzen, ziemlich glänzenden Pfropf ausgefüllt.

Die Hörweite für die oben bezeichnete Schlaguhr beträgt 9 Zolle, für die erhobene Sprache 6 Zolle. Die tönende Stimmgabel wird vor dem linken Ohre entweder gar nicht oder nur ganz schwach gehört.

Von den Kopfknochen aus wird die tönende Stimmgabel nur links gehört, der Ansatzpunkt mag sein, welcher er will, aber schwächer, sobald die Ansatzstelle rechts von der Medianlinie fällt.

Bei Anwendung des dreiarmigen Schlauches und Aufsetzen der tönenden Stimmgabel auf den Scheitel hört man dieselbe schwach, dagegen bei gleichzeitig comprimirtem rechten Arme wesentlich verstärkt.

Zur Entfernung des ziemlich festsitzend erscheinenden Ohrpfropfes wurde eine schwache Lösung von Natron bicarbonicum in Glycerin und Wasser verordnet.

Wir reihen hier sofort die Ergebnisse der fortgesetzten Beobachtung und Behandlung des linken Ohres in Kürze an, um uns dann erst wieder der weiteren Krankengeschichte des uns weit mehr interessirenden rechten Ohres zuzuwenden.

Nachdem durch täglich mehrmals wiederholtes Anfüllen des linken äusseren Gehörganges mit der oben bezeichneten Natronlösung am 12., 13. und 14. Juli der Pfropf genügend erweicht worden war, wurde am letztgenannten Tage durch mehrmaliges kräftiges Einspritzen warmen Wassers ein kohlschwarzer, sich zertheilender Pfropf entfernt, welcher unter der Loupe deutlich Theilchen von Steinkohle erkennen liess; ausserdem enthielt das Entfernte Ohrenschmalz und abgestorbene Epidermisschichten.

Nach Entfernung des Ohrpfropfes sah man den Proc. brevis vorstehend, das Manubrium verkürzt, das Trommelfell in den unteren Quadranten ziemlich bedeutend concav, keinen Lichtkegel. Die Hammergfässe waren injicirt (wahrscheinlich in Folge der öfteren Einspritzungen), die Epidermis sehr aufgelockert. Die Farbe des Trommelfelles war mattgrau. Die bei noch vorhandenem Ohrpfropfe 9 Zolle für die Schlaguhr betragende Hörweite hob sich nach der Entfernung des obturirenden Pfropfes sofort auf 1⁰ 4″ und von 6″ für die erhobene Sprache auf 14″. Die linke Tuba zeigte sich beim Catheterismus durchgängig.

Am 17. Juli sah man im hinteren oberen Quadranten zwischen dem Manubrium und der hinteren Peripherie einen dichten gelblichweissen halbmondförmigen Streifen (Kalkeinlagerung?). Auf dem Ende des Manubriums sass ein kleines braunrothes Extravasat von $^{1}/_{2}$ Mm. Durchmesser, umgeben von injicirten Gefässen.

Die Hörweite für die Schlaguhr hatte sich bis auf 2^{0} 14" gehoben und stieg nach dem Politzer'schen Verfahren sofort auf 3^{0} 11".

Bis zum 30. Juli hob sie sich allmählig bis auf 4^{0} für die Schlaguhr und auf 1^{0} für die Sprache.

2. August. Proc. brevis und Manubrium wie früher; die vorderen Quadranten und der hintere untere Quadrant sehr eingesunken. Lichtkegel matt, etwas radiär gestreift, an der Vereinigung der unteren Quadranten sichtbar. Im hinteren oberen Quadranten der gelblichweisse halbmondförmige Streifen unverändert. Von dem Ende des Manubriums bis zur hinteren unteren Peripherie verläuft ein weisslicher Streifen, von sich ablösender Epidermis herrührend; die hinteren Quadranten sind grau getrübt, undurchscheinend; der lange Ambosschenkel ist nicht sichtbar.

4. August. Trotz fortgesetzten Catheterismus, abwechselnd mit dem Politzer'schen Verfahren änderte sich im Aussehen des Trommelfelles Nichts und die Hörweite hob sich weder für die Schlaguhr noch für die Sprache weiter. Die tönende Stimmgabel wird vor dem Ohre nur schwach gehört.

Verlauf der rechtseitigen Affection.

13. Juli. Vom Proc. brevis und dem Manubrium war Nichts mehr deutlich zu sehen. Das Blutcoagulum hatte sich von seiner Unterlage zum Theil gelöst. Die Perforationsstelle war von dem Eiter befreit und man konnte durch die Oeffnung im Trommelfelle viel tiefer als sonst bei Trommelfellperforationen in die Paukenhöhle hineinsehen. Man erblickte sehr tief nach Innen einen hellleuchtenden, glänzenden, nichtpulsirenden Punct. Nach gelind ausgeführtem Ausspritzen, welches gleichwohl noch schmerzhaft war, sah der hintere untere Quadrant perlmutterartig aus; der hintere obere Quadrant erschien gegen den hinteren unteren etwas vertieft, und der Proc. brevis war mehr nach Vorn als nach Aussen gerichtet, ebenso die äussere Fläche des Hammerhandgriffes, gleich als ob der Hammer eine Viertelwendung um seine Längsachse nach Vorn gemacht hätte. — Schwindel und Eingenommenheit des Kopfes waren noch vorhanden. — Beim Politzer'schen Verfah-

ren, welches dem Patienten wie bei der ersten Anwendung desselben am 12. Juli schmerzhaft ist, zischt die Luft durch das Ohr; das Lichtpünktchen in der Tiefe ist danach nicht verändert. — Verordnung: Täglich mehrmals zu wiederholendes Anfüllen des äusseren Gehörganges mit warmem Wasser.

14. Juli. Nach Ausspritzen des äusseren Gehörganges, welches, sanft ausgeführt, nicht mehr schmerzhaft ist, und wodurch kleine Sandkörnchen und Blutklümpchen entfernt wurden, ist das Blutcoagulum im vorderen oberen Quadranten verschwunden. Die Stelle des Trommelfelles, auf welcher das Blutcoagulum aufgelagert gewesen war, erscheint vertieft, gelblichweiss. Die Perforationsränder sind nicht mehr oder minder deutlich nach Innen umgebogen und die Perforation selbst ist wesentlich verkleinert. Der sie nach vorn oben begrenzende Trommelfellstrang geht unmittelbar in den ehemals von dem Blutcoagulum bedeckten Theil des Trommelfelles über und hat offenbar an dieser Stelle eine Continuitätstrennung nicht stattgefunden. Das Einspritzen von Wasser in den äusseren Gehörgang erregt dem Patienten das Gefühl, als ob dasselbe in die rechte Nasenhälfte eindringe, aus welcher aber, wie dies sonst bei Trommelfellperforation nicht selten zu geschehen pflegt, kein Wasser ausläuft.

16. Juli. Die Perforation hat sich noch mehr verkleinert und bis auf ein Mm. geschlossen und zwar so, dass die Verheilung von oben nach unten und vorn erfolgte. In der Tiefe des Ohres aber haben sich sehr heftige, von dem Patienten als pochend-bohrend-stechend bezeichnete Schmerzen eingestellt. Es wurden 6 Blutegel hinter das Ohr verordnet, mit der Weisung, die Stiche $1^1/_2$ bis 2 Stunden lang nachbluten zu lassen, sowie Anfüllen des Ohres mit warmem Wasser.

17. Juli. Die Schmerzen in der Tiefe des Ohres haben trotz der Blutentziehung durch Blutegel, obgleich dieselben über 4 Stunden nachgeblutet hatten, nicht nachgelassen. Die Grösse der Perforation ist dieselbe geblieben. In derselben sieht man ein kleines helles, reflectirendes, pulsirendes Lichtpünktchen, welches nach Anwendung des Politzer'schen Verfahrens verschwunden ist und sich erst nach einiger Zeit wieder zeigt. Von Eiter ist im äusseren Gehörgang und am Trommelfell sehr wenig zu sehen.

In der Nacht vom 16. zum 17. Juli aber hat sich ein weiteres wichtiges Symptom gezeigt. In genannter Nacht nämlich ist nach Angabe des Patienten viel helle, wasserklare Flüssigkeit ausgelaufen. Die Menge derselben konnte Patient nicht angeben. Bei der Untersuchung gegen Mittag des 17. Juli war die seröse Absonderung äusserst gering und konnte nicht aufgefangen werden.

Wegen der andauernden Schmerzen und gleichzeitig vorhandener Eingenommenheit des Kopfes nebst Stuhlverhaltung wurden Elect. lenitivum und ein Fussbad verordnet.

18. Juli. Die Schmerzen in der Tiefe des Ohres geringer. Der salzig schmeckende seröse Ausfluss dauert in sehr mässigem Grade an, so dass von einem Auffangen desselben in einem Gefäss keine Rede sein konnte. Auf den hinteren Quadranten sieht man eine schwache Eiterauflagerung, eine ebensolche im vorderen unteren Quadranten, und an der Stelle der Perforation einen kleinen pulsirenden Lichtreflex. Durch Ausspritzen lassen sich die Eiterauflagerungen entfernen.

19. Juli. Patient klagt über seltene flüchtige Stiche, vom rechten nach dem linken Ohre durchgehend. Im ganzen rechten Schläfenbein Schmerzen, die durch starken Druck nicht wesentlich gesteigert werden. Die ganze rechte Gesichts- und Halshälfte sind wie taub und gegen Stecknadelstiche weniger empfindlich, als die betr. linke Seite. In der Perforation seröse Flüssigkeit.

Patient hat auf Verlangen die innerhalb 12 Stunden aus dem Ohre absickernde seröse Flüssigkeit durch reine weisse Charpie aufgefangen und in ein Fläschchen ausgedrückt. Die Menge der beim Liegen auf der rechten Seite reichlicher als im Stehen, aber immer noch sehr sparsam abfliessende und auf die angegebene Weise gesammelte Flüssigkeit betrug ohngefähr $1^1/_2$ Drachmen; sie war ganz schwach gelblich gefärbt, fast ganz durchsichtig, schmeckte stark salzig und bestand nach einer vom Herrn Apotheker John hier auf unser Ersuchen veranstalteten Analyse aus $0{,}_{139}$ Chlornatrium und $1{,}_{100}$ Albumin.

20. Juli. Seit gestern Nachmittag ein circa eine Stunde anhaltendes, dann eben so lange aussetzendes zuckendes Gefühl im Ohre, welches mehrmals wiederkehrte. Die Schmerzen im Schläfenbein und in der Tiefe des Ohres sind dieselben. Das Trommel-

fell ist zum grössten Theil mit einer dünnen Eiterschicht bedeckt; nur der vordere untere Quadrant erscheint geröthet und ist ohne Eiterbeleg; ganz nahe der Peripherie sieht man einen kleinen pulsirenden Lichtreflex. Nachdem der Eiterbeleg durch Ausspritzen entfernt worden ist, erscheinen die hinteren Quadranten und der vordere obere ebenfalls ziemlich bedeutend geröthet. Der seröse Ausfluss dauert in geringerem Grade fort, denn die innerhalb 12 Stunden auf die oben angegebene Weise gesammelte Menge der Flüssigkeit betrug nur 73 Gran. — Verordnung: Einreibung von Ungt. Hydrarg. ciner., Ungt. Althaeae ana ʒjβ. c. Extr. Hyoscyami gr. XV., mehrm. täglich in die Umgebung des Ohres einzureiben.

21. Juli. Das vom Patienten anfangs als zuckend bezeichnete Gefühl im Ohre ist jedenfalls mit dem Puls isochronisch und daher wohl mehr ein Klopfen als ein Zucken. Es setzt manchmal eine Stunde lang aus, um dann schnell hintereinander sich öfter zu wiederholen. Die Schmerzen im Schläfenbein und in der Tiefe des Ohres sind verringert. Die hinteren Quadranten sind nicht mehr so intensiv geröthet, wie gestern. Durch die Perforation tritt beim Experim. Valsalvae ein kleines Tröpfchen dünnflüssigen Eiters. Der seröse Abfluss hat sich noch mehr vermindert und beträgt die Menge desselben innerhalb 12 Stunden circa 40 Gran.

22. Juli. Status idem.

23. Juli. Der Schmerz im Schläfenbein, namentlich beim Gehen, wieder etwas lebhafter. — Schwindel. — Senffussbad.

24. Juli. Schmerz im Schläfenbein und Schwindel sind geringer gewesen; im Uebrigen Status idem, nur ist der Tragus, ohne geröthet oder geschwellt zu sein, beim Berühren mässig schmerzhaft. Eiterige Absonderung und seröser Ausfluss äusserst gering. — Nochmals ein Senffussbad.

25. Juli. Seit Abends 7 Uhr des 24. Juli hat die Absonderung der serösen Flüssigkeit ganz aufgehört. Die Schmerzen im Schläfenbein sind verschwunden, die flüchtigen Stiche durch den Kopf vom rechten nach dem linken Ohre aber noch vorhanden. Der Tragus noch schmerzhaft. Das Zucken resp. Klopfen selten und nicht mehr so lebhaft. Der pulsirende Lichtreflex fehlt; es zischt aber beim Politzer'schen Verfahren noch Luft durch das Ohr. — Verordnung: Einträufelungen einer Lösung von Zinc.

sulfur. gr. jj, Aq. destill. ℥j, Glycerini puri ʒjj, Tinct. thebaic. ʒβ.

26. Juli. Die ganze vergangene Nacht hindurch drückender Schmerz im Schläfenbein, durch Druck nicht vermehrt. Der Tragus ist minder schmerzhaft. Das zuckende resp. klopfende Gefühl ist noch seltener aufgetreten, aber die flüchtigen Stiche durch den Kopf sind noch eben so häufig und heftig wie bisher. Am Vormittag Schwindel. Die Röthung des Trommelfelles ist mässig, die Eiterabsonderung äusserst gering. Sonst Status idem.

27. Juli. Schlaflose Nacht wegen Schmerzen in der Tiefe des Ohres; sonst Status idem. — $^{1}/_{6}$ Gran Morph. acetici.

28. Juli. In der Nacht etwas Schlaf, aber durch die durchschiessenden Schmerzen gestört. Schläfenkopfschmerz noch vorhanden; sonst Status idem.

30. Juli. Am 29. Juli Abends ziemlich heftiger Schläfenkopfschmerz, doch nach Morphium Schlaf. Das Stechen in der Tiefe des Ohres dasselbe. Die eiterige Absonderung im Ohre fast Null. Die Röthe des Trommelfelles noch geringer.

31. Juli. Noch immer Schläfenkopfschmerz; auch mässiger Schwindel. Die Perforation ist nicht mehr zu sehen; sie muss sehr klein sein. Ganz feines Pfeifen beim Politzer'schen Verfahren. — Verordnung: 6 Blutegel hinter das Ohr und Morphium.

1. August. Trotz der Blutegel und Morphium kein Schlaf. Schläfenkopfschmerz derselbe. Stiche in der Tiefe des Ohres und Schwindel seit gestern nicht aufgetreten.

2. August. Gestern Abend einmal ein flüchtiger Stich in der Tiefe des Ohres. Schlaf in der Nacht gut. Mässiger Schwindel gegen Mittag. Der Schmerz im Schläfenbein, wenn auch mässiger, noch immer vorhanden. Druck im ganzen Kopfe.

3. August. Status idem.

4. August. Mittags Schwindel und mässiger Schmerz im Schläfenbein; der übrige Kopf nicht schmerzhaft. Schlaf gut, ohne Morphium. — Proc. brevis und Manubrium sind nicht zu sehen. Die Perforation ist nicht wahrzunehmen; desgleichen fehlt der pulsirende Lichtreflex, beim Politzer'schen Verfahren aber zischt immer noch die Luft fein durch; gleichzeitig wölbt sich das Trommelfell in den hinteren und mittleren Theilen nach Aussen

vor. Dasselbe ist gelbröthlich gefärbt, undurchscheinend, verdickt. Eiterung ist nicht vorhanden. Nach Anwendung des Politzer'-schen Verfahrens ist ein peripherischer Theil des vorderen unteren Quadranten radiär gestreift, dann folgt nach oben eine dichtere Stelle, und dann sieht man an der Peripherie im vorderen oberen Quadranten wiederum eine, aber minder deutlich radiär gestreifte Stelle.

Weder die Schlaguhr, noch die laute Sprache wird vom Patienten gehört, ebenso wenig die auf den Scheitel oder an den rechten Proc. mastoideus angesetzte tönende Stimmgabel.

Bei Anwendung des dreiarmigen Schlauches hört man die tönende Stimmgabel vom Scheitel aus nicht mehr oder nur äusserst schwach, wenn der linke Arm comprimirt wird.

Die tönende Stimmgabel wird vor dem Ohre gar nicht gehört.

Patient wurde leider durch Ueberführung nach Magdeburg der ferneren Beobachtung entzogen, so dass wir über das fernere Schicksal desselben ohne Kenntniss geblieben sind, doch glauben wir, dass Genesung bis auf zurückbleibende Taubheit rechter- und Schwerhörigkeit linkerseits nunmehr eingetreten sein wird.

Wir knüpfen an den eben mitgetheilten Fall, soweit er uns zur Beobachtung gelangte, folgende Bemerkungen.

Die vorgefundene Unversehrtheit der äusseren Fläche des Körpers und namentlich des Kopfes des Patienten steht in vollem Einklange mit den auf Befragen erlangten Mittheilungen; Patient war direct von dem groben Geschosse nicht getroffen worden und konnte dasselbe direct die Perforation des rechten Trommelfelles etc. nicht bewirkt haben. Die Zerreissung der obengenannten Membran könnte mithin durch das Hineinfallen des Patienten in das von dem Geschoss gewühlte Loch bewirkt worden sein, namentlich wenn man annimmt, das Patient auf die rechte Kopfhälfte aufgefallen sei, worüber er allerdings bestimmte Angaben zu machen ausser Stande ist, was aber aus einem anderen Grunde höchst wahrscheinlich ist; es sprechen nämlich dafür die aus dem rechten Ohre entfernten kleinen Sandkörnchen. Wäre der Fall auf die linke Seite erfolgt, so hätte vielleicht auch eine Zerreissung des rechten Trommelfelles erfolgen können, wenn der Fall ein heftiger, aus bedeutender Höhe und auf festen Boden erfolgt gewesen wäre; allein kaum ist es bei der sandigen Beschaffenheit des betreffenden Bodens denkbar, dass der Fall auf denselben ein so heftig erschütternder gewesen sei, dass dadurch jene Zerreissung auf der entgegengesetzten Seite bewirkt worden sein konnte; auch wäre dann das Auffinden von kleinen Sandstückchen im rechten Ohre kaum erklärlich, man wollte denn annehmen, dass beim Liegen des Patienten auf der linken Kopfhälfte und gerade nach oben gerichteter Lagerung des Einganges des rechten Ohres etwa Sandtheilchen durch das Geschoss aufgewühlt und in die Höhe geschleudert in das Ohr gefallen wären. Wie ist nun aber die Entstehung der Trommelfelldurchlöcherung etc. zu erklären? Am wahrscheinlichsten will uns folgende Erklärung scheinen: Patient fiel auf die rechte Seite und Sandtheilchen, von dem Geschoss aus dem Sandboden aufgewühlt und umhergeworfen, wurden während des Fallens, als der Kopf des Patienten dem Erdboden schon sehr nahe gekommen war, in das rechte Ohr geschleudert, sodass sie an das rechte Trommelfell gelangten, einen Theil desselben zerstörten und zum Theil in die gegenüberliegende Labyrinthwand der Paukenhöhle drangen.

Eine Blutung soll nach Angabe des Patienten nicht stattgehabt haben; jedenfalls war sie nur eine äusserst geringe; eine solche musste aber erfolgt sein, darauf weist deutlich das im vorderen oberen Quadranten gefundene Blutcoagulum hin. Dass bei traumatischen Verletzungen des Trommelfelles, selbst nicht unbedeutenden Grades, die Blutung eine äusserst unbedeutende sein kann, habe ich erst jüngst zu beobachten Gelegenkeit gehabt. Ein kräftiger Buchbindergeselle hatte einen Faustschlag auf das rechte Ohr erhalten und hierauf etwas Schmerz im betreffenden Ohre verspürt; gleichzeitig bemerkte er, dass er, dessen linkes Ohr schon lange Zeit eiterte, rechts schwer hörte. Bei der sofort angestellten Ocularinspektion ergab sich, dass der dem Lichtkegel entsprechende Theil des rechten Trommelfelles sich bis auf die der unteren Peripherie entsprechende Partie ganz von seiner Umgebung abgelöst hatte und nur noch an der unteren Peripherie im Zusammenhang stand; der also vom Ende des Manubriums und gleichzeitig an der vorderen und hinteren Seite des Lichtkegels abgetrennte Trommelfelltheil war nach Innen eingeschlagen und ruhte auf dem Boden der Paukenhöhle. Nur die Ränder der Perforation erschienen blutig gesäumt; eine eigentliche Blutung fand nicht statt und hatte nicht stattgefunden.

Ausser der bisher erwähnten theilweisen Zerstörung des Trommelfelles war noch eine weitere der Labyrinthwand jedenfalls durch die eingedrungenen Sandstückchen bewirkt worden. Darauf weist zunächst die grosse Entfernung des bei der am 12. Juli vorgenommenen Untersuchung vorgefundenen Lichtreflexes, der Oeffnung im Trommelfell gegenüber, von den Rändern des noch vorhandenen Trommelfelles hin; sie war viel bedeutender als bei nichttraumatischen Zerstörungen dieser Membran. Ferner sprechen für eine Verletzung der Labyrinthwand und der hinter dieser gelegenen Theile die absolute Taubheit, sowie die Schmerzen in der Tiefe des rechten Ohres und endlich der in der Nacht vom 16. zum 17. Juli eingetretene seröse Ausfluss aus dem rechten Ohre, welcher bis zum Abend des 24. Juli anhielt. War schon vor dem Erscheinen dieses Fluidums aus den anderen bereits angeführten Gründen eine Verletzung der Labyrinthwand anzunehmen gewesen, so musste nunmehr jeder Zweifel daran schwinden.

Es entsteht nun die Frage, welche Quelle dieser seröse Ausfluss gehabt habe, ob es Cerebrospinalflüssigkeit oder Labyrinthflüssigkeit gewesen sei.

Obgleich wir uns der anfangs ausgesprochenen und jetzt allgemein angenommenen Ansicht im Allgemeinen anschliessen, dass ein solcher seröser Ausfluss aus dem äusseren Ohre Cerebrospinalflüssigkeit und mithin eine Fractur der Schädelbasis vorhanden sei, so will uns doch, wenn wir uns der oben mitgetheilten Fälle erinnern, in welchen trotz des früher vorhanden gewesenen serösen Ausflusses eine Fractur der Schädelbasis nicht hatte aufgefunden werden können, sondern, wie in dem Falle von Fedi, sich nur eine Communication der Paukenhöhle mit dem Labyrinth durch das geöffnete ovale Fenster später nachweisen liess, eine Anreihung des von uns beobachteten Falles an jene oben erwähnten wahrscheinlicher und gerechtfertigter erscheinen.

Hervorzuheben sind zunächst das fast gänzliche Fehlen der

initialen Blutung und das späte Erscheinen des serösen Ausflusses nach stattgehabter traumatischer Einwirkung.

In den allermeisten Fällen von Fractur der Schädelbasis nach Kopfverletzungen war entweder die Blutung aus dem äusseren Ohre eine nicht unbedeutende und einige Zeit anhaltende gewesen und dann erst der seröse Ausfluss erschienen. In solchen Fällen war der Ausfluss sicher Cerebrospinalflüssigkeit und eine Fractur des Felsenbeines mit Verletzung des inneren Gehörganges und seiner membranösen Auskleidung vorhanden. Oder der seröse Ausfluss erschien, ohne dass eine bedeutende Blutung vorherging, gleich nach der Verletzung reichlich und von entschieden wässriger Beschaffenheit; dann liess sich ebenfalls auf die in Rede stehende Fractur schliessen. Beides aber hatte in dem von uns beobachteten Falle nicht stattgehabt.

Erst am 19. Tage nach erlittenem Unfall zeigte sich der seröse Ausfluss. In allen übrigen bekannten Fällen war der Ausfluss meist viel zeitiger erschienen. Ferner war die Menge der serösen Flüssigkeit in unserem Falle im Vergleich zu den von anderen Beobachtern angegebenen Mengen eine sehr geringe; sie betrug höchstens im Ganzen circa drei Drachmen. Durch gewisse Anstrengungen wie z. B. Husten, Schnäuzen etc. wurde der Ausfluss nicht vermehrt. Der Ausfluss bestand im Ganzen fast volle 8 Tage. Diese Dauer ist keine ungewöhnlich lange; denn andere Beobachter sahen den serösen Ausfluss ebenfalls 6 bis 7 Tage hindurch bestehen. Am wichtigsten sind die Resultate der mit jenem gesammelten serösen Fluidum angestellten chemischen Analyse. Der bedeutende Eiweissgehalt ($1,_{100}$ Albumin) und der geringe Kochsalzgehalt ($0,_{139}$ Chlornatrium) des von uns beobachteten serösen Ausflusses unterscheiden denselben deutlich von der Cerebrospinalflüssigkeit, und müssen wir uns schon deshalb, abgesehen von mehreren anderen Gründen, in dem vorliegenden Falle gegen die Annahme, dass der seröse Ausfluss aus dem Subarachnoidealraume des Gehirns gestammt, und vielmehr, wie dies Fedi in seinem oben ausführlich mitgetheilten Falle gethan hat, zu Gunsten der sonst aufgegebenen Marjolin-Robert'schen Erklärung, dass der seröse Ausfluss aus Labyrinthflüssigkeit bestanden habe, aussprechen; gleichwohl verhehlen wir uns nicht, dass nur durch eine genaue anatomische Untersuchung, die bisher wegen des Ausganges in Genesung nicht angestellt werden konnte, der vollständige Beweis für unsere Ansicht hätte beigebracht werden können.

Nach den bisherigen Erörterungen können wir nur eine Wahrscheinlichkeitsdiagnose stellen und nehmen an, dass ausser der mechanischen Verletzung des Trommelfelles auch eine solche der Labyrinthwand und des Labyrinthes, mindestens eines Theiles desselben, stattgefunden habe. Im weiteren Sinne des Wortes war also auch eine Fractur eines Theiles eines Knochens der Schädelbasis vorhanden, wohl aber keine penetrirende des ganzen Felsenbeines bis hinein in den Meatus auditorius internus mit gleichzeitiger Continuitätstrennung der Dura mater oder Arachnoidea.

Im Allgemeinen möchten wir die Behauptung aufstellen, welcher auch Prescott Hewett beistimmt, dass in den Fällen, in welchen die Blutung weder bedeutend, noch andauernd ist und der seröse Ausfluss aus dem äusseren Ohre bald früher, bald später, bald reichlich, bald sparsam erfolgt, die Diagnose zweifelhaft bleibt; unterscheidet sich aber ausserdem der seröse Ausfluss noch in seiner chemischen Constitution wesentlich von der Cerebrospinalflüssigkeit, dann fehlt jedenfalls die Fractur des Felsenbeines. Zur Unterstützung dieser Ansicht beziehen wir uns namentlich auf den von Prescott Hewett beobachteten und von uns oben in Kürze mitgetheilten Fall. Wie Prescott Hewett annimmt, kann in derartigen Fällen ein seröser Ausfluss aus dem äusseren Ohre auch seitens der Schleimhaut der Paukenhöhle ohne Fractur des Felsenbeines geliefert werden; ein Analogon finden wir in dem periodischen Auftreten einer massenhaften wässerigen Secretion der Nasenschleimhaut ohne irgend welche vorausgegangene Verletzung des Schädels.

Die Behauptung, dass bei vorhandenem serösen Ausflusse aus dem äusseren Ohre nach Kopfverletzungen immer auf eine Fractur der Schädelbasis zu schliessen sei, dürfte mithin wegen der oben mitgetheilten Thatsachen an ihrer allgemeinen Gültigkeit verlieren.

Hinsichtlich der Art und Weise der Verheilung der Trommelfellzerstörung haben wir in Folge der täglich wiederholten genauen Beobachtung noch Folgendes mitzutheilen. Die anfangs nach Innen umgeschlagenen Ränder der Perforation wurden unzweifelhaft in Folge der Anwendung des Politzer'schen Verfahrens mehr und mehr ihrer normalen Lage genähert; somit konnte auch da, wie dies auch wirklich der Fall war, die Verwachsung derselben an der oberen Spitze in der Nähe des Endes des Manubriums zuerst erfolgen und die Heilung von da ab allmählig immer weiter nach der unteren Peripherie hin fortschreiten, wenngleich die völlige Verschliessung der Trommelfellöffnung nicht zur Beobachtung kam.

Was die oben (p. 19) erwähnte Lageveränderung des Proc. brevis und des Manubriums anlangt, so dürfte unzweifelhaft auf eine Zerstörung der Verbindung zwischen Hammer und Ambos, sowie auf eine Loslösung der Sehne des Musc. tensor tympani von ihrer Anheftungsstelle zu schliessen sein. Wie wäre es sonst möglich gewesen, dass der kurze Fortsatz und der Hammerhandgriff eine Viertelwendung um die Längsachse des Hammers nach Vorn gemacht hatten? Bei nicht erfolgter Ablösung der Sehne des Trommelfellspanners am Hammerhalse, aber gleichwohl vorhandener Trennung des Hammer-Ambosgelenkes, würden die betreffenden Hammertheile einfach nach Innen gezogen worden sein; dies war aber doch nicht der Fall. Man könnte ferner daran denken, dass der Hammer in seinem Halstheile fracturirt gewesen wäre und dann die dem Trommelfell inserirten Theile des Gehörknöchelchens die Viertelwendung nach Vorn gemacht hätten: allein hiergegen spricht der am 12. Juli aufgenommene Befund. Endlich wäre es möglich, dass Hammer und Ambos zusammen dislocirt worden wären, ohne dass eine Trennung des Hammer-Ambosgelenkes stattgehabt habe; dann hätte aber der Ambos mehr nach Aussen gerückt und der lange Ambosschenkel an den hinteren oberen Quadranten des Trommelfelles gedrückt worden sein müssen. Dagegen spricht aber, dass der hintere obere Trommelfellquadrant an dem Tage, wo jene eigenthümliche Stellung des Proc. brevis und des Manubriums beobachtet wurden, gerade gegen den entsprechenden unteren Quadranten etwas vertieft erschien. Die oben ausgesprochene Ansicht ist mithin diejenige, welche den höchsten Grad von Wahrscheinlichkeit für sich hat. — Die beobachtete Lageveränderung dürfte jedenfalls als eine Folge des wenn auch in mässigem Grade vorhandenen Eiterungsprocesses zu betrachten sein, obschon damit nicht in Abrede gestellt werden soll, dass gleich beim Beginn der Affection eine unvollständige Zerreissung der betreffenden Gebilde erfolgt gewesen war. Gegen eine schon anfangs bewirkte vollständige Trennung der betreffenden Theile spricht der Befund bei der Aufnahme des Status präsens.

In prognostischer Beziehung hat ein betr. seröser Ausfluss aus dem äusseren Ohre, namentlich wenn dessen chemische Analyse keine Uebereinstimmung oder keine grosse Aehnlichkeit mit der Cerebrospinalflüssigkeit ergiebt, im Allgemeinen nicht die übele Bedeutung, welche man ihm sonst beigelegt hat, da ja selbst in mehreren Fällen, wo wirklich Cerebrospinalflüssigkeit ausfloss und mithin offenbar eine Fractur der Schädelbasis vorhanden war, Heilung erfolgte. Sogar für das Hörvermögen selbst resultirt aus dem vorhandenen serösen Ausfluss aus dem äusseren Ohre nicht immer eine schlechte Prognose, da in mehreren beobachteten Fällen das Hörvermögen auf dem verletzten Ohre fortbestand.

In dem von uns beobachteten Falle war vom Anfang an absolute Taubheit des rechten Ohres vorhanden und besserte sich diese im Verlaufe der Beobachtung in keiner Weise, wahrscheinlich weil die Endausbreitungen des Hörnerven im Labyrinth, jedenfalls im Vorhofe, zerstört worden waren.

Der Nervus trigeminus war in einzelnen seiner Aestchen durch die Verletzungen, welche die Labyrinthwand getroffen hatten, unzweifelhaft alterirt worden, worauf ja zur Genüge das taube Gefühl in der rechten Gesichtshälfte hindeutet; eine Zerreissung des Nervus facialis aber war sicher nicht vorhanden, denn wirkliche Lähmungserscheinungen im Gebiete des Gesichtsnerven fehlten vollständig. Hieraus folgt, dass, so wichtige Theile auch zerstört worden waren, der Umfang der Zerstörung jedenfalls ein beschränkter war. Nur dann, wenn die in der Tiefe des Ohres durch die Verletzung bewirkte Entzündung durch den inneren Gehörgang auf die Umhüllungen des Gehirnes oder durch den Acusticus auf das Gehirn selbst fortgeschritten wäre, hätte sich die Prognose in jeder Beziehung getrübt.

Die Frage, ob der von uns beobachtete Patient ferner dienstfähig sei oder nicht, lag allerdings nahe, uns aber nicht direct zur Beantwortung vor; weshalb wir dieselbe ausführlich zu erörtern uns nach den bisherigen genauen Mittheilungen über den Verlauf der Affection nicht genöthigt erachten. Wer einen solchen Fall genau und gründlich zu untersuchen versteht, wird keinen Augenblick über die Antwort im Zweifel sein. Nur demjenigen Arzte, welcher mit der genauen und allseitig gründlichen Untersuchung des Gehörapparates nicht vertraut ist, könnte es in den Sinn kommen, einen Kranken wie den unserigen für einen Simulanten zu halten. Um letzteren Verdacht von dem Kranken abzuwenden, übergaben wir demselben bei seinem Abgange einen ziemlich umfangreichen Bericht; mit welchem Erfolge? Dies ist uns bisher leider gänzlich unbekannt geblieben.[1]

In therapeutischer Beziehung glauben wir zu dem in der Krankengeschichte bereits Gesagten weiteres nicht hinzufügen zu müssen.

[1] Nachträglich erfahren wir noch, dass Patient auf ein Jahr vom Dienst beurlaubt worden ist.

Leipzig, Druck von Giesecke & Devrient.

PRAKTISCHE BEITRÄGE

ZUR

OHRENHEILKUNDE

VON

DR. R. HAGEN,

DOCENT DER OHRENHEILKUNDE AN DER UNIVERSITÄT, PRAKTISCHER ARZT
UND OHRENARZT IN LEIPZIG.

III.

DIE CIRCUMSCRIPTE ENTZÜNDUNG DES ÄUSSEREN GEHÖRGANGES.

MIT DREI HOLZSCHNITTEN.

LEIPZIG
VERLAG VON VEIT & COMP.
1867.

VORWORT.

Dem 1. und 2. Heft der praktischen Beiträge zur Ohrenheilkunde, welche „elektro-otiatrische Studien“ und „der seröse Ausfluss aus dem äusseren Ohre nach Kopfverletzungen“ brachten, folgt als 3. Heft „die circumscripte Entzündung des äusseren Gehörganges“, nach eigenen und fremden Beobachtungen bearbeitet.

Voraussichtlich findet das 3. Heft der praktischen Beiträge zur Ohrenheilkunde dieselbe, zur weiteren Fortsetzung derselben, ermuthigende Aufnahme seitens der verehrten Collegen, wie die beiden ersten Hefte.

Leipzig, im April 1867.

Der Verfasser.

Die circumscripte Entzündung des äusseren Gehörganges. — Otitis circumscripta sive Furunculosis meatus auditorii externi.

Die circumscripte Entzündung des äusseren Gehörganges ist eine verhältnissmässig seltene Ohrenkrankheit; daher mag es kommen, dass sie in den älteren Werken über Ohrenheilkunde kaum eine Erwähnung gefunden hat, ja selbst in neueren gänzlich unberücksichtigt gelassen worden ist. So findet sich z. B. in der von S. Moos[1] besorgten Uebersetzung des Toynbee'schen Werkes nicht einmal ein Kapitel über diese Krankheit.

Früher unterschied man die im äusseren Gehörgange auftretenden Entzündungen in solche der Oberhaut, der Lederhaut, des Zellgewebes, des Knorpels, des Periostiums und des Knochens. Bei der phlegmonösen Entzündung des äusseren Gehörganges wird zwar der Bildung von Abscessen gedacht, aber gleichwohl kein deutliches Bild der circumscripten Entzündung entworfen.

Wilde[2] hat zuerst die circumscripte Entzündung des äusseren Gehörganges als „Abscess im äusseren Gehörgange" besonders abgehandelt, und werden wir mehrmals Gelegenheit haben, dessen Angaben zu citiren.

Mit dem ersten Erscheinen des Lehrbuches der Ohrenheilkunde von Tröltsch's im Jahre 1862 ist die früher übliche und oben angegebene Eintheilung der Krankheiten des äusseren Gehörganges als praktisch undurchführbar gänzlich aufgegeben und sind die im äusseren Gehörgange vorkommenden Entzündungen in die circumscripte und die diffuse geschieden worden.

Wir beabsichtigen im Folgenden, dieser Eintheilung folgend, nur die circumscripte Entzündung des äusseren Gehörganges

---

[1] Die Krankheiten des Gehörorganes von J. Toynbee, übersetzt und mit Zusätzen versehen von S. Moos. Würzburg, 1863.

[2] Praktische Bemerkungen über Ohrenheilkunde von W. R. Wilde, übersetzt von E. von Haselberg. Göttingen, 1855, pag. 27.

abzuhandeln und basiren uns dabei auf 45 selbst beobachtete Fälle.

Wenn wir oben die circumscripte Entzündung des äusseren Gehörganges eine verhältnissmässig seltene Krankheit des Gehörapparates nannten, so beruht dieses Urtheil darauf, dass Dr. H. Schwartze[1] sie unter 554 Kranken nur 13mal beobachtete, wir selbst sie bei 1050 untersuchten Ohrenkranken 45mal vorfanden. J. Gruber[2] notirt 11 Fälle von Furunkeln im Gehörgange bei 636 untersuchten Kranken, A. Pagenstecher[3] dagegen 7 Fälle bei 220 Kranken. Anderweitige statistische Zusammenstellungen fehlen uns zur Zeit. Rechnen wir die eben angeführten Zahlen zusammen, so ergiebt sich, dass bei 2460 untersuchten Kranken 76mal Furunkeln des äusseren Gehörganges beobachtet wurden, d. i. circa 3,1%, während sich bei uns das Procentverhältniss = circa 4,3% ergiebt.

Zum Verständniss mancher später zu erwähnenden Verhältnisse schicken wir eine Anatomie des äusseren Gehörganges, soweit sie unser Thema betrifft, voraus und lehnen uns dabei an von Tröltsch's[4] classische Anatomie des Ohres an.

Anatomie. Der äussere Gehörgang ist eine röhrenförmige Fortsetzung der Ohrmuschel, mit welcher er an seinem äusseren Abschnitte überall zusammenhängt. Man unterscheidet beim Erwachsenen einen knorpeligen und einen knöchernen Theil. Ersterer liegt nach aussen und geht ohne scharfe Grenze in die Ohrmuschel über, Letzterer dagegen nach innen, an den knorpeligen Theil sich anschliessend und bis an das Trommelfell reichend, welches den Gehörgang abschliesst. — Beim Kinde sind die Verhältnisse etwas andere. In der ersten Zeit seines Lebens besitzt das Kind gar keinen knöchernen Gehörgang; ebenso wenig aber ist der ganze äussere Gehörgang des Kindes knor-

[1] Praktische Beiträge zur Ohrenheilkunde von Dr. H. Schwartze. Würzburg, 1864. — Archiv für Ohrenheilkunde, 1864. Bd. I, pag. 221, und 1867. Bd. II, pag. 100.

[2] Archiv für Ohrenheilkunde, 1867. Bd. II, pag. 72.

[3] Deutsche Klinik, 1863. No. 41—43. — Archiv für Ohrenheilkunde, 1867. Bd. II, pag. 77.

[4] Die Anatomie des Ohres in ihrer Anwendung auf die Praxis und die Krankheiten des Gehörorganes. Würzburg, 1861.

pelig, wie viele Autoren angegeben haben. Nur der äussere Abschnitt ist beim Kinde, wie beim Erwachsenen, knorpelig; der innere Abschnitt aber ist häutig und verknöchert erst allmählig, anfangs jedoch an der vorderen Wand noch eine Ossificationslücke tragend, welche sich meist erst später schliesst; immer aber bewahrt die betreffende Stelle eine auffallende Dünnheit.

Die Länge des knorpeligen Abschnittes des äusseren Gehörganges beträgt beim Erwachsenen circa 8 Mm., die des knöchernen Abschnittes dagegen das doppelte, also circa 16 Mm.

Die Verbindung dieser beiden Abschnitte unter einander ist keine feste; sie wird durch eine häutige Zwischenschicht vermittelt. Die Wichtigkeit dieses allgemein bekannten Zustandes heben wir weiter nicht hervor, da sie im Bezug auf die circumscripte Entzündung von keinem besonderen Interesse ist. Viel wichtiger dagegen ist der anatomische Bau des knorpeligen Abschnittes. Derselbe stellt nämlich keinen ringsum geschlossenen Cylinder dar, sondern ähnelt dem Baue der Luftröhre und besteht nur aus einem hinten oben in ziemlich beträchtlichem Umfange offenen Halbkanal, welcher von 2 bis 3 C förmig gekrümmten und unter einander verwachsenen Knorpelstücken gebildet wird. Zwischen diesen Knorpelstücken befinden sich halbmondförmige und von dichtem Zellgewebe ausgefüllte Einschnitte, die sogenannten Incisurae Santorinianae. Die hinten oben liegende Lücke des knorpeligen Gehörganges ist durch fibröses Gewebe ausgefüllt, welches durch straffe Fasern an die Schuppe des Schläfebeines befestigt, mithin gespannt ist. Es ergiebt sich hiermit, dass die den knorpeligen Gehörgang auskleidende Haut nach den verschiedenen Seiten verschieden weit von einer knöchernen Grundlage entfernt ist.

Der äussere Gehörgang ist von einer Fortsetzung der äusseren Hautdecke ausgekleidet. Im knorpeligen Abschnitte hat die Cutis des Gehörganges eine beträchtliche Dicke und besitzt ausser starken Haaren mit reichlichen Talgdrüsen die Ohrenschmalzdrüsen. Dieselben sind im Wesentlichen den sonst vorkommenden Schweissdrüsen ganz ähnlich gebildet und bestehen aus einem knauelförmig zusammengewickelten Schlauche mit einem sehr langen Ausführungsgange. Sie liegen von der Oberfläche der Cutis verhältnissmässig weit entfernt in den tiefsten Schichten des Unterhautzellgewebes. An der Leiche lassen sich die Oeffnungen der Ohrenschmalzdrüsen mit unbewaffnetem Auge ganz gut als kleine Löchelchen erkennen, namentlich wenn man die etwas macerirte Epidermis in grösseren Stückchen abzieht, an welcher dann meist kleine Kölbchen hängen bleiben, die sich als gut isolirte Präparate der Haarbälge mit ihren Talgdrüsen ergeben.

Am reichlichsten finden sich die Ohrenschmalzdrüsen in der inneren Hälfte des knorpeligen Gehörganges, mehr vereinzelt nach aussen. Die Angabe der Anatomen aber, dass sich diese Drüschen nur im knorpeligen Abschnitte des Gehörganges vorfänden, ist eine irrige. Es erstreckt sich nämlich an der oberen Wand des äusseren Gehörganges eine Anfangs breite, dann gegen das Trommelfell hin sich zuspitzende Partie Cutis in den knöchernen Gehörgang hinein, welche eben so dick und in Allem eben so beschaffen ist, wie die Haut des knorpeligen Abschnittes, also auch Ohrenschmalzdrüsen und starke Haare besitzt. Letztere kommen mithin an der oberen Gehörgangswand noch bis in einiger Nähe vom Trommelfell vor.

Unter der Haut des knöchernen Abschnittes des äusseren Gehörganges, den eben erwähnten, an der oberen Wand verlaufenden Zwickel ausgenommen, verschwindet das subcutane Zellgewebe der Gehörgangsauskleidung; sie wird mithin fettlos, dünner, glatter und zarter und besitzt keine steiferen Haare, sondern nur noch feine Häärchen (lanugo) und keine Drüsen. Dagegen besteht die Oberhaut immer noch aus geschichteten Platten und es erhalten sich ferner bis in die unmittelbare Nähe des Trommelfelles in regelmässigen Leisten angeordnete Papillen. Die Haut des knöchernen Gehörgangsabschnittes ist mithin keineswegs eine Schleimhaut, wie vielfach irrigerweise angegeben wird, und wegen Mangels jeden Drüsen- und Unterhautbindegewebes mit dem Periostium so innig verbunden, dass letzteres sich kaum isolirt darstellen lässt.

Hinsichtlich des Verhältnisses des äusseren Gehörganges zu seiner Umgebung ist zunächst darauf aufmerksam zu machen, dass der knorpelige Abschnitt desselben nach den verschiedenen

Seiten verschieden weit von einer knöchernen Grundlage entfernt ist; ferner dass die Bewegungen des Unterkiefers, mithin die Stellung des Gelenkkopfes desselben von Einfluss auf die vordere Wand des knorpeligen Gehörganges ist, wie man sich leicht überzeugt, wenn man eine Fingerspitze in die Ohröffnung einführt und gleichzeitig den Mund abwechselnd öffnet und schliesst.

Die vordere Wand des knöchernen Gehörganges, welche oft bis zur Durchscheinendheit verdünnt ist und in welcher sich sogar manchmal Substanzlücken vorfinden, ist zugleich die Rückwand der Gelenkgrube des Unterkiefers, während die hintere Wand vom Processus mastoideus mit seinen lufthaltigen Räumen gebildet wird; dagegen ist die obere Wand des knöchernen Abschnittes an ihrer oberen Fläche von der Dura mater überzogen und bildet mithin einen Theil der Grundfläche der mittleren Schädelgrube. Ausserdem ist noch hervorzuheben, dass der äussere Gehörgang an seiner hinteren und oberen Seite von Hohlräumen begrenzt wird, welche wegen deren Communication mit der Paukenhöhle bereits dem Systeme des Mittelohres angehören.

Der äussere Gehörgang erhält sein Blut aus der Arteria auricularis posterior und aus der Arteria auricularis profunda, welche letztere sich vorzugsweise an der vorderen, unteren und oberen Wand des Canales verzweigt; dagegen fliesst es zum Theil in die Vena temporalis, zum Theil in die Vena jugularis externa oder auch in den Stamm der Vena facialis posterior ab. — Blutentleerungen müssen deshalb bei Affectionen des äusseren Gehörganges vor dem Tragus gemacht werden.

Mit Nerven wird die Haut des äusseren Gehörganges vom sensiblen Nervus auriculo-temporalis und vom Ramus auricularis vagi versorgt.

A e t i o l o g i e. Die Aetiologie der circumscripten Entzündung ist wie die vieler anderer pathologischer Processe im Ganzen noch eine sehr dunkele. Nach v o n T r ö l t s c h[1] kommen Furunkeln des äusseren Gehörganges in jedem Alter und bei den

[1] Lehrbuch der Ohrenheilkunde. 3. Auflage. Würzburg, 1867.

verschiedensten Constitutionen vor und unterscheiden sich auch in dieser Beziehung nicht von jenen an dem übrigen Körper auftretenden. Wir selbst beobachteten solche Gehörgangsfurunkeln zwischen dem 4. und dem 62. Lebensjahre, während andere Aerzte sie bereits bei Säuglingen entstehen sahen. Betrachten wir aber die verschiedenen Altersclassen, in welchen uns solche Furunkeln zur Beobachtung kamen, so ergiebt sich, dass sie in der Jugend und in den höheren Lebensaltern allerdings seltener als im Mannesalter zur Beobachtung gelangten. Wir fanden sie je einmal im 4. und 12., je zweimal im 17. und 18., dreimal im 19., zehnmal zwischen dem 20. und 30., sechszehnmal zwischen dem 30. und 40., sechsmal zwischen dem 40. und 50., dreimal zwischen dem 50. und 60. und einmal im 62. Lebensjahre. Nach Rau[1] soll diese verhältnissmässig seltene Krankheit bei Kindern gleich der catarrhalischen Entzündung des Gehörganges bisweilen zur Zeit des Zahnens vorkommen, wohl aber nur zufällig mit Cynanche tonsillaris zusammenhängen (von Gaal[2]).

Das Geschlecht scheint keinen wesentlichen Unterschied in der Häufigkeit der follicularen Abscesse im äusseren Gehörgange zu bedingen. Moos beobachtete unter 13 Fällen sie achtmal beim weiblichen und fünfmal beim männlichen Geschlechte; die von uns beobachteten 45 Fälle betrafen 23 Personen männlichen und 22 Personen weiblichen Geschlechtes. Nach Wilde[3] sollen die Abscesse häufiger bei weiblichen als bei männlichen Individuen sein. Die recidivirenden Furunkeln beobachtete von Tröltsch[4] öfter bei Frauen, als bei Männern und sehr häufig bei Juden. Wir finden dies durch unsere Beobachtungen vollkommen bestätigt; die neun von uns behandelten Fälle von recidivirenden Follicularabscessen im äusseren Gehörgange betrafen zumeist Frauen, nämlich 6, und nur drei Männer. Moos berichtet nur von zwei Fällen derartiger Affection, welche bei einem Mann und einer Frau vorkamen.

Hinsichtlich der Constitution müssen wir von Tröltsch's

[1] Rau, Lehrbuch der Ohrenheilkunde. Berlin, 1845, p. 191.
[2] Gaal. Die Krankheiten des Ohres. Wien, 1844, p. 81.
[3] A. a. O. pag. 227.
[4] A. a. O. pag. 82.

Angaben völlig beistimmen; wir vermochten eben so wenig eine besonders dazu befähigte, noch eine auffallend davon befreite aufzufinden; wohl aber scheint bei manchen Individuen eine Disposition zu wiederholter Erkrankung vorhanden zu sein.

Nicht selten werden Furunkeln im äusseren Gehörgange beobachtet, nachdem gleiche Abscesse vorher an anderen Körperstellen und namentlich im Nacken aufgetreten waren (Wilde[1]).

Bei Frauen scheinen Menstruationsanomalien und vorzüglich die Zeit der klimacterischen Jahre nicht ohne Einfluss auf die Entwickelung der circumscripten Entzündung zu sein. Wir beobachteten diesen Process bei 5 an Blutarmuth leidenden unverheiratheten und bei 6 verheiratheten Frauen zur Zeit der Rückbildung der Menses. Freilich litten 4 der Letzteren an einem zeitweilig auftretenden squamösen Eczem des äusseren Gehörganges mit heftigen juckenden Empfindungen in demselben. Diese squamöse Form des Eczems wird als häufige Ursache der recidivirenden Furunkeln des äusseren Gehörganges angegeben, und hebt von Tröltsch[2] besonders dieselbe hervor; sie werde vom Arzte leicht übersehen und gebe dem Kranken wegen des constant damit verbundenen Juckens häufig Veranlassung mit festen oder spitzen Körpern im Gehörgange zu bohren und die Haut desselben auf diese Weise wiederholt in einen Reizungszustand zu versetzen. Wir wollen zwar nicht leugnen, dass solche Reizungen der Haut des äusseren Gehörganges der Furunkelbildung daselbst Vorschub leisten, müssen aber dem gleichwohl die Beobachtung entgegenstellen, dass wir bei anderen acht weiblichen, mit öfters verschwindendem aber wiederkehrendem squamösen Eczem behafteten Individuen niemals sich circumscripte Entzündungen entwickeln, auch niemals in den oben erwähnten vier Fällen Recidive auftreten sahen, obgleich wir die betreffenden Kranken einer längere Zeit anhaltenden Beobachtung unterzogen.

Ausserdem scheint die Schwangerschaft das Recidiviren des

---

[1] A. a. O. pag. 227.
[2] A. a. O. pag. 81.

Gehörgangsfurunkels zu begünstigen, wie wir dies in drei Fällen beobachteten.

Wie die Furunkeln am übrigen Körper in allen Jahreszeiten und unter verschiedenen Witterungsverhältnissen beobachtet werden, so ist dies auch bei den follicularen Abscessen des äusseren Gehörganges der Fall; gleichwohl aber scheinen das Frühjahr und der Herbst, sowie feuchtes, wechselndes Wetter der Entstehung jener Processe günstiger zu sein, als die anderen Jahreszeiten und eine beständige, trockene Witterung. Wir beobachteten 5 Fälle im Winter, 17 im Frühjahr, 8 im Sommer und 15 im Herbst.

Von Zeit zu Zeit scheint die Furunculosis gleichsam epidemisch aufzutreten, und in solchen Perioden konnten wir allerdings das Vorkommen follicularer Abscesse auch im äusseren Gehörgange häufiger beobachten.

Der Einfluss der übrigen krankmachenden Ursachen, wie Erkältungen, Durchnässungen des ganzen Körpers oder der Füsse, namentlich nach Erhitzung, ferner Zugluft, Aufenthalt in feuchten Wohnungen u. s. w., liess sich nur in einzelnen wenigen Fällen bestimmt nachweisen. In einem von uns beobachteten Falle häufig wiederkehrender furunculöser Entzündung im äusseren Gehörgange war dieselbe offenbar durch die Gewohnheit, sofort nach dem Verlassen des Bettes „zur Stärkung der Augen“, wie die erkrankte Jüdin angab, den Kopf zum Fenster hinauszustecken, bedingt worden. Das mehrere Monate bereits bestanden habende Uebel recidivirte nach Aufgeben dieser Gewohnheit nicht mehr.

Wilde[1] meint, dass die circumscripte Entzündung des äusseren Gehörganges öfter bei Personen der höheren Stände, als der niederen vorkomme. Wir fanden indessen dies nicht bestätigt.

Fremde Körper, Verletzungen, unvorsichtige Anwendung reizender Mittel und örtliche Erkältungen gelten nach Rau[2] als die wichtigsten Gelegenheitsursachen. Ansammlung von Ohren-

[1] A. a. O. pag. 217.
[2] A a. O. pag. 191.

schmalz, welche Lincke[1] als Ursache anführt, erzeugt den Gehörgangsfurunkel gewiss niemals.

Der Gehörgangsfurunkel tritt ferner entweder spontan oder als Complication mit anderen Affectionen des Gehörapparates und namentlich mit Eiterungen in der Trommelhöhle sowohl nach häufig vorgenommenen Ausspritzungen, als auch, wenn die letzteren Processe sich selbst überlassen bleiben, auf (von Tröltsch). Wir hatten Gelegenheit ihn 36 mal spontan und nur 9 mal mit letzterem Zustande der Paukenhöhle complicirt zu beobachten. Die selbstständige furunculöse Entzündung des äusseren Gehörganges kommt mithin nach unseren eigenen Beobachtungen verhältnissmässig viel häufiger, als die complicirte vor, während Moos 13 Fälle von selbstständigen und 11 Fälle von complicirten Furunkeln des äusseren Gehörganges notirt hat und zwar zweimal mit acuten und neunmal mit chronisch-eiterigem Trommelhöhlencatarrh. Wir selbst beobachteten zwei Fälle der ersteren und sieben Fälle der letzteren Art.

Nach von Tröltsch's,[2] Dr. H. Schwartze's[3] und unseren eigenen Beobachtungen scheinen Gehörgangsfurunkeln besonders gern durch den localen Gebrauch von Alaunsolutionen als Ohrentropfwässern, sowie durch längeres Verweilen von Ohrenwässern überhaupt, bei gleichzeitig tieferen Complicationen im Gehörgange vorzukommen. Nach den bei mehreren mit chronisch-eiterigem Catarrh der Trommelhöhle behafteten Personen wiederholt vorgenommenen Einblasungen von Alaunpulver in die Paukenhöhle beobachteten wir dagegen ein Erscheinen derselben bisher nicht, obschon das Pulver meist 18 bis 24 Stunden im Ohre verblieb. Hinsichtlich der erwähnten Wirkung der Alaunwässer stehen uns vier Beobachtungen zur Seite, während wir hinsichtlich des längeren Verweilens von anderen Ohrtropfwässern im Gehörgange als Furunkel des Ohres bedingende Ursache von Tröltsch[4] citiren müssen, welcher sagt: „Ein junger College, den ich an einer sehr hartnäckigen Form von chronischer Trom-

[1] Handbuch der Ohrenheilkunde. Leipzig, 1845, Bd. II, pag. 252.

[2] A. a. O. pag. 80.

[3] A. a. O. pag. 5.

[4] A. a. O. pag. 80 u. 81.

melfellentzündung mit Eiterung behandelte, und dem ich rieth, das verordnete Adstringens zur Verstärkung der Wirkung die ganze Nacht im Ohre zu lassen, indem er dasselbe verstopfte und auf der anderen Seite schlief, bekam regelmässig, so oft er dies versuchte, einen kleinen Abscess im Gehörgange, während er dieselben Ohrwässer, wenn kurz im Ohre bleibend, Monate lang vertrug."

Objective Symptome. Die circumscripte Entzündung des äusseren Gehörganges, auch Furunkel oder Follicularabscess desselben genannt, entspricht ganz den an anderen Körperstellen ziemlich häufig vorkommenden Furunkeln und entwickelt sich gewöhnlich in einem Haarbalge oder in einem Drüsenfollikel der Haut des äusseren Gehörganges. Es bildet sich zunächst im subcutanen Bindegewebe ein kleines, flachrundliches, anfangs hartes und unelastisches, bei der Berührung aber meist sehr schmerzhaftes Knötchen von verschiedener Grösse, welches nach ein bis zwei Tagen immer mehr anschwillt und endlich eine Geschwulst darstellt, die je nach ihrem Sitze und ihrer Grösse schliesslich das Lumen des äusseren Gehörganges mehr oder weniger ausfüllt. Die Haut des äusseren Gehörganges ist hinsichtlich ihrer Färbung im Anfange der circumscripten Entzündung fast gar nicht verändert; sie ist höchstens etwas blassroth. Bei fortschreitender Entzündung aber färbt sich die Haut über der Geschwulst mehr oder weniger roth und wird endlich bei herannahender Abscessbildung zuweilen, jedoch nicht immer, an der höchsten Stelle gelblich. Bisweilen ist die Geschwulst nicht deutlich abgegrenzt, und lässt sich aus diesem Grunde oder wegen sehr bedeutender Verschliessung des äusseren Gehörganges der wirkliche Sitz des Furunkels nicht genau bestimmen.

Gar nicht so selten ist das subcutane Bindegewebe des äusseren Gehörganges gleichzeitig an mehreren Stellen entzündet und in Folge dessen die Oeffnung des äusseren Gehörganges ausserordentlich verengt, selbst gänzlich verschlossen.

Bald nach der Entstehung des Knötchens nimmt auch die Umgebung desselben an der Schwellung Antheil und verbreitet sich die Anschwellung, wenn der Abscess seinen Sitz an der vorderen Wand hat, bis vor den Tragus; sitzt er dagegen an der hinteren Wand, so kann er eine Hervorragung über den Processus mastoideus bilden. In seltenen Fällen breitet sich sogar die Entzündung auf den Zitzenfortsatz aus, und es kommt daselbst zur Eiter- und Abscessbildung.

In den allermeisten Fällen ist es unmöglich zu bestimmen, ob das Trommelfell gleichzeitig afficirt ist oder nicht. Im Beginne der circumscripten Entzündung, wenn dieselbe ihren Sitz mehr nach aussen zu hatte, konnten wir niemals eine Hyperämie des Trommelfelles entdecken; im späteren Verlaufe war die Besichtigung dieser den äusseren Gehörgang abschliessenden Membran wegen der Verschwellung fast immer unmöglich. Politzer[1] jedoch scheint eine gleichzeitige Hyperämie des Trommelfelles beobachtet zu haben, und ist eine solche wohl stets dann zu vermuthen, wenn der Furunkel sich in dem häutigen Zipfel an der oberen Wand des knöchernen Abschnittes des äusseren Gehörganges entwickelt. Derartige Fälle sind indessen niemals zu unserer Beobachtung gelangt.

Subjective Symptome. Dass bei der circumscripten Entzündung des äusseren Gehörganges subjective Erscheinungen meist nicht fehlen, wird nicht Wunder nehmen. Manchmal zwar, aber verhältnissmässig selten, bildet sich das Knötchen ohne jegliche schmerzhafte Empfindung aus und tritt eine solche selbst im weiteren Verlaufe der circumscripten Entzündung fast gar nicht auf. In anderen Fällen haben die Kranken ein brennendes, juckendes Gefühl im äusseren Gehörgange. In den meisten Fällen gesellen sich hierzu flüchtige Stiche und im weiteren Verlaufe ein Gefühl von Wärme und Vollgestopftsein des Gehörganges und je nach dem Sitze und der Ausdehnung der Geschwulst mehr oder minder heftige, meist sehr bedeutende, unerträgliche Schmerzen. Oft erreichen Letztere einen sehr hohen Grad und quälen die Kranken in entsetzlicher Weise; es stellen sich Fiebererscheinungen, Schlaf- und Appetitlosigkeit ein und es zeigt sich das deutliche Bild einer Erkrankung des Gesammtorganismus. An der vorderen und unteren Wand des äusseren Gehör-

[1] Dr. Adam Politzer. Ueber subjective Gehörsempfindungen. pag. 4. (Separatabdruck aus der Wiener medicinischen Wochenschrift des Jahrganges 1865).

ganges sitzende Furunkeln veranlassen den Kranken meist die heftigsten Schmerzen, welche sich ausserdem noch durch Bewegung des Kiefers, wie z. B. beim Kauen, Gähnen, Sprechen, wesentlich steigern; minder schmerzhaft sind zuweilen, jedoch nicht immer, die Furunkeln an der hinteren Wand; am wenigsten belästigen dieselben und erregen manchmal gar keine Schmerzen, wenn sie ziemlich weit nach aussen an der oberen Wand des knorpeligen Abschnittes des äusseren Gehörganges sich bilden.

Bei vorhandenen Schmerzen, welche anfangs stechend und reissend sind, später klopfend und pochend werden, bleiben diese nicht auf den Gehörgang beschränkt, sondern strahlen auf die ganze entsprechende Kopfhälfte aus und steigern sich meist gegen Abend und in der Nacht zu einer für den Kranken unerträglichen Heftigkeit. Da jede Berührung des Ohres und der Umgebung desselben die Schmerzen vermehrt, so sind solche Kranke nicht im Stande, auf der afficirten Seite zu liegen.

Die subjectiven Erscheinungen sind sogar bei sonst gleicher Ausdehnung des entzündlichen Processes nicht selten wesentlich verschiedene und hat dies, abgesehen von der mehr oder minder grossen individuellen Reizbarkeit, seinen Grund zweifelsohne in dem anatomischen Baue der betreffenden Theile, welchen wir oben in Beziehung zu der circumscripten Entzündung ausführlich besprochen haben. Je nachdem der Furunkel in einem für die später auftretende Spannung günstigen Gewebe seinen Sitz hat oder nicht, können die Erscheinungen sehr verschiedene sein, so namentlich sehr heftige, wenn die Unterlage eine knöcherne ist, wie dies z. B. bei dem zwickelförmigen Cutisstück an der oberen Wand des knöchernen Gehörganges der Fall ist, oder überhaupt der Knochen nicht weit von dem eigentlichen Sitze des Furunkels entfernt ist.

Subjective Gehörsempfindungen sind keine steten Begleiter der follicularen Abscesse; sie fehlen manchmal selbst dann, wenn der äussere Gehörgang schlitzförmig verengt oder ganz verschlossen ist, während solche selbst bei Furunkeln von geringer Ausdehnung seitens der Kranken angegeben werden. Ueber die subjectiven Gehörsempfindungen bei der circumscripten Entzündung des äusseren Gehörganges sagt A. Politzer[1] Folgendes: „Zuweilen sind die furunculösen Entzündungen im Gehörgange ebenfalls von Ohrensausen begleitet, und zwar wenn das Lumen des Gehörganges durch Geschwulst und Secret verlegt ist, somit Druck auf den Schallleitungsapparat und das Labyrinth hervorgebracht wird. In anderen Fällen werden die Geräusche durch gleichzeitige Hyperämie in der Trommelhöhle und im Labyrinth bedingt. Manchmal tritt jedoch schon in der ersten Entwickelung des Furunkels, wo die Lichtung im Gehörgange frei ist, ein heftiges Ohrentönen ein. Die subjectiven Geräusche sind in diesen Fällen als Reflexreizung des Acusticus, übertragen von der Quintusausbreitung im äusseren Gehörgange, aufzufassen, und zwar unabweislich dort, wo man keine Hyperämie in der Tiefe des Gehörganges und am Trommelfelle zu entdecken vermag, und jedwede Functionsstörung im Gehörapparate fehlt.

„Nach dem Ablaufe des Furunkels schwinden gewöhnlich die subjectiven Erscheinungen, in einzelnen Fällen sah ich jedoch dieselben fortbestehen als erste Erscheinung eines in der Tiefe sich entwickelnden Ohrenleidens, welches allmählig nach Monaten oder Jahren zur ansehnlichen Functionsstörung führte. Ob in solchen Fällen die Entwickelung des Ohrenleidens durch den Furunkel veranlasst wurde, lässt sich nicht angeben.“

Schwerhörigkeit ist im Beginne der circumscripten Entzündung des äusseren Gehörganges niemals vorhanden; sie stellt sich erst dann im Verlaufe dieses Processes ein, wenn das Lumen des Gehörganges sehr verengt ist oder durch den bei freiwilliger Oeffnung des Abscesses austretenden Eiter gänzlich verschlossen wird. In Fällen letzterer Art kann selbst vollständige Taubheit vorhanden sein.

Verlauf. Erfolgt nicht von selbst oder unter entsprechender Behandlung die Zertheilung des Processes, sondern beginnt die Eiterbildung, so geben die Kranken meist ein pulsirendes Gefühl im Ohre an, welches nach Moos[2] auch nach dem Aufbrechen des follicularen Abcesses sich noch an der entleerten Flüssigkeit manchmal beobachten lässt. Wir selbst haben diese Erscheinung nur einmal, Moos aber hat sie zweimal beobachtet und ausdrück-

[1] A. a. O. pag. 4.

[2] Klinik der Ohrenkrankheiten von Dr. S. Moos. Wien, 1866, pag. 71.

lich dabei hervorgehoben, dass in beiden Fällen das Trommelfell intact war und blieb, was auch von dem von uns beobachteten Falle gilt. Bekanntlich hat Wilde das genannte Phänomen als pathognomonisch für Trommelfellperforation hingestellt. Aus den eben erwähnten Beobachtungen ergiebt sich jedoch mithin, dass man aus dem Vorhandensein einer pulsirenden Flüssigkeit im äusseren Gehörgange niemals mit absoluter Gewissheit auf eine Perforation des Trommelfells schliessen darf.

Gar nicht selten sieht man, ehe der Abscess aufbricht, die angeschwollene Stelle und deren Umgebung mit etwas weisslicher schmieriger Feuchtigkeit bedeckt und diese Absonderung auch noch kurze Zeit nach dem Aufbruche des Abscesses andauern.

Je weiter die Abscessbildung fortschreitet, desto heftiger werden die oben geschilderten subjectiven Erscheinungen; es stellen sich nicht selten Schlaf- und Appetitlosigkeit und Fieber ein. Es bildet sich allmählig auf der Höhe der Geschwulst eine verdünnte, zuweilen gelblich gefärbte kleine Stelle, und 3—8 Tage nach dem Beginn der Affection erfolgt die Abscedirung. Mit der Entleerung des follicularen Abscesses ändert sich dann, meist plötzlich, die ganze Scene, verschwinden die peinigenden klopfenden Schmerzen und die meisten anderen subjectiven Erscheinungen, und die Kranken fühlen sich wie neu geboren — wenn sich nicht bereits ein neuer Furunkel bildet oder ein ausserdem bereits vorhandener noch nicht zur Reife gediehen ist.

Aus der abscedirten Stelle entleeren sich entweder von selbst oder in Folge eines passend angebrachten Druckes auf die Abscesswand einige wenige Tropfen dicklichen gelben Eiters, mit etwas Blut gemischt, und endlich auch der aus abgestorbenem Gewebe bestehende Pfropf, dessen Entfernung möglichst bald herbeigeführt werden muss, soll die Verheilung des Abscesses in kurzer Zeit erfolgen.

Die Eiterung ist selbstverständlich eine höchst unbedeutende; die Wandungen des völlig entleerten Abscesses sinken zusammen, und es erfolgt in ganz kurzer Zeit die Vernarbung. Freilich ist damit noch nicht immer der Process ganz beendigt; denn meist besteht die Anschwellung in der Umgebung des Abscesses noch einige Zeit fort, beeinträchtigt das Lumen des äusseren Gehörganges, hält Eiter, welcher hinter die Anschwellung gelangt ist, oder jene weissliche schmierige Feuchtigkeit im Gehörgange zurück, behindert die Hörfähigkeit, deren Störungen überhaupt meist erst nach und nach vollständig sich verlieren, und zertheilt sich erst ganz allmählig, oft erst nach Tagen und Wochen, wenn nicht resorptionsbefördernde Mittel angewendet werden.

Entwickeln sich gleichzeitig mehrere Furunkeln im äusseren Gehörgange oder bildet sich ein solcher unmittelbar oder bald nach der Abscedirung des ersten daselbst aus, dann wird der Verlauf des entzündlichen Processes ein ungemein protrahirter. Wir haben auf diese Weise eine Dauer der circumscripten Entzündung von vier Monaten zu beobachten Gelegenheit gehabt, während von Tröltsch einen Fall von bereits 12jähriger Dauer in seinem Lehrbuche[1] erwähnt.

Wenn auch das Lumen des äusseren Gehörganges noch kürzere oder längere Zeit beeinträchtigt bleibt, so sahen wir doch nie den Ohrcanal dauernd verengt.

Ausgänge. Die circumscripte Entzündung des äusseren Gehörganges nimmt entweder den Ausgang in Zertheilung oder in Eiterung. Erstere tritt wohl manchmal von selbst oder in Folge passender, zeitig angewandter Mittel ein; es ist dies indessen verhältnissmässig nur selten der Fall. Wir beobachteten die Zertheilung unter 45 Fällen nur 5 Mal; höchst wahrscheinlich aber erfolgt dieselbe viel häufiger, da eben leichtere furunculöse Affectionen des äusseren Gehörganges dem Ohrenarzte nicht zur Beobachtung kommen. Tritt sie ein, so ist meist nach 2 bis 3 Tagen der begonnene entzündliche Process erloschen, und die subjectiven wie objectiven Erscheinungen sind verschwunden.

Der Ausgang in Eiterung ist der häufigst beobachtete. Sie erfolgt manchmal in 2—3, meist erst in 6—8 Tagen entweder von selbst oder meist unter Anwendung von Wärme. Cariöse Zerstörungen sollen nach Rau[2] niemals vorkommen. Wir hatten in der letzten Zeit einen Fall zu beobachten Gelegenheit, in welchem die Entzündung auf den Processus mastoideus überge-

[1] Pag. 81.

[2] A. a. O. pag. 191.

wandert war, daselbst sich Eiterung entwickelte und durch einen Schnitt der Eiter nach aussen entleert werden musste.

Diagnose. Aus allem bisher Angeführten erhellt, dass die Diagnose der circumscripten Entzündung des äusseren Gehörganges weder im Beginne noch in ihrem Verlaufe irgend welche Schwierigkeiten darbietet. Die mit den oben geschilderten subjectiven Erscheinungen auftretende Entwickelung eines kleinen Knötchens an einer der verschiedenen Wände des äusseren Gehörganges, die geringe Röthung der darüber liegenden Hautstelle, die Ausdehnung der Geschwulst auf die nächste Umgebung, die meist sehr grosse Schmerzhaftigkeit, sowie die Berücksichtigung der beiden möglichen Ausgänge in Zertheilung oder in Eiterung (Abscessbildung) sichern in jedem Falle die Diagnose. Mit den öfter am Eingange des äusseren Gehörganges vorkommenden schmerzlosen und ohne Allgemeinerscheinungen verlaufenden Eiterpusteln ist eine Verwechslung wohl kaum möglich.

Von den in der neuesten Zeit von Verneuil[1] erwähnten, am häufigsten in den Achselhöhlen, am After, um die Brustwarzen und auch im äusseren Gehörgange vorkommenden Schweissdrüsenabscessen, welche natürlich im Gehörgange von den Glandulae ceruminosae ausgingen, sollen sich die Gehörgangsfurunkeln sehr leicht unterscheiden lassen, indem erstere ausserordentlich scharf begrenzt und kugelig geformt wären und im Anfange des Uebels nur eine kleine Stelle gegen Druck sehr empfindlich sei. Wir selbst haben solche Ohrenschweissdrüsenabscesse eben so wenig wie von Tröltsch,[2] dem wir Vorstehendes entlehnten, zu beobachten Gelegenheit gehabt.

Prognose. Die Prognose der circumscripten Entzündung des äusseren Gehörganges ist als eine günstige zu bezeichnen, da in den weitaus meisten Fällen in kurzer Zeit vollständige Genesung eintritt, obschon es nur in seltenen Fällen gelingt, die Zertheilung des entzündlichen Processes herbeizuführen. Cariöse Zerstörungen in den knöchernen Wandungen des äusseren Ge-

---

[1] Archives génér. de médecine, 1864. II. — Medic. Centralblatt, 1865, No. 2, 15 u. 30.

[2] A. a. O. pag. 84. u. 85.

hörganges sind nach Rau[1] nicht zu befürchten und werden nur in Folge der Verwechselung mit Periostitis meatus auditorii externi mitunter als üble Ausgänge erwähnt.

Getrübt wird die Prognose einestheiles durch den Umstand, dass nicht gar so selten in kürzerer oder längerer Zeit mehrere solche circumscripte Entzündungsheerde im äusseren Gehörgange auftreten, ja selbst sich Monate lang ununterbrochen folgen und auf diese Weise das an sich gefahr- und folgenlose Leiden für den Kranken zu einer wahren Qual und das Allgemeinbefinden wesentlich beeinträchtigenden Affection werden kann. Man wird deshalb immer gut thun, den Kranken auf dieses nicht selten vorkommende Recidiviren sofort bei der ersten Untersuchung aufmerksam zu machen, da man nie wissen kann, ob der Furunkel vereinzelt bleiben oder bald recidiviren wird.

Wir haben neun Fälle von recidivirenden Gehörgangsfurunkeln beobachtet, von denen sechs höchstens innerhalb eines Zeitraumes von 4 Wochen verliefen, drei dagegen dauerten 2—4 Monate fast fortwährend, bald rechts, bald links, bald gleichzeitig beiderseits, und zwar ohne jede Complication; letztere Fälle betrafen Individuen im 21. 25. und 42. Lebensjahre. S. Moos[2] erwähnt zwei Fälle von Recidiven der circumscripten Gehörgangsentzündung. Der eine Fall betraf einen 24jährigen Mann, welcher vom März bis October fünfmal an rechtsseitiger follicularer Abscessbildung ohne jede Complication in den tieferen Gebilden des Gehörapparates, der zweite Fall dagegen eine 28-jährige Näherin, welche ursprünglich 26 Tage lang wegen einer acuten eiterigen Entzündung der Paukenhöhle mit Perforation des Trommelfelles behandelt wurde. Nach geheilter Perforation trat rechterseits Furunkelbildung auf. Nachdem diese Affection Ende Juni geheilt war, begann eine linksseitige acute Endzündung der Trommelhöhle, wobei das Trommelfell perforirte. Nachdem auch diese Perforation verheilt war, trat linksseitige Furunkelbildung auf, und so wechselte die Affection auf beiden Seiten bis zum 7. November, an welchem Tage der letzte grosse

[1] A. a. O. pag. 191.

[2] A. a. O. pag. 71.

Abscess, welcher an der hinteren und unteren Wand sass und die Oeffnung des äusseren Gehörganges völlig verschloss, geöffnet wurde.

Einen Fall von 12jähriger Dauer hat von Tröltsch[1] beobachtet, welchen ebenfalls anzuführen wir uns seiner Seltenheit halber nicht versagen können: „So behandelte ich", schreibt von Tröltsch, „einen Mann, welcher bereits 12 Jahre mit Unterbrechungen von 2 Wochen bis höchstens 2 Monaten fortwährend von solchen Blutschwären bald auf dem einen, bald auf dem anderen Ohre heimgesucht wurde, und bei welchem sich stets febrile Allgemeinstörungen neben den örtlichen Schmerzen einstellten, sodass er jedesmal einige Tage zu Bette liegen musste und er durch dieses Leiden in seinem Erwerbe und im Betriebe seines Geschäftes — er war Viehhändler — wesentlich beeinträchtigt wurde."

Anderentheiles kann die Prognose dadurch getrübt werden, dass der entzündliche Process, namentlich wenn er die hintere obere Wand des äusseren Abschnittes des Gehörganges ergriffen hat, in die Tiefe sich ausbreitet und schliesslich zur Eiteransammlung hinter der Ohrenmuschel in dem subcutanen Gewebe der äusseren Bedeckung des Zitzenfortsatzes Veranlassung giebt, wobei sich dann meist die Heilung etwas in die Länge zieht.

Solche Abscesse auf dem Processus mastoideus können, wenn die Affection nicht bald nach dem Beginne zur Beobachtung gelangt, dann leicht mit Entzündung und Eiterung unter dem Periost dieser Gegend verwechselt werden.

Bleibende Verengerungen des Lumens des äusseren Gehörganges in Folge von einmaliger oder öfter wiedergekehrter circumscripter Entzündung haben wir nie beobachtet, und weder Moos noch von Tröltsch erwähnen solche Folgezustände. Bisweilen sollen nach Itard[2] und Hubert-Valleroux[3] Verengerungen am Eingange des Gehörganges, seltener an der Verbindungsstelle des knöchernen und knorpeligen Theiles desselben zurückbleiben, wenn sich die Abscesse nicht vollständig

[1] A. a. O. pag 81.

[2] Traité des maladies de l'oreille et de l'audition. Paris, 1821. T. I, p. 150.

[3] Sur les maladies de l'oreille. Paris, 1846, pag. 250.

entleeren. „Mehrmals“, sagt Rau[1], „sind mir dergleichen Fälle vorgekommen. Die Entzündung dauert alsdann unter chronischer Form fort, die Abscesswandungen bleiben verdickt und die Höhle zeigt keine Neigung sich zu schliessen, während ein seröser Ausfluss fortbesteht.“

Das Gehör kehrt meist mit dem Ende des Processes und namentlich sobald das Lumen des äusseren Gehörganges wieder vollständig frei geworden ist, vollkommen wieder, wenn es nicht nach Rau[2] in Folge einer Verdickung des Trommelfelles möglicherweise noch länger gestört bleibt. Weder von Tröltsch, noch Moos, noch wir haben eine solche Complication beobachtet.

Behandlung. Die von vielen Seiten im Beginne der circumscripten Entzündung des äusseren Gehörganges empfohlene antiphlogistische Behandlung zur Beseitigung oder Bekämpfung der Heftigkeit der Beschwerden wird allgemein nicht mehr angewendet; sie vermag die beabsichtigte Minderung der subjectiven Symptome eben so wenig, als die Zertheilung des Processes herbeizuführen; doch kann die Application einiger Blutegel vor dem Tragus manchmal ganz am Platze sein; von Tröltsch und S. Moos wollen sie nie nöthig gehabt haben; wir selbst haben früher mehrmals wiederholte derartige Blutentziehungen machen lassen, aber nie davon einen wesentlichen Nutzen gesehen.

Eine andere Methode zur Verhütung der Eiterung und Herbeiführung der Zertheilung schlug Wilde[3] vor; sie besteht darin, dass man, wenn die Entzündung gerade begonnen hat, mit einem Höllensteinstift die betreffende Hautstelle kräftig touchirt, sodass sie schwarz wird. Auf diese Weise will er die eben begonnene Entzündung abgeschnitten und den Eintritt des Eiterungsprocesses verhütet haben. Wir selbst haben dieses Verfahren viermal ausgeführt und zwar bei messerscheuen Patienten. Einmal allerdings entwickelte sich die begonnene circumscripte Gehörgangsentzündung nicht weiter und der Process bildete sich rasch zurück,

---

[1] A. a. O. pag. 191.

[2] A. a. O pag. 192.

[3] A. a. O. pag 228.

in den drei anderen Fällen jedoch übten die Touchirungen nicht den gerühmten Erfolg aus, es kam zu Eiterung und schliesslich zur Abscedirung.

Dr. H. Schwartze[1] hat das Wilde'sche Verfahren nicht geübt.

Glücklicher scheint von Tröltsch[2] mit seinem abortiven Verfahren gewesen zu sein. Er sagt: „Ich selbst sah öfter in der Entwickelung begriffene Furunkel nach Bepinselungen mit starken Lösungen von schwefelsaurem Zink (ʒβ-j auf ℥j Wasser) nicht zur weiteren Ausbildung kommen, und möchte ein solches Verfahren in manchen Fällen immerhin des Versuches werth sein, obwohl wir uns nicht verhehlen dürfen, dass es bisweilen zur Zertheilung ohne jede Eiterung kommt." Ob von Tröltsch das Wilde'sche Verfahren öfter zur Ausführung gebracht hat, ist zwar nicht angegeben; es scheint aber zu vermuthen zu sein, da er sich gewiss zu den Bepinselungen mit starker schwefelsaurer Zinklösung wohl nur durch die beobachtete hässliche schwarze Färbung der Haut des Gehörganges durch Höllensteintouchirungen entschlossen hat. Die durch von Tröltsch empfohlenen starken Zinklösungen haben wir zu versuchen noch nicht Gelegenheit gehabt, bezweifeln auch, dass sie allgemeine Anwendung finden werden, da es ein anderes, allgemein anerkanntes sicheres Mittel, das Messer, giebt, und wohl die allermeisten Patienten den Gebrauch desselben gestatten werden, wenn man ihnen die Vortheile, die es bringt, eindringlich vorstellt. Nur bei absolut messerscheuen Kranken, sowie bei geringer Schmerzhaftigkeit der Affection dürfte im Anfange der circumscripten Entzündung und bei noch nicht eingetretener Eiterbildung das Verfahren von Tröltsch seine Berechtigung finden und anzuwenden sein.

Will man im Beginne dieser Ohraffection weder das Verfahren von Wilde, noch das von Tröltsch zur Herbeiführung der Zertheilung des Processes anwenden, dann empfiehlt sich die locale Application von feuchter Wärme; sie wirkt, wie bei Furunkeln an anderen Körperstellen, so auch im äusseren Ge-

---

[1] A. a. O. pag. 5.

[2] A. a. O. pag. 82.

hörgange durch Minderung der Spannung und Beförderung des Schmelzungsprocesses am wohlthätigsten. Zu dem Zwecke lasse man den Gehörgang recht oft, je 10 Minuten lang, mit warmem Wasser anfüllen, wenn dies überhaupt noch möglich ist. Zwischen solchen häufig anzuwendenden Ohrbädern lasse man kleine Cataplasmen [1] auf das erkrankte Ohr legen und, so oft sie anfangen kühl zu werden, erneuern; oder man lasse aus einem mit einem Trichter bedeckten und mit heissem Wasser angefüllten Topfe warme Dämpfe gegen die leidende Stelle anströmen. Vortheilhaft haben sich statt der Cataplasmen das Einlegen von in heisser Milch erweichten Rosinenstückchen und das Einführen von länglichen, keilförmig zugeschnittenen, vorher ausgewässerten Speckstückchen erwiesen, welche letztere namentlich Kramer [2] empfohlen hat.

Gegen etwaige Allgemeinstörungen will von Tröltsch ein salinisches Abführmittel gegeben haben; wir verordneten ein solches nur wegen träger oder mangelnder Stuhlentleerungen, um Congestionen nach dem Kopfe zu verhüten, und liessen scharfe Fussbäder zu gleichem Zwecke nehmen. Die häufig im Verlaufe der circumscripten Gehörgangsentzündung auftretenden Allgemeinerscheinungen dürften durch ein solches Abführmittel schwerlich gehindert oder beseitigt werden. Dasselbe gilt von dem Rathe Rau's, Salpeter mit abführenden Mittelsalzen anzuwenden; den Kranken auf eine strenge Diät zu setzen, wie ebenfalls Rau will, ist meist unnöthig, da sich schon von selbst

---

[1] Während v. Tröltsch noch in der neuesten Auflage seines Lehrbuches der Ohrenheilkunde die Application von kleinen Cataplasmen auf das Ohr empfiehlt, hat Dr. H. Schwartze (A. a. O. pag. 5 u. 7) vor der Anwendung von Cataplasmen, über die Ohrmuschel gelegt, ausdrücklich warnen zu müssen geglaubt, weil eine diffuse Eiterung im ganzen Meatus externus die gewöhnliche Folge sei und gewiss ein ulcerativer Durchbruch des Trommelfelles herbeigeführt werde. Wir selbst haben solche kleine Cataplasmen gar nicht so selten anwenden lassen, ohne einen der oben angegebenen Folgezustände zu beobachten, und glauben, dass v. Tröltsch sich jener Warnung Schwartze's sicher angeschlossen und weder das Cataplasmiren des Ohres, noch das Einströmenlassen von Wasserdämpfen, welches wir nie angerathen haben, empfohlen haben würde, wenn er danach ebenfalls schädliche Folgen beobachtet hätte.

[2] Die Erkenntniss und Heilung der Ohrenkrankheiten. Berlin, 1849, p. 198.

Appetitlosigkeit einstellt. Zur Mässigung der nächtlichen Exacerbationen empfiehlt Rau die Kranken auf keinem Federkissen liegen zu lassen; wir konnten indessen von dem Liegen auf Flanell oder Pelz keinen wesentlichen Nutzen beobachten.

Kalte Aufschläge auf das afficirte Ohr, sowie die Anwendung von Vesicatoren, Emplastrum Drouoti, Ol. Crotonis hinter dem Ohre auf dem Processus mastoideus sind nutzlos und unbedingt zu verwerfen.

Wir selbst riethen nur zuweilen in leichteren Fällen und im Beginne des Leidens die Ohrbäder oder das Einlegen von Speckstückchen oder Rosinentheilen an und griffen in den allermeisten Fällen zum Messer, selbst dann, wenn es noch nicht zur Eiterbildung gekommen war. Auf die einfachste und schnellste Weise schafften wir den Kranken dadurch die grösste Erleichterung, dass wir einen tiefen und nicht zu kurzen Einschnitt in die Geschwulst machten. Da die furunculöse Entzündung ihren eigentlichen Sitz in den tieferen Schichten des Unterhautzellgewebes hat, da ferner die Haut des knorpeligen Gehörganges sehr derb und ziemlich dick und die Infiltration derselben beim furunculösen Processe meist eine bedeutende ist, so darf die Kraft, mit welcher das Messer durch die Geschwulst gezogen wird, keine zu geringe sein. Ist es noch nicht zur Eiterbildung gekommen und es wird ein kräftig geführter Schnitt durch die Geschwulst gemacht, dann werden sich gewöhnlich nur einige wenige Tropfen dunklen Blutes entleeren, obschon auch manchmal die erfolgende Blutung eine nicht ganz unbedeutende ist; die vorhandene Spannung der Gewebe aber wird durch den Einschnitt gehoben und der ganze Process in der Regel abgeschnitten. Damit werden natürlich dem Kranken auch die sonst später auftretenden heftigeren Schmerzen erspart.

Will man die Blutung einigermassen unterhalten, dann spritze man unmittelbar nach dem Eröffnen des Abscesses das Ohr einige Male sanft mit warmem Wasser aus oder lasse besser warme Ohrbäder sofort nehmen, deren fernere Anwendung sich nach beendeter Blutung zur Zertheilung der dann noch vorhandenen Geschwulst ebenso wie der fortgesetzte Gebrauch von Cataplasmen empfiehlt.

Wird das Fortschreiten des entzündlichen Processes durch den vollführten Einschnitt wirklich nicht aufgehalten, dann ist mindestens durch Aufhebung der Spannung eine, wenn auch nur kürzere Zeit anhaltende, Verminderung der Schmerzen erzielt und die spätere Abscedirung erleichtert. Unter solchen Verhältnissen wird man alsdann zur schnelleren Herbeiführung der Eiterung das betreffende Ohr cataplasmiren, mit warmem Wasser den äusseren Gehörgang wenn möglich häufig anfüllen oder die Kramer'schen Speckstückchen oder die erwähnten Rosinentheilchen anwenden lassen.

Kommt aber der Gehörgangsfurunkel erst dann zur Behandlung, wenn die Eiterung in demselben bereits eingetreten ist, dann wirkt das Einschneiden der Geschwulst wahrhaft zauberhaft. Die Schmerzen sind nach demselben augenblicklich verschwunden; das Hämmern, Pochen und Klopfen im Gehörgange und in der entsprechenden Kopfhälfte hören sofort auf, und der Kranke fühlt nur noch das Brennen der Schnittwunde und sich selbst ganz wesentlich erleichtert.

Erfolgt nicht sofort nach dem Einschneiden der fluctuirenden Geschwulst mit dem Abfluss des Eiters auch zugleich der Austritt des Eiterpfropfes, des necrotisirten Haarbalges oder Follikels, so wird derselbe am besten durch ein Daviel'sches Löffelchen herbeigeführt, mit welchem man entweder einen mässigen Druck auf die Abscesswandungen ausübt oder, wenn nöthig, in die Höhle des Abscesses eingeht. Nach der vollständigen Entleerung des Abscesses von seinem Inhalt sinken meist die Wandungen desselben sofort zusammen.

Als sehr brauchbar zu solchen Einschnitten in Gehörgangsfurunkel empfiehlt von Tröltsch ein schlankes spitzzulaufendes Bistouri mit langem geraden Stiele, dessen Griff am unteren Ende einen Daviel'schen Löffel trägt, welcher in der eben angegebenen Weise anzuwenden ist. Ausserdem empfiehlt von Tröltsch dieses Löffelchen zum Ermitteln des Sitzes des Abscesses, welcher, wie oben bereits erwähnt, nicht immer mit dem Auge sicher zu bestimmen ist, und erklärt es zu diesem Zwecke für besser, als die Sonde, eine Ansicht, welche nur darin ihre Stütze findet, dass man nach ermitteltem Sitze das Instrument nur umzukehren braucht, um sein schneidendes Ende wirken zu lassen, statt nach einem anderen Instrument, dem Messer, zu greifen. Auf diese Weise erspart man dem Kranken die meist höchst peinliche Vorahnung des Schneidens; denn in der That der Schnitt thut nicht halb so weh, als das Bewusstsein, demnächst geschnitten zu werden.

Wir haben das von Tröltsch beschriebene und nebenstehend abgebildete schlanke spitzzulaufende Bistouri sehr häufig angewendet, an demselben aber einige kleine Abänderungen vornehmen lassen, die sich uns als sehr zweckmässig erwiesen haben. Wir liessen nämlich den schneidenden Theil des Instrumentes in seinem Halsstück, da wo er das Heft verlässt, in einem Winkel von circa 45° auf die Scheide umbiegen, auf welche Weise die führende Hand das Auge nicht verdeckt. Eine gleiche Winkelstellung, jedoch in entgegengesetzter Richtung, liessen wir dem Daviel'schen Löffelchen geben, da, wo es das Heft verlässt. Für den Fall, dass man nur das Löffelchen benutzen will, kann man den schneidenden Theil des Instrumentchens durch eine Federspule vollständig cachiren.

In der neueren Zeit haben wir uns zu gleichem Zwecke noch ein anderes Messerchen anfertigen lassen, welchem die Spitze fehlt, die überflüssig ist, da man mit demselben nur einschneiden, nicht stechen will, und welches gleichzeitig schmäler und dünner, aber ebenfalls am Heft im Winkel abgebogen ist. Die beigegebenen Abbildungen überheben uns jeder weiteren Beschreibung.

Zur Beseitigung der nach der Entleerung des Abscesses noch in der Umgebung meist noch einige Zeit fortbestehenden Geschwulst, sowie zur Verhütung der von Rau, wie oben angegeben, mehrmals beobachteten, bleibenden Verengerungen des Gehörgangslumens dürften öfters wiederholte Anfüllungen des äusseren Gehörganges mit warmem Wasser oder die noch einige Zeit fortgesetzte Anwendung von Cataplasmen zu empfehlen sein. Ist nach einigen Tagen gleichwohl die Verschwellung des äusseren Gehörganges noch bedeutend, ohne dass sich ein neuer Abscess gebildet hat, dann kann jene passend durch Einreibungen von Unguentum Hydrargyri cinereum oder Unguentum Hydrargyri album um das Ohr herum bekämpft werden.

Fig. I.

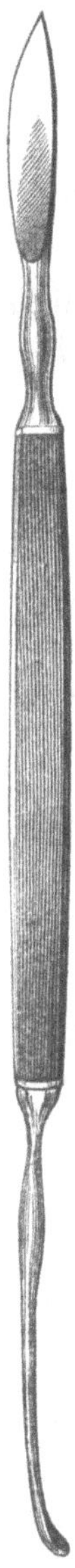

Fig. II.

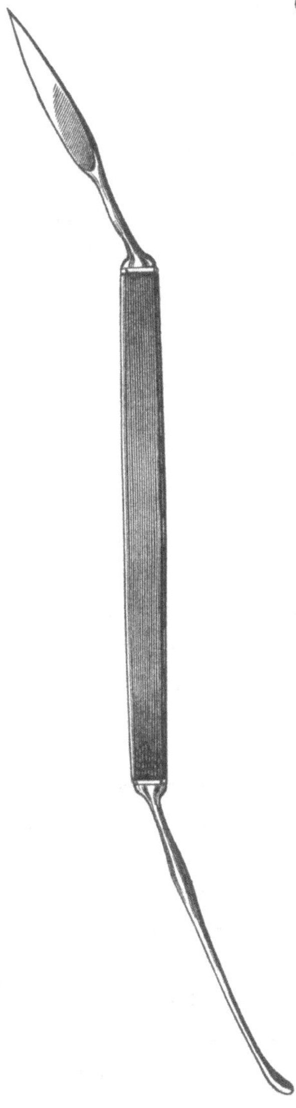

Fig. III.

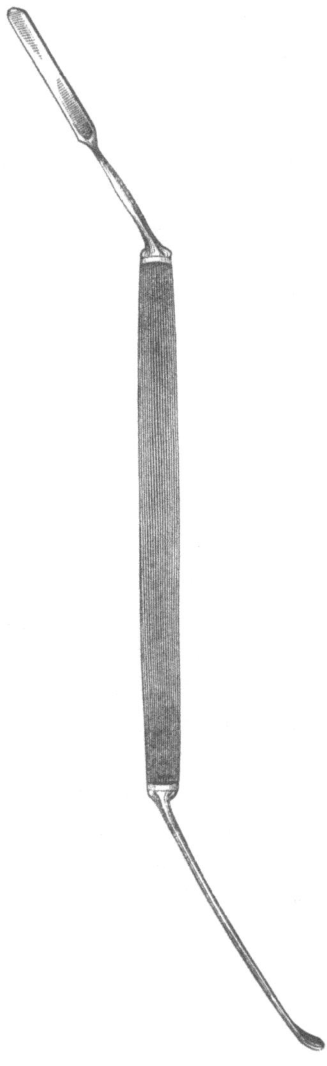

Fig. I. Bistouri von Tröltsch.
Fig. II. Hagen's verbessertes Bistouri von Tröltsch.
Fig. III. Hagen's stumpfes Bistouri.

Ausspritzungen des äusseren Gehörganges mit warmem Wasser zur Entfernung von im Gehörgange zurückgebliebenem und eingedicktem Eiter, sowie von Epidermisabschuppungen sind erst dann vorzunehmen, wenn die entzündlichen Erscheinungen gänzlich verschwunden sind, da von uns und verschiedenen anderen Ohrenärzten nach Einspritzungen während des im Gehörgange noch fortbestehenden entzündlichen Zustandes nicht selten Recidive des Gehörgangsfurunkels beobachtet worden sind.

Zur Verhütung von Recidiven hat Wilde[1] den Gebrauch der China mit Liquor kali caustici angerathen; wir haben diese Mittel nie versucht und glauben, dass sie überhaupt in der Neuzeit von keinem Ohrenarzte mehr angewendet werden. A. Politzer[2] hat zu gleichem Zwecke die Anwendung der rothen oder weissen Präcipitatsalbe mit einigen Tropfen Tinctura thebaica in Unterbrechungen von mehreren Tagen, nachdem der entzündliche Process gänzlich abgelaufen ist, empfohlen; wir müssen bekennen, dass wir in mehreren Fällen von dieser Empfehlung Politzer's einen in die Augen springenden Nutzen beobachten konnten und nehmen Gelegenheit, die Anwendung dieser Salben angelegentlichst zu befürworten. In einigen Fällen schienen nach von Tröltsch's Beobachtungen zeitweises Einfetten des Gehörganges und zeitweiliges Ausspritzen (!) gegen die Furunculosis am meisten zu nützen.

Nach Dr. H. Schwartze[3] vermag die Therapie gegen die Recidive des Furunkels nichts. Den von Keith gerühmten Erfolg von Bepinselungen der äusseren Gehörgangsauskleidung mit starker Höllensteinlösung, welches Verfahren wir selbst nie angewendet haben, bezweifelt Schwartze.

Ist ein squamöses oder leicht impetiginöses Eczem des äusseren Gehörganges die Ursache der Wiederkehr der circumscripten Gehörgangsentzündung, dann kann nur eine gegen jene Affection gerichtete Behandlung den gewünschten Nutzen schaffen.

Wenn von Tröltsch sagt, dass er Badecuren und andere Allgemeinbehandlungen gegen die stete Wiederkehr solcher Ent-

---

[1] A. a. O. pag. 229.

[2] Wittelshoefer's Taschenbuch für Civilärzte. Wien, 1865.

[3] A. a. O. pag. 5.

zündungen versucht hahe, ohne dass er bisher irgend entscheidende Ergebnisse damit erzielt hätte, so möchten wir ihm zwar im Allgemeinen beistimmen, obschon wir einige Fälle beobachteten, wo nach dem Gebrauche von Elster oder Franzensbad bei chlorotischen Mädchen und von Marienbad bei Frauen mit Unterleibsstockungen eine Wiederkehr der follicularen Abscesse nicht mehr erfolgte.

Der von Tröltsch empfohlene innerliche Gebrauch der Tinctura arsenicalis Fowleri leistete uns in keinem einzigen Falle irgend einen Nutzen, doch soll damit nicht von der Anwendung derselben abgerathen werden.

Leipzig, Druck von Giesecke & Devrient.

PRAKTISCHE BEITRÄGE

ZUR

OHRENHEILKUNDE

VON

DR. R. HAGEN,

DOCENT DER OHRENHEILKUNDE AN DER UNIVERSITÄT, PRAKTISCHER ARZT
UND OHRENARZT ZU LEIPZIG.

IV.

DR. H. G. KLOTZ: UEBER OHRPOLYPEN.

LEIPZIG
VERLAG VON VEIT & COMP.
1868.

PRAKTISCHE BEITRÄGE

ZUR

OHRENHEILKUNDE

VON

DR. R. HAGEN,

DOCENT DER OHRENHEILKUNDE AN DER UNIVERSITÄT, PRAKTISCHER ARZT
UND OHRENARZT IN LEIPZIG.

IV.

DR. H. G. KLOTZ: UEBER OHRPOLYPEN.

LEIPZIG
VERLAG VON VEIT & COMP.
1868.

VORWORT.

Die Anregung zu vorliegender Arbeit gab der Unterzeichnete und lieferte zumeist auch das betr. Material. Dadurch wird es gerechtfertigt sein, dass sie als ein Theil seiner praktischen Beiträge zur Ohrenheilkunde erscheint.

Leipzig, im September 1868.

Dr. Hagen.

Ueber Ohrpolypen.

Man hat von Alters her wie an verschiedenen andern Körperstellen auch am Ohre diejenigen Neubildungen, welche mit einem mehr oder weniger dünnen Stiel auf dem Muttergewebe aufsitzend, frei in die Höhle dieses Organes oder aus derselben hervorragen, mit dem Namen Polypen bezeichnet, ohne weiter auf ihr sonstiges Verhalten, namentlich auf die histologische Beschaffenheit derselben Rücksicht zu nehmen. Unter den pathologischen Zuständen des Ohrs, welche so lange und zum Theil sogar bis heute ihrem Wesen und besonders den zu Grunde liegenden anatomischen Veränderungen nach unbekannt geblieben sind, waren es diese Neubildungen, welche, obgleich nicht eben zu den häufigsten Erkrankungsformen gehörend, ziemlich bald die Augen der Forscher auf sich zogen, so dass wir derselben schon sehr frühzeitig in den bis auf unsere Tage erhaltenen medicinischen Schriften Erwähnung gethan finden. So bei Celsus, welcher überhaupt zuerst auf die Ohrenkrankheiten als selbstständige Leiden sein Augenmerk richtete; er empfiehlt auch gegen die Ohrpolypen sein erfahrungsgemäss gegen alle Ohrenkrankheiten bewährtes Mittel, die Composition des Asklepiades, welche ausser verschiedenen Harzen aus Zimmt, Bibergeil, weissem Pfeffer, Safran, Salpeter und Essig bestand. Unter den Aerzten vor Galen spricht noch Scribonius Largus von fleischigen Excrescenzen im Ohre, welche er durch das Glüheisen und ein in der Hauptsache aus Alaun und Grünspan bestehendes Aetzmittel vertilgt wissen will, während Galen selbst gleich Celsus gegen die verschiedenen Ohrenleiden immer dieselben, grössten Theils sehr erhitzenden Mittel angiebt. Hingegen unterscheidet Paul von Aegina eine Verschliessung des äussern Gehörgangs durch Fleischauswüchse und Verschwärung ganz ausdrücklich von der angebornen, und bedient sich zur Entfernung der Excrescenzen eines eignen Instrumentes, des Pterygotom oder der Spatha polypica. Bis gegen Ende des 15. und Anfang des 16. Jahrhunderts wurden in der einer rohen Empirik verfallenen Medicin fast gar keine Fortschritte gemacht; erst um diese Zeit begann, hervorgerufen durch die wichtigsten anatomischen Entdeckungen neues Leben zu erwachen, und mit diesem finden wir auch wieder Spuren von einer Berücksichtigung der Ohrenkrankheiten, indem namentlich Wilhelm von Saliceto, Peter de la Cerlata, und im 16. Jahrh. Gabriel Fallopia, Johann de Vigo, der Leibwundarzt des Papstes Julius II., und Hieronymus Mercurialis, letzterer in seinem Buche: de oculorum et aurium affectionibus praelectiones, 1591, Polypen und ihre verschiedenen Behandlungsweisen erwähnen. Die erste genauere Beschreibung eines Polypen und seiner Entfernung giebt Fabrizius von Hilden unter dem Titel: fungus scirrhosus, ex aure propullulans, quomodo sanatus? in der observationum et curationum chirurgicarum cent. III. observat. I., auf dessen Bericht wir noch wiederholt zurückzukommen Gelegenheit haben werden. Seit jener Zeit finden sich in den Schriften fast aller Chirurgen die Ohrpolypen erwähnt und zum Theil wohl niemals ausgeführte Vorschläge zu ihrer Entfernung gemacht; Einige ergehen sich auch in Hypothesen über die Natur dieser Geschwülste, wie Johann Dolaus, Matthias Gottfried Purmann, Hofmeister u. A. Seit endlich die Ohrenheilkunde als selbstständiger Zweig der Medicin sich zu entwickeln begann, und eigne Lehr- und Handbücher zu erscheinen anfingen, da ward auch den Polypen in jedem derselben ein mehr oder weniger ausführliches Capitel gewidmet, und vorzüglich zu ihrer Entfernung die zahlreichsten Methoden und Instrumente angegeben. Eine besondere Behandlung haben sie meines Wissens nur in einer 1848 zu Linz erschienenen Schrift von Dr. Carl Haas, practischem Arzte in Böhm. Budweis, erfahren: Die Polypen und fremden Körper im Ohre und die Mittel zu ihrer Entfernung. Da in den seit dem Erscheinen dieses Büchleins verflossenen zwanzig Jahren unter den Errungenschaften, welche die fortschreitende Wissenschaft gemacht hat, auch ein Guttheil der Ohrenheilkunde zukommt, so darf man wohl annehmen, dass auch über die Ohrpolypen manches Neue zu Tage gefördert worden ist, das zusammenzustellen, beziehentlich zu vervollständigen und weiter zu verwerthen der Mühe nicht unwerth schien.

Eintheilung. Histologie. Bei den wenig scharfen Grenzen, welche von vorn herein für den Begriff der Polypen gezogen waren, indem eben nur das gestielte Aufsitzen und das freie Hineinragen in die Höhle des Gehörgangs für charakteristisch angesehen wurden, konnte es nicht fehlen, dass die unter diesem Namen zu einer Gruppe vereinigten Neubildungen einen sehr verschiedenen Charakter trugen und an Grösse, Gestalt, Consistenz, Symptomen und Wachsthum die mannigfachsten Differenzen zeigten. Daraus musste das Bedürfniss erwachsen, eines Theils durch schärfere Angabe der Merkmale die Zahl zu beschränken, andern Theils mit den noch übrig bleibenden durch Hervorhebung einzelner übereinstimmender Momente eine Eintheilung vorzunehmen. In ersterer Beziehung fing man daher an, die sogenannten bösartigen, mit grosser Neigung zum Umsichgreifen und zum Zerstören der Nachbartheile versehenen Geschwülste, welche durch Operationen oder sonstige Heilversuche sich nicht dauernd beseitigen lassen, als Krebs abzusondern, sowie manche Producte circumscripter Entzündung, blosse Granulationen, Exostosen, Atherome etc., die nur entfernte Aehnlichkeit mit den Polypen zeigten, nicht mehr als solche, sondern unter ihrem wirklichen Namen aufzuführen. In der andern Beziehung wurden die Polypen am gewöhnlichsten in Rücksicht auf ihre Consistenz eingetheilt, indem man eine festere und eine weichere Art unterschied und dieselben mit verschiedenen Namen bezeichnete. So führt Beck Polypen von steatomatöser Beschaffenheit und Blasenpolypen, Casper sarcomatöse und blasige, Bressler schleimabsondernde und feste, krebsartige, Lincke Schleim- und Fleischpolypen, Haas harte fibröse oder Fleischpolypen und weiche, Schleim- oder Schleimblasenpolypen an. Eine besondere Eintheilung hat Toynbee einzuführen versucht, welcher dreierlei Arten beschreibt; 1. den himbeerfömigen Zellenpolyp, 2. den fasrig gelatinösen und 3. den kugelförmigen Zellenpolyp, ohne dass seine ziemlich weitläufige Beschreibung im Stande wäre, die

Unterschiede der einzelnen Arten klar vor Augen zu führen und dieselben scharf zu trennen. Moos und von Tröltsch in ihren neuesten Werken haben sich einer förmlichen Eintheilung enthalten und nur auf die Unterschiede im Bau hingedeutet.

Diese sehr oberflächlichen Eintheilungen, die nur nach einer Seite hin unterschieden, ohne auch hier wirklich gründlich zu Wege zu gehen, konnten kaum so lange genügen, als man gar keinen Unterschied im Sitz der Polypen machte, sondern sie insgesammt von der angeblichen Schleimhaut des äussern Gehörgangs ausgehen liess, an den Ursprung vom Trommelfell oder der Paukenhöhle nur entfernt dachte, und demgemäss auch dieselben als selbstständige Krankheit betrachtete. Seit man aber theils durch Vermehrung und Verbesserung des Untersuchungsapparates, theils durch zahlreichere und sorgfältigere Untersuchungen und Beobachtungen die Erfahrung machte, dass die Polypen auch von den tiefern Partien des Ohrs ausgehen können, und in den meisten Fällen nur Folgezustände anderer Krankheiten sind, musste man sich nothgedrungen nach einer andern Unterscheidung umsehen. Es muss daher als ganz gerechtfertigt erscheinen, wenn Kramer (Handbuch 1867. pag. 199.) vom klinischen Standpunkte aus auf das Missliche der Abhandlung der Ohrpolypen in einem getrennten Kapitel hinweisend vielmehr unter den Krankheiten des äussern Ohrs eine chronische Entzündung der Lederhaut und chronische Entzündung des Trommelfells mit Polypenbildung aufführt, wie auch Schwartze und Gruber in ihren statistischen Berichten, Ersterer eine Otitis externa diffusa chronica und eine chronische Entzündung der Paukenhöhle mit Polypenbildung, Letzterer Fibroide des Gehörgangs und chronischen Mittelohrcatarrh mit Polypenbildung aufführen, und Triquet in seinem Resumé von Tumoren des äussern Gehörgangs und Paukenhöhlenpolypen spricht. Ja man müsste eine solche, vom klinischen Standpunkte aus jedenfalls vollständig gerechtfertigte Trennung als streng wissenschaftlich und durchgreifend mit Freude begrüssen und unbedingt annehmen, wenn sich nachweisen liesse, dass die bei den verschiedenen Krankheiten vorkommenden Polypen immer eine gleiche oder wenigstens ähnliche histologische Beschaffenheit hätten, so dass wir mit dem Namen der Krankheit auch eine bestimmte, anatomische Beschaffenheit zu bezeichnen im Stande wären. Dieser Nachweis ist aber zur Zeit noch nicht geliefert, und wir sind noch nicht an dem Ziele, welches eigentlich bei jeder Krankheit uns vorschweben sollte, mit dem Namen derselben, eine mit bestimmten anatomischen Veränderungen verbundene resp. durch dieselben bedingte Gruppe von Erscheinungen zu bezeichnen. Ja wir müssen uns noch dazu eingestehen, dass der Name Polyp eigentlich ein von der pathologischen Anatomie und Histologie nur noch geduldeter Name ist, und dass es wenigstens zum Theil nur der Pietät zuzuschreiben ist, dass derselbe noch existirt, sodass es am zweckmässigsten wäre, sich möglichst bald desselben zu entledigen.

Nach den von verschiedenen Seiten her, namentlich auch von Förster und Billroth vorgenommenen Untersuchungen von Ohrpolypen, kommen erstens fibröse Polypen, Fibrome oder Fibroide vor, Geschwülste aus festem, geformten Bindegewebe. Sie bestehen wie anderwärts auch am Ohre meist aus deutlichen Bindegewebsfasern, die sich mannigfach durchsetzen; ausserdem enthalten sie zahlreiche Bindegewebs-kerne oder -körperchen und zahlreiche Gefässe. Sie sind von verschiedener Grösse, oft nur von der einer Erbse, können aber den ganzen Gehörgang ausfüllen, aus demselben hervorragen und selbst die ganze Gestalt des äussern Ohres verändern. Sie sind, wenn klein, sodass ihr Wachsthum durch die Umgebung nicht wesentlich beeinträchtigt ist, rund oder rundlich, die grösseren nehmen mehr weniger die Gestalt des Gehörgangs an. Ihre Oberfläche ist glatt, bisweilen gelappt und an einigen Stellen geschwürig; sie sind von ziemlicher Consistenz, auf der Schnittfläche trocken, grauweisslich, ohne deutlich sichtbare Gefässe; ein deutlich concentrisch geschichteter Bau wie an den Fibroiden des Uterus ist meist nicht nachweisbar. Sie können alle die gewöhnlichen Metamorphosen der Fibroide eingehen, am häufigsten aber finden sich, besonders nach dem Centrum hin verkalkte Stellen, welche die Consistenz der Geschwulst in verschiedenem Grade zu verändern im Stande sind. Das Wachsthum derartiger Geschwülste ist für gewöhnlich ein sehr langsames. Eine zweite Art sind die sogenannten Schleimpolypen, welche im Allgemeinen als Neubildung von wirklichem Drüsengewebe, dessen Drüsen aber in ein bindegewebiges, oder sarcomähnliches Stroma eingebettet sind, aufgefasst werden müssen. Sie erscheinen theils breit und faltenartig dem Muttergewebe aufsitzend, theils mit einem kolbigen Stiele versehen. Die Grösse ist sehr verschieden und je nach dem Grade des Wachsthums auch die Gestalt modificirt. An Farbe und Consistenz gleichen sie meist der Schleimhaut, von der sie ausgehen; die Drüsen aber, welche an den Mastdarm- und Nasenpolypen gewöhnlich sehr reichlich sowohl an der Oberfläche als im Innern vorhanden sind, pflegen an den Ohrpolypen gänzlich zu fehlen oder nur sehr spärlich vorzukommen (Billroth). Wo dieselben aber vorhanden sind, erscheinen sie meist einfach oder zusammengesetzt schlauchförmig und sind wohl nicht als übrig gebliebene Theile derjenigen Schleimhautstelle anzusehen, von welcher der Polyp entsprang, sondern durch Einstülpung des Epithels der Oberfläche entstanden, wie sich ja auch bisweilen Stellen finden, wo man von einer wirklichen Drüse noch gar nicht sprechen kann, sondern nur von einer geringern Ausbuchtung der Oberfläche. Diese wird gewöhnlich überkleidet von einem der Schleimhaut entsprechenden Epithel, von welcher der Polyp ausgeht; es ist häufig mit deutlichen Cilien versehen; an solchen Stellen aber, welche ziemlich weit nach aussen reichen, nimmt dasselbe mehr plattenförmige Gestalt an und gleicht schliesslich fast vollständig der Epidermis. Bisweilen ist an der Oberfläche ein deutlich papillärer Bau zu erkennen. Die Hauptmasse besteht gewöhnlich nicht aus deutlichem Bindegewebe, sondern man sieht meist ausser den spärlichen Faserzügen fast nur sehr zahlreiche, mehr weniger grosse Zellen, in deren Anordnung kein bestimmtes Gesetz besteht, und die nur durch Blutgefässe unterbrochen werden, sodass die Structur im Allgemeinen sich der des Sarkoms nähert. Sind die Zellen klein und rundlich, und mit weniger homogener oder schwach fasriger Grundsubstanz versehen, so gleicht das Gewebe aufs Haar dem Granulationsgewebe. In andern Fällen ist ein sehr zartes Fasergerüst vorhanden, das von einem von grossen kernhaltigen Zellen gebildeten Parenchym dicht ausgefüllt wird; es gleicht dann das

Bild fast vollständig dem cytogenen oder unächten Drüsengewebe. In dieser Substanz verlaufen immer zahlreiche Gefässe, welche durch die Basis eintreten und an der Oberfläche dichte, schlingenartige Netze bilden. Nerven wurden mit Bestimmtheit noch nicht darin nachgewiesen. Im Innern zeigen die Schleimpolypen nicht selten verschieden zahlreiche, meist kleine rundliche Cysten mit serösem oder schleimigem Inhalt; diese Cystenbildung kann so überhand nehmen, dass das übrige Gewebe fast vollständig schwindet und nur eine oder mehre zusammenhängende grössere Höhlen bleiben; dergleichen Cysten- oder Blasenpolypen fallen nach ihrer Entfernung sofort zusammen unter Entleerung ihres Inhalts und sind daher sehr schwer zu untersuchen. Sie sind es auch, welche bei heftigen Bewegungen, wie starkem Niesen oder Kauen, bisweilen bersten, nach entleertem Inhalt zusammenfallen und vorübergehend alle Beschwerden verschwinden machen. Es kann also bei den Schleimpolypen neben dem spärlichen Bindegewebe entweder die drüsenartige oder die sarcomatöse Beschaffenheit oder endlich die Cystenbildung vorwiegen, so dass man es mit Adenosarcomen oder mit granulationsartigen Fibrosarcomen oder mit Cystosarcomen zu thun hat, und man würde durch die Anwendung dieser pathologisch anatomischen Bezeichnungen jedenfalls bessere Namen gewinnen, als die von Toynbee und anderen namentlich älteren Autoren gebrauchten.

Dass man diese so verschiedenartig zusammengesetzten Neubildungen an einer nicht eben ausgedehnten Stelle des Körpers nebeneinander vorfand, konnte bis vor kurzer Zeit nicht verwundern, da man die den äussern Gehörgang auskleidende Membran, von welcher man die Polypen fast ausnahmlos ihren Ursprung nehmen liess, ganz allgemein als Schleimhaut bezeichnete. Dies ist aber, wie schon Pappenheim in seiner speciellen Geweblehre des Ohrs angegeben, nicht richtig, vielmehr ist jene Membran nach Kölliker und von Tröltsch nichts weiter als eine Fortsetzung der äussern Haut, die im knorpligen Abschnitt ziemlich dick, ausser Haaren mit reichlichen Talgdrüsen noch die bekannten Ohrenschmalzdrüsen besitzt. An der obern Wand erstreckt sich eine anfangs breite, dann gegen das Trommelfell sich zuspitzende Partie Cutis von derselben Beschaffenheit bis in den knöchernen Gehörgang hinein, während in den übrigen Theilen desselben das Unterhautgewebe verschwindet, die Membran somit fettlos, dünner, glatter und zarter wird, und der Drüsen und Haare gänzlich entbehrt, aber bis ans Trommelfell hin kleine Papillen besitzt. Hingegen wird das mittlere Ohr in allen seinen Theilen von einer zarten Schleimhaut ausgekleidet, die in der Tuba am dichtesten, am zartesten an der Membrana tympani ist. Das Epithel derselben ist in der Tuba ein geschichtetes Flimmerepithel von 0,054 mm. Dicke, welches sich in der Paukenhöhle in eine dünne, ein- oder zweischichtige, noch flimmernde Lage pflasterförmiger Zellen umwandelt und bis in die Nebenhöhlen sich erstreckt, am Trommelfell aber durch ein einfaches, meist nicht wimperndes Pflasterepithel ersetzt wird. Das Trommelfell selbst endlich zeigt ausser der soeben beschriebenen inneren Schleimhautschicht eine mittlere fibröse, durchsichtige Platte, die theils aus radiären, theils aus circulären Elementen besteht, dünnen, zum Theil netzförmig verbundenen Bindegewebsbündeln mit spindelförmigen Zellen. Die dritte äusserste Schicht ist eine zarte Fortsetzung der Epidermis des äussern Gehörgangs, sowie des Coriums, das von oben her sich bis auf einen Theil des Trommelfells erstreckt, aber weder Drüsen noch Papillen besitzt, obwohl neuerdings J. Kessel (Archiv III. 316) erstere beobachtet haben will.

Vergleicht man die soeben beschriebene Beschaffenheit der Wandungen des Gehörganges mit der oben geschilderten Structur der verschiedenen Polypenarten, so liegt der Gedanke nahe, dass nicht jeder Bezirk der Ersteren im Stande ist, alle Arten der Neubildung hervorzubringen, denn es wäre kaum zu erklären, wie aus der Cutis sich ein Adenosarcom, eine Neubildung einfach traubenförmiger Drüsen entwickeln sollte, während dies von der Paukenhöhlenschleimhaut gar nicht zu verwundern ist; und umgekehrt erscheint es kaum wahrscheinlich, dass sich von der Letztern aus ein reines Fibroid ohne Epithel herausbilden sollte. Das Trommelfell allerdings, indem es in seinen verschiedenen Lamellen die beiden Gegensätze mehr weniger vereinigt, müsste man wohl der Hervorbringung aller Arten Polypen für fähig halten, je nachdem die innerste, die mittlere oder die äusserste Schicht den Ausgangspunkt bildet. Im Allgemeinen liesse sich aber wohl annehmen, dass aus der fibrösen Beschaffenheit und dem völligen Mangel eines Epithels sowie der drüsigen Gebilde auf den Ursprung von der Wand des äussern Gehörgangs, aus dem Nachweis von wirklichen Drüsen und Flimmerepithel auf den Ursprung von der Schleimhaut der Paukenhöhle, der Tuba oder ihrer Nebenhöhlen geschlossen werden darf. Wenn Billroth erwähnt, dass sonderbarer Weise die weichen Polypen des äussern Gehörgangs bisweilen mit Flimmerepithel versehen sind, so scheint dies der oben ausgesprochnen Ansicht zu widersprechen; die genannte Erscheinung lässt sich aber recht wohl erklären, wenn man bedenkt, dass diese mit Flimmerepithel versehenen, vermeintlichen Polypen der äussern Gehörgangswand recht wohl von den zum Mittelohre gehörigen Hohlräumen, welche über dem knöchernen Gehörgang liegen und ebenfalls mit Schleimhaut ausgekleidet sind, ihren Ausgang genommen haben können und die ohnehin nicht sehr dicke Knochenlamelle noch vor dem Trommelfelle durchbrechend als von der obern Wand des Gehörgangs ihren Ausgang nehmend imponiren mussten. Einen solchen Fall beschreibt von Tröltsch (pag. 357), ohne die histologische Beschaffenheit der Geschwulst zu erwähnen, und ich selbst erinnere mich, bei Herrn Dr. Hagen einen entsprechenden Fall gesehen zu haben. Derselbe betraf ein Mädchen von circa 8 Jahren, bei der anscheinend von der hintern obern Gehörgangswand, wenig vom Trommelfell entfernt, ausgehend eine polypöse Wucherung herabhing, die sich trotz wiederholter Aetzung nicht verkleinerte, sondern beharrlich wiederkehrte. Wenn man diese mit einer Sonde vorsichtig nach oben drängte, gelang es ziemlich leicht, dieselbe über das Niveau der obern Wand zurückzubringen und fast ganz zum Verschwinden zu bringen; es musste also ein Defect in der Knochenlamelle vorhanden sein, durch den die Geschwulst in die oben befindlichen Hohlräume geschoben werden konnte. Dieselbe war von ziemlich geringer Consistenz und glich äusserlich fasst vollständig den gewöhnlichen Schleimpolypen. Gelänge es, durch von diesem Gesichtspunkte aus unternommene Untersuchungen von Polypen, am besten freilich von solchen, die noch mit dem Muttergewebe in Zusammenhang ständen, — wozu allerdings nur selten Gelegenheit geboten ist — die oben ausgesprochne Ansicht zu bestätigen, so würden wir gleichzeitig in der mikroskopischen Untersuchung ein Mittel besitzen, den Ausgangspunkt eines Polypen mit ziemlicher Sicherheit zu bestimmen, was zum mindesten auch für die Prognose nicht ohne Wichtigkeit sein würde. Schwierigkeiten würden allerdings immer noch die Fälle bereiten, wo die Polypen mit getrennten Wurzeln von zwei verschiedenen Stellen entspringen, wie es Lincke und Schwartze gefunden haben. Ueber einige von mir vorgenommene Untersuchungen, die freilich weder zahlreich genug noch mit völlig geübter Hand und Auge ausgeführt wurden, um irgendwie auf Beweiskraft Anspruch machen zu können, erlaube ich mir im Folgenden kurz zu berichten.

Der erste der untersuchten Polypen wurde einer Privatkranken des Herrn Dr. Hagen exstirpirt und war letzterer so gütig, mir die Krankengeschichte mitzutheilen:

Fräulein H., 20 Jahr alt, aus Wien, stellte sich am 27. Febr. 1868 vor und gab an, dass sie früher nie an den Ohren gelitten, vor 1/2 Jahre aber im rechten Ohre Stechen mit Abnahme des Gehörs und Ausfluss bekommen habe. Ihr Arzt, an den sie sich gewandt, habe einen im rechten Ohre vorgefundenen Polypen durch Aetzen mit Höllenstein zu entfernen gesucht. Die Hörstörung war so bedeutend, dass Patientin mit dem kranken Ohre das Schlagen einer Repetiruhr nur auf 1¼", laute Sprache nur auf 10" Entfernung vernahm. Die Inspection ergab, dass sich im rechten Ohre zwei Polypen befanden, welche bis zum Eingang des äussern Gehörgangs sich erstreckten und die Einsicht in die tiefern Theile völlig verhinderten; durch die Untersuchung mit der Sonde liess sich nicht nachweisen, ob dieselben vom äussern Gehörgang oder von den tiefern Partien ausgingen, an der hintern Wand fühlte man eine in das Lumen des Gehörgangs herein ragende Exostose. Der eine Polyp wurde sofort mit der Wilde'schen Schlinge gefasst und abgeschnitten. Die nachfolgende bedeutende Blutung und die dadurch entstandene Unmöglichkeit einer genaueren Untersuchung des nunmehr sich darbietenden Gesichtsfeldes verhinderten die sofortige Entfernung des andern Polypen. Derselbe, scheinbar von der vordern, obern Peripherie des Trommelfells kommend, wurde am 2. März ebenfalls mit der Wilde'schen Schlinge sehr tief gefasst und abgeschnitten. Nach Stillung der Blutung und Entfernung der Gerinnsel sah man deutlich an der hintern Wand des knöchernen Gehörgangs die schon erwähnte Exostose von der Grösse einer halben Erbse und dahinter hinten und oben den Rest des zuerst entfernten Polypen auf der hintern Wand des äussern Gehörgangs aufsitzen; ungefähr der Mitte des Trommelfells entsprechend einen halbmondförmigen, mit den Spitzen nach oben gekehrten pulsirenden Lichtreflex; an der vordern obern Peripherie den Rest des zweiten Polypen mit einer ziemlich breiten Basis. Vom Trommelfell und Gehörknöchelchen war nichts zu sehen. Nunmehr wurden bis zum 30. März theils Touchirungen der Polypenreste mit Höllenstein, theils Instillationen mit Solutio Plumbi acetici und Alumin. depurat. gemacht, gleichzeitig Unguent. Kali hydrojod. in die Umgebung des Ohres eingerieben. Der Rest des ersten Polypen wurde vollständig beseitigt; beim zweiten war dies noch nicht vollständig gelungen, als die Patientin am 30. März Leipzig verliess. Der Ausfluss war nur noch sehr gering, die Hörweite soweit gebessert, dass mit dem kranken Ohr das Gehwerk der Uhr auf 1'', die Sprache auf 3° Entfernung wahrgenommen wurde. Die bei der ersten Untersuchung angegebene Empfindung von Singen im rechten Ohr war verschwunden.

Zur Untersuchung wurde der zweite Polyp benutzt. Er hatte die Grösse einer kleinen Bohne, war rundlich, von rother Farbe; die durchschnittene Basis war ziemlich breit, die Consistenz ungefähr gleich der einer Lymphdrüse, die Schnittfläche glatt, liess keine Höhlen erkennen, auch keine Flüssigkeit entleeren. Die Geschwulst erschien im Ganzen sehr gefässreich und nicht gelappt. Die mikroskopische Untersuchung gab einen ähnlichen Befund, wie der von Förster (Atlas, Taf. XXV) beschriebene Drüsenpolyp des Mastdarms. Es war nämlich nur sehr spärliche bindegewebige Grundsubstanz vorhanden; die Geschwulst bestand in der Hauptsache aus kleinen, runden Zellen, sodass dieselben dem Granulationsgewebe sehr ähnlich erschien. Im Centrum sind verschiedene grössere Gefässe sichtbar, die nach der Peripherie hin viel zahlreicher und schlingenartig gewunden werden. Die Oberfläche, natürlich mit Ausnahme der der abgeschnittenen Basis entsprechenden Seite wird von einem Epithel überkleidet, welches ungefähr dieselbe Anordnung und Mächtigkeit hat wie das normaler Weise im Ostium tympanicum tubae und einem Theile des Cavum tympani vorhandene, und ging dasselbe an der Basis jedenfalls continuirlich in jenes über. Ausserdem sah man an den parallel der Längsachse gemachten Schnitten eine Anzahl von Drüsen, unregelmässig und nicht eben dicht neben einanderstehend, nach der Oberfläche sich öffnend, das Epithel der Polypenoberfläche unmittelbar in dieselbe übergehend und sie auskleidend. Die Dichtigkeit der Drüsen war lange nicht so bedeutend wie an dem oben erwähnten Mastdarmpolypen, sie waren nicht sehr gross, meist cylinderförmig, oder flaschenartig ausgebuchtet, zum Theil auch nach Art der einfach traubenförmigen Drüsen am centralen Ende in mehrfache kolbenförmige Ausbuchtungen getheilt. Die Wandungen bestanden nur aus dem Epithel, welches in einfacher Schichte dicht gedrängt, senkrecht auf der Peripherie der Drüse stand. Das Epithel an der Oberfläche liess an einigen Stellen noch deutliche Cilien erkennen, an andern Stellen konnte man aus der sägeartigen Oberfläche auf ein theilweises Ausgefallensein derselben schliessen, so dass das Epithel wahrscheinlich ein mehrschichtiges Flimmerepithel gewesen war. Die einzelnen Zellen hatten meist eine keulenförmige Gestalt und deutliche Kerne. Nach diesem Befunde muss man den Polypen jedenfalls als Schleim- oder Drüsenpolyp bezeichnen, oder mit Billroth in Rücksicht auf den Gehalt an Drüsen und den Zellenreichthum des Gewebes als Adeno-Sarcom. Dass eine solche Neubildung nicht von der den äussern Gehörgang aukleidenden Cutis ausgegangen war, hätte man wohl mit ziemlicher Wahrscheinlichkeit annehmen können, wenn die Untersuchung des Ohrs nach der Entfernung nicht schon ziemlich zweifellos den Ursprung der Geschwulst von der Schleimhaut der Paukenhöhle dargethan hätte.

Der zweite der untersuchten Polypen stammt ebenfalls von einem Privatkranken des Herrn Dr. Hagen.

Louis C., 25 Jahr alt, aus Westphalen, hatte schon im zarten Kindesalter an einem über den ganzen Körper verbreiteten Ausschlage gelitten, sodann im 16. Jahre an einem solchen auf dem Kopf und am Unterleib, der durch eine Salbe in wenigen Tagen beseitigt wurde. Bald darauf aber stellten sich im rechten Ohre Schmerzen ein, dann blutiger und später eitriger Ausfluss, welcher letztere noch jetzt fortbesteht Seit 2 Jahren ist auch Ausfluss links vorhanden; seit $^3/_4$ Jahr hat sich im rechten Ohr ein Polyp entwickelt; seit 14 Tagen sind Klopfen, Brausen, Schmerzen und stärkerer Ausfluss aus diesem Ohr vorhanden. Bei der ersten Vorstellung am 24. März 1868 hört Patient rechts die Repetiruhr (RU) beim Berühren, links auf 8″, laute Sprache rechts auf 5″ links auf 2⁰ Entfernung. Schallleitung durch die Kopfknochen beiderseits gleich. Im linken Ohr besteht eine chronische eitrige Entzündung des Mittelohrs mit völligem Verlust des Trommelfells und der Gehörknöchelchen, die Paukenhöhlenschleimhaut blassroth. Rechts füllt ein Polyp das Lumen des Gehörgangs vollständig aus; derselbe ragt noch über den Eingang desselben hervor und lässt sich noch ca. $^3/_4$″ in der Tiefe mit der Sonde vollständig umgehen. Derselbe wurde am 28. März mittelst des Wilde'schen Instrumentes entfernt; die Länge des entfernten Stücks betrug über 1″. Der Rest, welcher ungefähr noch $^1/_4$″ lang war, kam, wie man nun deutlich sehen konnte, von dem verdickten Trommelfell, auf welchem er ziemlich central, nur etwas nach unten aufsass. Beim Politzer'schen Verfahren war ein Durchzischen der Luft nicht wahrnehmbar, von einer Perforation überhaupt nichts zu entdecken. Das noch zurückgebliebene Stück wurde mittelst Höllenstein bis zum Trommelfell zerstört; als dasselbe fast völlig beseitigt war, trat plötzlich eine Perforation ein, die sich aber unter Behandlung mit Zinc. sulfur. schon am 13. April zu verkleinern anfing und etwas geröthete Ränder zeigte. Die Hörweite war bedeutend gebessert und betrug bereits am 25. Mai links 2'' und rechts 8'' für das Gehwerk der Taschenuhr (GW). Die Perforation war ziemlich wieder geschlossen und die Absonderung nur noch ganz gering, als sich der Patient weiterer Beobachtung entzog.

Das entfernte Stück war in Alkohol gelegt worden und hatte bei der Untersuchung eine Länge von 1'' und eine Dicke von 2 bis 3'''; das äussere Ende war dicker als das centrale und keulenartig verdickt; dasselbe war von glatter Oberfläche, nur am peripheren Ende etwas zerklüftet, im Ganzen von weicher Beschaffenheit und leicht zusammendrückbar, so dass dasselbe in Alkohol nur schwer sich härten liess; die Farbe war fast ganz weiss. Sowohl an Schnitten von der einen mit einigen Tropfen Essigsäure im Wasser gekochten als der andern in Alkohol gehärteten Hälfte ergab die mikroskopische Untersuchung Folgendes: Der Polyp besteht aus einem sehr zellenreichen, an bindegewebiger Grundsubstanz sehr armen Gewebe; die Zellen sind gross mit deutlichen Zellenkernen und in ein äusserst zartes Gerüst netzförmiger Fasern eingebettet, sodass sich fast das Aussehen des sog. cytogenen Gewebes darbietet. In demselben verlaufen zahlreiche, zum Theil ziemlich starke, noch deutlich als Arterien und Venen zu unterscheidende Gefässe, welche nach der Peripherie hin dünner aber zahlreicher werden. Die Oberfläche wird von einem Epithel überkleidet, das überall als einschichtig, cylinderförmig sich darstellt; jedoch gelang es an keinem der zahlreich gefertigten Schnitte, dasselbe continuirlich die äussere Fläche überziehend darzustellen; vielleicht war dasselbe theilweis dadurch verloren gegangen, dass das Präparat vorher ziemlich lange in etwas schwachem Alkohol gelegen hatte. An verschiedenen Stellen der Peripherie zeigten sich Einziehungen des Epithels nach dem Centrum hin, die fast vollständig das Aussehen von Drüsen hatten; sie standen unregelmässig, nicht eben zahlreich, an der einen Stelle zu zweien dicht neben einander, waren einfach cylindrisch, nur einzelne am centralen Ende etwas ausgebuchtet und von dem Epithel, das auch hier einschichtig unmittelbar in die Einziehungen überging, ausgekleidet. Von einem Inhalte war nichts wahrzunehmen. Ausserdem fanden sich eine Anzahl cystenartiger Hohlräume, die von demselben Epithel ausgekleidet waren wie die drüsenartigen Einziehungen an der Oberfläche, nur waren die Zellen etwas platter, sodass es den Anschein hatte, als wären sie durch den Inhalt der Hohlräume ausgedehnt und platt gedrückt worden. Eine Communication der Hohlräume mit der Oberfläche liess sich nirgends nachweisen, auch reichten die an der Oberfläche sichtbaren Einziehungen nicht soweit nach dem Centrum hin, dass man beide hätte für identisch halten können. Man kann sich diese cystenartigen Hohlräume durch Abschnürung von Drüsenenden entstanden denken, in ähnlicher Weise wie Förster dies für die in der Mitte des oben erwähnten Mastdarmpolypen befindlichen Drüsen angegeben hat. Ausserdem zeigte der Polyp an einigen Stellen einen deutlich papillären Bau, und schienen die Papillen pallissadenartig in Reihen angeordnet. Das Gewebe derselben zeigte keine Verschiedenheit, die Oberfläche war ohne Epithel. — Ich möchte diesen Polypen als ein unter Betheiligung der innersten Schichten vom Trommelfell ausgegangenes Cystosarcom bezeichnen.

Der dritte Polyp rührt von einem jungen Mann her, der sich am 31. Dec. 1867 in der Poliklinik des Herrn Dr. Hagen vorstellte.

Wilhelm Behrens, 23 Jahr alt, Kürschner aus Magdeburg, giebt an, seit dem 3. Lebensjahre am Ausfluss aus dem rechten Ohr zu leiden; zuweilen stellen sich Schmerzen und Blutung ein; Patient zeigt überhaupt einen etwas scrophulösen Habitus. Homöopathische Behandlung war ohne jeden Erfolg gewesen. Er hört RU auf 1°5″, laute Sprache auf 2°, Knochenleitung beiderseits gleich. Die Inspection ergiebt Eiter im äussern Gehörgang und in der Tiefe einen nicht pulsirenden Lichtreflex; nach Ausspritzen sieht man vorn oben eine grössere, blassrothe, hinten unten eine intensiv rothe Geschwulst, zwischen beiden nach hinten einen kleinen dreieckigen Raum ohne Lichtreflex; demselben entsprechend ragt eine kleine Papille von der hintern Gehörgangswand in das Lumen hinein. Nachdem am 31. Dec. der an der vordern obern Wand sitzende Polyp, am 4. Jan. 1868 der von der hintern Wand kommende, mittelst der Wilde'schen Schlinge entfernt waren, blieb noch ein auf dem hintern obern Quadranten aufsitzender Polyp ausser zwei kleinen Granulationen an der untern Peripherie des Trommelfells übrig. Dieser wurde am 7. Jan. auf dieselbe Weise abgeschnitten, und es ergab sich nun, dass seine

Wurzel auf dem vordern obern Quadranten des Trommelfells aufsass. Dieselbe wurde sowie die beiden kleinern Granulationen mit Höllenstein geätzt; dabei trat nach jeder Berührung des Trommelfells im vordern obern Quadranten Schmerz in der ganzen rechten Zungenhälfte bis zur Spitze ein. Unter Behandlung mit Solutio Plumbi acetici, später mit Zinc. sulfur. war die Absonderung am 6. Juni auf ein Minimum reducirt, und bestand dies Verhältniss noch fort, als Patient am 10. Juli Leipzig verliess. Das Hörvermögen hatte sich sowohl für die Uhr wie die Sprache bedeutend gebessert. Untersucht wurde der zuletzt entfernte Polyp.

Derselbe war von fast kugliger Gestalt, nur undeutlich gelappt, von derber Consistenz, und glatter Oberfläche; der abgeschnittene Stiel hatte eine Dicke von kaum $^1/_2'''$, während der Durchmesser der Geschwulst gegen $5'''$ betrug. Die Farbe des schon längere Zeit in Alkohol gelegenen Präparates war graubraun. Beim Schneiden erwies sich das Gewebe als sehr widerstandsfähig; die Schnittfläche war gleichmässig glatt, von gleicher Farbe wie die Oberfläche, nur fast central, etwas nach dem Stiel hin erschien eine etwa hanfkorngrosse Stelle, theils tiefgelb, theils weiss gefärbt und fühlte sich rauh an. Unter dem Mikroskop zeigte sich das Gewebe auch grössten Theils aus ziemlich grossen, runden Zellen mit Kernen bestehend; jedoch war das Bindegewebe viel reichlicher vorhanden, als in den beiden andern untersuchten Polypen. Dasselbe war nach den Stiel hin zu stärkeren Zügen vereinigt, welche von der abgeschnittenen Wurzel aus sich verbreiteten. Entsprechend der schon makroskopisch als härter erkannten Stelle zeigten sich in einem ziemlich grossen Bezirke dunkelgelbe Pigmentirung und verschiedene, unregelmässig geformte dunkle Stellen, welche bei Behandlung mit Salzsäure unter Luftblasenentwicklung sich aufhellten und demnach als Ablagerungen von kohlensaurem Kalk sich erwiesen. An der Oberfläche liess sich nirgends ein Epithel oder Drüsen, ebensowenig wie Hohlräume im Innern auffinden. Gefässe waren vorhanden, aber weit spärlicher als in den andern Geschwülsten. Hier haben wir es mit einem vom Trommelfell ausgegangenem Fibrosarcom zu thun, wahrscheinlich war der Ursprung in der mittleren Lamelle zu suchen.

Sitz. Es war bisher schon mehrfach Gelegenheit gegeben, die noch streitige Frage über den Sitz der Polypen vorübergehend zu berühren. Die älteren Autoren nennen fast ausschliesslich die den äussern Gehörgang auskleidende Membran, welche sie insgesammt als Schleimhaut betrachten, als den Ausgangspunkt polypöser Wucherungen, hauptsächlich wohl aus dem einfachen Grunde, weil es ihnen nicht möglich war, dieselben weiter zu verfolgen. Das Trommelfell lassen sie nur ausnahmsweise sich betheiligen. Von der Paukenhöhle und der Tuba ausgehende Polypen aber werden trotzdem dass ihre Symptome ganz genau beschrieben werden, meist für problematisch gehalten; so von Schmalz, Martell Franck, Haas u. a. Auch Toynbee bezeichnet noch als den häufigsten Sitz den äussern Gehörgang, während Kramer allerdings schon längst darauf aufmerksam gemacht hat, dass die Mehrzahl von chronisch entzündeten, nicht durchlöcherten Trommelfellen ausgeht, und diese Ansicht durch zahlreiche Beispiele bestätigt hat. Hingegen gehen neuerdings v. Tröltsch, Moos, Schwartze, Triquet u. A. soweit, dass sie die Polypen fast ausschliesslich von der Schleimhaut der Paukenhöhle sich entwickeln lassen und die vom Trommelfell entspringenden als sehr selten hinstellen — allerdings eine Consequenz der von ihnen namentlich Kramer gegenüber aufgestellten Ansicht, dass selbstständige Entzündungen des Trommelfells nur sehr selten vorkommen sollen. Wie aus dem über die Histologie bereits Gesagten hervorgeht, dürfte man aber wohl schon a priori annehmen können, dass alle Provinzen des mittlern und äussern Ohres der Sitz von Polypen werden können, auch wenn dies durch die Erfahrung bei sorgfältiger Beobachtung nicht bestätigt würde. Im Ganzen kommen dieselben aber im Meatus auditor. extern. viel seltner vor, als man früher annahm, und wiederum gehören Polypen der Paukenhöhle keineswegs zu den grossen Seltenheiten, wobei auch die Nebenhöhlen derselben wohl Berücksichtigung verdienen; eine nicht geringe Anzahl aber kommt von dem Trommelfell selbst, was allerdings, wie Kramer sagt, zweifellos werden muss, wenn man unter guter Beleuchtung die Reste des Polypen bis zu demselben verfolgt und in ihm selbst die letzte Wurzel vertilgt. Ich hatte selbst wiederholt in der Poliklinik des Herrn Dr. Hagen Gelegenheit, mich hiervon zu überzeugen, und erlaube mir im Folgenden über einen der deutlichsten Fälle kurz zu berichten.

Theodor Schmidt, 26 Jahr alt, Notenstecher von hier, bekam im 7. Lebensjahre nach Masern Ausfluss aus beiden Ohren mit Abnahme des Gehörs und verschwand derselbe rechts nach einigen Jahren, links besteht er noch. Hörweite bei der ersten Vorstellung am 12. März 1868: rechts 4″, links 5″ GW. Rechts besteht eine Perforation im hintern untern Quadranten, die Schleimhaut der Paukenhöhle ist blassroth, Absonderung fehlt. Links kein Ohrenschmalz, von Gehörknöchelchen nichts zu unterscheiden, Trommelfell grauweisslich, im Centrum eine linsengrosse, röthliche, vorgewölbte Stelle mit pulsirendem Lichtreflex an ihrer obern Peripherie. Nach dem Ausspritzen erschien der grösste Theil des Gesichtsfeldes von einer rothgelben, höckrigen Masse bedeckt; der hintere, obere Quadrant ist nur zum Theil sichtbar. Hebt man den Polyp in die Höhe, so kann man ihn bis dicht ans Trommelfell verfolgen. Derselbe wurde exstirpirt und sein Aufsitzen auf dem Trommelfell bestätigt, der Rest mit dem Lapisstift vollends zerstört und gegen die Absonderung adstringirende Instillationen von Zink und Blei vorgenommen; trotzdem besteht, wenn auch nur sehr gering, noch jetzt Eiterung. Die Stelle, wo der Polyp aufsass, ist dellenartig vertieft etwa in der Grösse einer Linse, durchscheinend und wird beim Einblasen von Luft durch die Tuba leicht vorgewölbt; ein Durchzischen von Luft dabei oder sonstige Zeichen einer Perforation sind nicht vorhanden.

Ein bestimmtes Verhältniss der Häufigkeit des Ursprungs von den verschiedenen Stellen lässt sich kaum angeben, da die zum Theil noch auseinandergehenden Ansichten eine sichere Statistik nicht ermöglichen. Unter 48 Fällen, über die ein genauerer Bericht mir vorliegt, und welche theils den Büchern von Kramer, Schmalz, Toynbee, Moos und Schwartze theils den poliklinischen Journalen des Herrn Dr. Hagen entnommen sind, findet sich bei 43 eine nähere Angabe des Sitzes und zwar ist der äussere Gehörgang 11 mal, nämlich 3 mal die vordere 4 mal die hintere, je einmal die untere und die obere, 2 mal eine genauere Ortsangabe nicht angeführt. Dem Rand des Trommelfells und des äussern Gehörgangs gehören 7, dem ersteren selbst 16, der Paukenhöhle 9 an, was einen Procentsatz von circa 37 für das Trommelfell, 26 für den äussern Gehörgang, 21 für die Paukenhöhle, 16 für den Uebergang des Trommelfells in die äussere Gehörgangswand ergiebt. Unter 12 dieser Fälle, welche von Herrn Dr. Hagen beobachtet wurden, gehörten 4 also $33^1/_3$% mit Bestimmtheit der Paukenhöhle und 6 also 50% dem Trommelfell an. Unter den Ersteren war der eine von besonderem Interesse wegen des bei der Inspection gefundenen Resultates, dessen Beschreibung ich daher hier folgen lasse.

Emilie Körner, 18 Jahr alt, aus Rehbach, stellte sich am 18. Juni d. J. vor. Sie gab an, ca. vor 1 Jahre Schmerzen im rechten, dann im linken Ohr bekommen zu haben, die nach dem Eintritt von Ausfluss nachgelassen. Der letztere besteht seitdem in wechselnder Stärke ununterbrochen fort, gleichzeitig ist Sausen vorhanden, und hat das Hörvermögen bedeutend abgenommen, namentlich in letzterer Zeit, wo Patientin viel auf dem Felde arbeitete, sodass die Hörweite rechts $^1/_2$'', links 1'' GW, für die laute Sprache 2^0 und $2^1/_2{}^0$ beträgt. Rachen ist bis auf eine geringe Röthung der Uvula gesund. Die Inspection ergiebt den grössten Theil des rechten Gehörgangs mit Eiter angefüllt, durch welchen eine trichterförmige Vertiefung in die Tiefe führt, allwo sich ein pulsirender Lichtreflex befindet. Nach Ausspritzen ist von Gehörknöchelchen nichts zu unterscheiden, der vordere untere Quadrant des Trommelfells fehlt, der Rand der Perforation erscheint scharf und über denselben von hinten hervor kommend, über das Niveau des Trommelfells aber nicht heraustretend, sieht man einen halberbsengrossen Polyp, dessen Grenzen überall bis an den Rand des Trommelfelldefectes erkennbar sind; der noch vorhandene Theil des Trommelfells ist ganz undurchscheinend. Im linken Ohr besteht ebenfalls chronische Entzündung des Trommelfells mit bedeutenden Veränderungen, aber ohne Perforation.

Die Entfernung des Polypen wurde nicht vorgenommen, da man von derselben nur dann sich wesentliche Erfolge versprechen konnte, wenn es gelang, die Wurzel zu erreichen; dies wäre aber nur möglich gewesen nach Durchschneidung des noch vorhandenen Trommelfells, einer Operation, deren Berechtigung wohl noch mancher Anfechtung ausgesetzt sein dürfte. Es wurden daher nur Einträufelungen von einer Zinklösung vorgenommen, unter deren Gebrauch sich der Polyp rasch verkleinerte, so dass er am 21. Juni nur noch mit der Spitze, am 24. gar nicht mehr zu sehen war, und da sich gleichzeitig die Absonderung sehr vermindert hatte, so war dringende Veranlassung zur Operation jedenfalls nicht mehr vorhanden. An eine Verwechslung mit einer blossen Schwellung der entzündeten Paukenhöhlenschleimhaut, welche nach den Angaben verschiedener Autoren bisweilen fälschlicher Weise für einen Polypen gehalten worden ist, kann man hier kaum denken, da man von Anfang an die Geschwulst scharf umgrenzt sah, und nachdem die Verkleinerung eingetreten war, die nun sichtbar gewordene Schleimhaut sich nicht erheblich verändert zeigte. Das Hörvermögen hatte bis zum 13. Juli auf r. $6^1/_2$'', l. $5^1/_2$'' GW. sich gebessert.

Dieser Fall zeigt grosse Aehnlichkeit mit dem von Moos (pag. 298 s. Klinik der Ohrenkrankheiten) beschriebenen, bei welchem der genannte Otiatriker einen Polypen nach Durchschneidung des Trommelfellrestes entfernte.

Bilaterale Polypenbildung findet sich wie von fast allen Autoren übereinstimmend angegeben wird, nicht gar so selten, unter den oben erwähnten 48 Fällen ist bei 5 doppelseitiges Vorkommen bemerkt. Ebenso ist es nicht allzuselten, dass an einem Ohre sich mehre Polypen entwickeln, so in dem Falle von Behrens pag. 18, vom Trommelfell aus, in einem von Moos berichteten von der Paukenhöhle aus, endlich in einem andern vom äussern Gehörgang; am häufigsten scheinen die Polypen des Trommelfells, namentlich die kleinen, knopfförmigen multipel aufzutreten.

Vorkommen. Ohrpolypen kommen im Ganzen nicht allzuhäufig vor, doch sind dieselben auch keineswegs zu den Seltenheiten zu zählen; eine bestimmte Zahlenangabe lässt sich aber kaum darüber machen, da eine wirklich verwerthbare Statistik der Ohrenkrankheiten zur Zeit eigentlich nicht existirt, und namentlich über das Kapitel der Polypen die Zuverlässigkeit derselben noch fraglich wird wegen der auseinandergehenden Ansichten über den Sitz derselben. So liefert Kramer eine Statistik über 1000 seiner Ohrenkranken, in der er bei chronischer Trommelfellentzündung ohne Continuitätsstörung, deren Zahl im ganzen 93 beträgt, 29mal, also 2,9% Polypenbildung fand; solche des äussern Gehörgangs sind gar nicht bemerkt. Andere statistische Berichte finden sich im Archiv für Ohrenheilkunde von Schwartze (I. 221. II. 100), der für 1863/64 unter 172 Erkrankungsformen an 142 Individuen 1 Polypen bei Otitis externa diffusa und 6 bei Otitis interna chronica, also im Ganzen 7, d. i. annähernd 4%, für 1864/65 auf 159 Erkrankungen 4 der ersten und 14 der zweiten Art anführt, in Summa 18=11$^1/_3$%. In dem Resumé Triquet's kommen auf 895 Kranke 10 Polypen des Gehörgangs, 43 der Paukenhöhle, Sma. 53=c.6%. Bei Wreden und Pagenstecher fehlen die Angaben, Gruber hat unter 936 Kranken 1 Fibroid des Meat. audit. ext. und 17 Polypen der Paukenhöhle, Sma. 18=2,8% beobachtet, Chimani unter 163 Kranken 49mal Otit. intern. und 8mal Polypen, also nahezu 5%. In den poliklinischen Journalen des Herrn Dr. Hagen fand ich unter 300, in der Zeit vom 18. Oct. 1867 — 24. Juni 1868 zur Untersuchung gelangten Individuen 10 mit Polypen verzeichnet, d. i. $3^1/_3$%. Die 3 Jahresberichte des Hrn. Dr. Hagen von 1864—67 ergeben bei 1384 Kranken, 30 Fälle von Polypen, d. i. ca. 2,2%. Fasst man diese verschiedenen Angaben zusammen, so bekommt man 4576 Kranke, 165 Fälle von Polypenbildung und einen Procentsatz von 3,65%. Doch ist ein grosser Werth auf diese Zahlen nicht zu legen.

Aetiologie: In Bezug auf die Entstehung der Ohrpolypen müssen wir zunächst unterscheiden die primär und die secundär oder als Complication auftretenden. Die erstern sind jedenfalls viel seltener, ihre Existenz mit Bestimmtheit vielleicht gar nicht nachweisbar, indem die meisten Polypen anfangs so wenig Symptome machen, dass wegen derselben kein Arzt befragt wird, und dann, wenn erst ein reichlicher Ausfluss, wie gewöhnlich der Fall, die Patienten veranlasst Hülfe zu suchen, die Unterscheidung nicht mehr möglich ist, ob der Polyp vor der Entzündung oder umgekehrt die Entzündung vor dem Polypen bestanden habe; ja selbst in Fällen wie der (Archiv II. 95.) von Schwartze muss man eher an ein Uebersehen eines geringen Ausflusses als ein gänzliches Fehlen desselben denken. Als Veranlassungen zur spontanen Entwicklung werden angeführt: directe Reize, wie der Missbrauch der Ohrlöffel und anderer ähnlicher Instrumente, fremde Körper im Ohre (und vielleicht noch mehr die zu ihrer Entfernung vorgenommen Operationen), Concretionen von Secreten, von Riedel in seinen Krankheiten des Ohrs und Gehörs, Leipzig 1832, eine Schärfe des Ohrenschmalzes, ausserdem die Unterdrückung von Hautausschlägen und gewissen Blutflüssen. Trotz dieser Auswahl von Ursachen bleibt aber doch die grössere Zahl der Fälle übrig, ohne dass sich eine bestimmte Veranlassung angeben lässt, wo also die Ursache als unbekannt zu bezeichnen ist. Für gewöhnlich aber haben wir es mit secundären Wucherungen zu thun, und zwar entwickeln sich die Polypen in Folge von chronischen, wie Kramer ausdrücklich betont, nie von acuten Entzündungen der Lederhaut des äussern Gehörgangs, des Trommelfells und zwar der ohne Continuitätsstörung einhergehenden und endlich des Mittelohrs; doch ist immer wohl festzuhalten, dass diese Entzündung möglicher Weise erst durch den Polypen hervorgerufen oder wenigstens unterhalten sein kann. Wir haben demnach als letzte Ursachen der secundären Polypenbildung ganz dieselben Momente anzuführen, welche jene chronischen Entzündungen veranlassen, also namentlich die acuten Exantheme: Scharlach, Masern — Pocken, die z. B. in dem Falle, den Fabrizius von Hilden operirte, die Ursache waren, jetzt natürlich seltener als früher — dann Typhus und typhoide Krankheiten, chronische Hautkrankheiten, besonders am Kopf, Erkältung, Verletzung, Scrophulose. Unter den 48 mir vorliegenden Fällen ist bei 24 eine bestimmte Ursache der eingetretenen Entzündung angegeben, danach war 8mal Scharlach, 6mal Masern, 3mal andere Exantheme, darunter einmal Porrigo (Toynbee) 1mal Verletzung, 1mal Scrophulose, 3mal Abscesse hinter dem Ohre, 2mal Erkältung die Ursache.

Das Alter scheint im Allgemeinen ohne Einfluss zu sein, wenigstens werden Polypen in jeder Lebensperiode beobachtet. Die von mehren Autoren angeführte Behauptung, dass Polypen angeboren vorkommen könnten, scheint durchweg nur auf einer Bemerkung Itard's zu beruhen, der einen solchen an einem mehre Monate alten Kinde sah, welcher möglicher Weise angeboren sein konnte, wahrscheinlich aber sich doch erst während des postfoetalen Lebens entwickelt hatte. Am häufigsten findet man Polypen zwischen dem 10. und 30. Jahre; es könnte dies Wunder nehmen, da die als die häufigsten Ursachen bezeichneten acuten Krankheiten viel mehr das frühere Kindesalter heimsuchen; allein man muss bedenken, dass eben chronische Entzündungen, und zwar vorzugsweis langbestandene den günstigsten Boden für Polypenentwicklung bilden. Unter den 48 Fällen ist bei 46 das Alter des Kranken bemerkt; dasselbe differirt zwischen $2^1/_2$ und 66 Jahren, und zwar kommen 5 Fälle auf das 1.—10. Jahr, 10 zwischen 10 und 20, 18 zwischen 20 und 30, 3 zwischen 30 und 40, 5 zwischen 40 und 50, 5 über 50 Jahr. Am auffallendsten wird das Verhältniss, wenn man die Fälle zwischen 15 und 25 Jahr herausnimmt, deren Zahl 25, also ca. $54^0/_0$ der Gesammtsumme beträgt.

Das Geschlecht anlangend, so fehlen in den statistischen

Berichten alle Angaben; unter 46 Fällen, bei denen ich das Geschlecht angegeben fand, waren 30 männliche und 16 weibliche Individuen, also die Zahl der Männer fast doppelt so gross als die der Weiber, was eigentlich zu verwundern, da doch die acuten Exantheme fast alle Menschen gleichmässig zu befallen pflegen. Dass die Polypenbildung gewissen Ständen vorzugsweis eigen sei, habe ich nirgends bemerkt gefunden, auch scheinen andere äussere Verhältnisse, wie Wohnung, Nahrung, Aufenthalt in feuchten Gegenden, feuchte Witterungen ohne Einfluss zu sein. Wichtiger erscheint die Beschaffenheit der Constitution, besonders wird schon von früher Zeit her die Scrophulose als begünstigendes, resp. ursachliches Moment angeführt, und wahrscheinlich nicht mit Unrecht, während der Nachweis eines Zusammenhangs mit Syphilis, Tuberkulose und Arthritis, den Einige behauptet haben, schwieriger zu liefern sein dürfte. Dass sich Ohrpolypen gleichzeitig mit Polypen an andern Körpertheilen entwickelt hätten, also dass es eine allgemeine Neigung zu Polypenbildung, eine „Polyposis“ gäbe, darüber habe ich nirgends eine Andeutung gefunden, ebenso wenig ob die wichtigen Perioden im Geschlechtsleben des Weibes, Menstruation, Schwangerschaft und Involution irgendwie von Bedeutung sind.

Symptome: Bei der Betrachtung der verschiedenen Erscheinungen, welche die Polypen hervorzurufen im Stande sind, muss man von vornherein die Symptome der gleichzeitigen Entzündung und die durch den Polypen hervorgerufenen trennen. Wegen der erstern verweise ich auf die betreffenden Capitel der Lehrbücher. Ueber die eitrige oder sonstige Absonderung möchte ich nur erwähnen, dass sowohl die Oberfläche des Polypen als die Umgebung an derselben Theil nimmt, und dass dieselbe ohne Entfernung des Polypen nur selten beseitigt werden kann. Hier haben wir es nur mit den Erscheinungen zu thun, welche der Polyp unmittelbar hervorruft.

Objective Symptome. In den meisten Fällen wird sich dem untersuchenden Auge zuerst ein mit Eiter gefüllter Gehörgang darbieten, in der Tiefe ein Lichtreflex, der nicht immer pulsirt; nur in den Fällen, wo der Polyp den Meat. audit. extern. noch überragt, wird man sofort eine feuchte Geschwulst sehen, die röthlich, mit gelbgrauen übelriechendem Secret bedeckt, den Gehörgang mehr weniger vollständig ausfüllt. In solchen Fällen, wie z. B. in dem von Fabrizius Hildanus beschriebenen kann auch die Form des äusseren Ohres verunstaltet, seine Umgebung entzündlich geröthet, geschwollen und schmerzhaft sein. Sonst wird man meist das Ohr reinigen müssen, und bemerkt dann die Wände des Gehörgangs excoriirt, und das Gesichtsfeld ganz oder zum Theil von einer gelblichen oder rothen, mit bald glatter bald höckriger Oberfläche versehenen, verschieden consistenten, mit der Sonde umgehbaren, unter Umständen in die Höhe zu hebenden Geschwulst eingenommen. Jetzt sieht man auch in vielen Fällen in der Tiefe einen pulsirenden Lichtreflex. Vom Trommelfell ist entweder gar nichts oder nur ein peripherer Streif zu sehen; dieser, sowie die nach Entfernung des Polypen sichtbar werdenden Trommelfelltheile sind meist verdickt und verfärbt, von Gehörknöchelchen nur selten eine Andeutung, auch wenn der Polyp im äusseren Gehörgang wurzelte, indem jene Membran durch die beständige Eiteransammlung nach und nach an der Entzündung Theil nimmt. In andern Fällen ist der Gehörgang frei, nur fehlt Ohrenschmalz und auf dem vielleicht nur wenig veränderten Trommelfell sieht man perlenartige, halbe bis ganze erbsengrosse rothe Knöpfchen aufsitzen, von denen man nicht gleich sagen kann, ob sie nicht aus der Paukenhöhle hervorwuchern. Im letzteren Falle lässt sich aber gewöhnlich durch die Inspection oder durch andere bekannte Mittel das Vorhandensein einer Perforation nachweisen, wenn auch nur selten so eclatante Befunde vorkommen, wie in dem oben beschriebenen Falle pag. 22. Auch sind die aus der Paukenhöhle kommenden Wucherungen in den meisten Fällen ziemlich empfindlich gegen jede Berührung, was bei den übrigen nur sehr selten der Fall ist. Endlich werden die Patienten öfters angeben, dass im Verlauf der verschieden, oft Jahre lang dauernden Eiterung Blut mit aus dem Ohre gekommen sei, besonders nach unbedeutenden Insulten oder auch ohne jede directe Veranlassung, und man wird auch bei vorsichtigem Sondiren wohl selbst diese Beobachtung machen. Es ist dies schon lange bekannte Verhalten der Polypen sehr natürlich, da, wie wir gesehen haben, in allen sich mehr weniger reichliche Gefässe befinden; auffallend ist dagegen die Behauptung von Schmalz, dass manche Polypen sehr leicht und reichlich bluten, trotzdem aber absolut keine Gefässe besitzen sollen. Ein Theil der Blutungen ist aber wahrscheinich auch hier auf Rechnung der entzündeten und reichlich mit Gefässen versehenen Umgebung der Geschwulst zu schreiben, wie dies in hohem Grade bei den Uteruspolypen der Fall ist.

Die subjectiven Symptome, als Schmerzen, Schwerhörigkeit, subjective Geräusche, Gefühl von Druck, Schwere im Kopf, ferner Schwindel, Erbrechen und schlimmere Kopfsymptome sind in der Hauptsache darauf zurückzuführen, dass der Polyp gerade wie ein beliebiger fremder Körper den Gehörgang verschliesst und Druck auf die umgebenden Theile ausübt. Die Schmerzen können allerdings in vielen Fällen auch auf Rechnung der gleichzeitigen Entzündung kommen, indem nicht nur in den ersten, meist mehr weniger acut verlaufenden Stadien dergleichen stechender und ziehender Natur vorkommen, die nach dem Eintritt des Ausflusses etwas nachlassen, sondern auch im chronischen Verlauf die excoriirte Wand des äusseren Gehörganges oder die Paukenschleimhaut fortwährend gereizt wird. Es kommen aber noch Schmerzen ganz anderer Natur, mehr dumpf und betäubend, verbunden mit dem Gefühl von Schwere des Kopfes vor, begleitet von einem fortwährenden Druck gegen das ganze Schädeldach und von einem Angstgefühl, als wenn der Kopf zerspringen sollte. Diese Schmerzen sind nur auf die Verstopfung des Gehörgangs durch die Polypen und durch Druck auf das Trommelfell und die Paukenhöhle und die Zugänge zum inneren Ohr zu beziehen und werden durch die Entfernung des Polypen augenblicklich beseitigt. Auf dieselbe Ursache sind die subjectiven Geräusche hinzuleiten, die bald als Brausen, Sausen, Klingen oder Pochen auftreten, und wohl zum Theil nach Politzer ebenfalls als Reflexreizung des Acusticus, übertragen von den Quintusausbreitungen im äusseren Ohr aufzufassen. Daher ist es auch nicht zu verwundern, dass dieselben um so stärker zu werden pflegen, je näher die Geschwulst dem Trommelfell liegt. Desgleichen findet so der Umstand seine Aufklärung, dass diese Erscheinungen zu gewissen Zeiten exacerbiren, und zwar gewöhnlich mit dem Eintritt feuchter, kalter Witterung, indem die weichen Polypen zum Theil hygrometrisch sind, d. h. die Fähigkeit besitzen, in feuchter Luft anzuschwellen und so den Verschluss des Gehörganges vollständiger zu machen. Dasselbe Verhalten beobachtet man daher auch an der die Polypen constant begleitenden Schwerhörigkeit, ein den Kranken nicht am wenigsten lästiges Symptom. Jedoch wird dieselbe nur theilweis durch den Verschluss des Gehörgangs bedingt, am meisten noch in den verhältnissmässig seltenen Fällen, wo nach der Entfernung des Polypen die normale Hörfähigkeit wieder erlangt wird; ein gutes Theil der Hörverminderung ist vielmehr auf die gleichzeitige Entzündung und Desorganisation einzelner Theile, namentlich auf die Verdickung, resp. den totalen oder partiellen Verlust des Trommelfelles zurückzuführen. Endlich sind noch die Fälle zu erwähnen, bei denen in Folge von Polypenbildung in der Paukenhöhle schwerere Gehirnstörungen beobachtet wurden, so berichtet Schwartze (Archiv I. 147), dass in Folge von Eiterretention und Druck auf das Labyrinth durch mehre Polypen bedingt Schwindel, Erbrechen, fürchterliche Kopfschmerzen und selbst rechtsseitige Lähmung eingetreten waren, welche durch Entfernung von 3 der 4 vorhandenen Geschwülste beseitigt wurden, und anderwärts (Archiv I. 195), dass in einem Falle der Tod unter den heftigsten Hirnerscheinungen eintrat, und bei der Autopsie sich ergab, dass in Folge der Eiterretention durch einen Polypen die Entzündung vom inneren Ohr aus bis in die Schädelhöhle vorgeschritten war und zur Bildung eines wallnussgrossen Abcesses im Kleinhirn Veranlassung gegeben hatte; ähnlich ist auch der von Moos (pag. 289) erwähnte, von Hillairet mitgetheilte Fall.

Verlauf. Die Polypen haben meist ein langsames Wachsthum, doch können sie sich in einzelnen Fällen auch ziemlich rasch entwickeln, wie ein von v. Tröltsch (pag. 358) berichteter Fall beweist, in dem sich nach der Beseitigung der acuten Symptome einer exacerbirten chronischen Otit. interna mit Perforation innerhalb 6 Wochen ein Polyp entwickelt hatte, der den ganzen Gehörgang ausfüllte. Gewöhnlich aber entstehen sie im Verlaufe der chronischen Entzündung so langsam und ohne characteristische Erscheinungen, dass sie oft gar nicht bemerkt werden würden, wenn nicht die Kranken wegen des vielleicht etwas reichlicher gewordenen oder durch seine Hartnäckigkeit auffallenden Ausflusses veranlasst würden, beim Arzte Hilfe zu suchen; ist dies nicht der Fall, so wachsen die Polypen aus dem Gehörgang heraus und fallen dann den Kranken selbst oder ihrer Umgebung auf; meist sind dann auch Schmerzen, subjective Geräusche und eine bedeutende Abnahme des Gehörs hinzugekommen. Wie weit dies Wachsthum, wenn kein Einhalt gethan wird, fortschreiten kann, darüber fehlen die Erfahrungen; doch sind schon Fälle vorgekommen, wo durch die Grösse der Geschwulst Ausdehnung und förmliche Verstümmelung des äusseren Ohres herbeigeführt wurden. Eine spontane Rückbildung dürfte wohl noch nie beobachtet worden sein, hingegen berichten über spontane Abstossung Schwartze (Archiv II. 95), Kramer, Saissy und Toynbee. Immerhin dürften solche Fälle zu den Ausnahmen gehören und die Hoffnung auf einen solchen Ausgang nicht ein operatives Einschreiten verabsäumen lassen. Mit der Entfernung des Polypen ist aber noch nicht Alles abgethan, indem eines Theils die chronische Entzündung obgleich des sie fortwährend unterhaltenden Reizes beraubt, doch noch eine fortgesetzte, sorgfältige Behandlung verlangt, andern Theils sehr gern Recidive eintreten, namentlich da, wo eine gründliche Zerstörung der Wurzeln durch nachträgliches Aetzen durch die Räumlichkeit nicht gestattet wird, wie dies im Cavum tympani nicht selten der Fall ist; und so kann es sich ereignen, dass die Patienten, ohne längere Beobachtung bald grössere Beschwerden wieder haben wie vor der Operation.

Diagnose: Die Erkennung der Ohrpolypen geschieht mittelst des Gesichts und der Sonde. In den Fällen, wo die langbestehende Wucherung den Eingang des äussern Gehörgangs überragt, ist die Diagnose natürlich nicht mit Schwierigkeiten verbunden; wo dieselben aber tiefer sitzen, wie namentlich bei den kleinen Polypen des Trommelfells, bedarf es zur Erkennung einer guten Beleuchtung vermittelst des Ohrenspiegels nach vorhergegangener gründlicher Ausspritzung und Austrocknung des Gehörgangs. Das oben beschriebene Aussehen der Geschwülste, die Wahrnehmung deutlicher Grenzen lassen den Polypen meist schon durch das Gesicht erkennen, sicherer aber bedient man sich der Sonde, mit der man denselben zu umgehen sucht, um Aufschluss über den Zusammenhang mit den Wandungen des Gehörgangs, seine Beweglichkeit und seine Consistenz zu erhalten. Schwieriger dürfte in vielen Fällen die Beantwortung der Frage sein, von welchem Theile des Ohrs aus der Polyp sich entwickelt hat. Bei den Polypen des äusseren Gehörgangs lässt sich dies am besten mit der Sonde nachweisen, indem es hier nicht gelingt, in einer gewissen Tiefe denselben noch vollständig zu umgehen. Ist dies aber der Fall, so hat man es mit Wucherungen des Trommelfells oder der Pauke zu thun. Hier würde es nun, da Anamnese und Inspection nur selten Aufschluss zu geben vermögen, hauptsächlich auf zweierlei Weise möglich sein, über den Ursprung zu entscheiden; entweder durch den Nachweis einer Continuitätstrennung des Trommelfells oder durch die mikroskopische Untersuchung eines kleinen, zu diesem Zwecke vorläufig entfernten Stücks der Geschwulst. Da nämlich, wie Kramer nachgewiesen hat, Polypen auf einem durchlöcherten Trommelfell nur höchst selten vorkommen, vielmehr eine Verdickung desselben voraussetzen lassen, so dürfte man einen Polypen des Trommelfells dann mit ziemlicher Sicherheit ausschliesen können, wenn das Einblasen von Luft durch die Tuba die für die Perforation des Trommelfells charakteristischen auscultatorischen Erscheinungen ergiebt, oder wo durch den constanten galvanischen Strom nach den Erfahrungen des Dr. Brenner in Petersburg dieser Zustand des Trommelfells erwiesen wird. Die mikroskopische Untersuchung aber würde dann zur Unterscheidung dienen können durch den Nachweis gewisser Elemente, wenn durch hinreichende Untersuchungen sich ergäbe, dass sich von der Paukenhöhle und vom Trommelfell aus dieselben Gewebsformen mit einer gewissen Uebereinstimmung entwickeln. Verwechslungen können stattfinden nach Buchanan mit verdickten Ohrenschmalzdrüsen, die er aber selbst ebensowenig wie andere Autoren, die dieselben nicht erwähnen, jemals in Wirklichkeit gesehen zu haben scheint. Eher könnten kleine Furunkel des Gehörgangs Veranlassung dazu geben, doch wird hier theils die Anamnese, theils die trockne Oberfläche und die Schmerzhaftigkeit leicht Aufschluss geben. Schwieriger wird es sein, diejenigen Fälle zu erkennen, wo ein polypös entartetes ganzes Trommelfell ganz die Erscheinungen eines Polypen bietet; allein abgesehen von der ziemlichen Seltenheit, würde ein Irrthum wenig schaden, da die vollständige oder theilweise Entfernung eines solchen Trommelfells eher nützen als schaden würde. Weiter kann sich bei Entzündung der Paukenhöhlenschleimhaut dieselbe so hervorwulsten, dass sie das Aussehen eines Polypen bekommt. Hier wird es gut sein, einige Tage adstringirende Instillationen vorzunehmen, ehe man zur Operation schreitet, denn gewiss wird sich dadurch die Geschwulst verlieren oder so verkleinern, dass ein Zweifel nicht mehr obwalten kann. Eine Verwechslung mit Condylomen, die sich nach Moos bisweilen unmittelbar am Trommelfell entwickeln können, würde nach demselben Autor für die locale Behandlung auch ohne Nachtheil sein.

Endlich können am Ohre Krebse vorkommen, welche sich von der Schleimhaut der Paukenhöhle aus (Toynbee) oder von der Dura mater (Jones, v. Gaal) entwickelt haben. Für solche Fälle, wo eine Operation allerdings leicht Unheil anrichten kann, da es doch nie gelingen wird, die Geschwulst vollständig auszurotten, würden ein sehr rasches Wachsthum, häufigere Blutungen und die Anwesenheit anderer für Krebs sprechender klinischer Erscheinungen die Diagnose des Krebses bedingen. Das Vorhandensein einer geschwürigen Oberfläche, die unter andern auch den Fabrizius von Hilden veranlasst haben mag, die Geschwulst als Fungus scirrhosus zu bezeichnen, spricht nicht bestimmt für Krebs, da sich eine solche auch an den unschuldigsten Polypen, besonders an den nach aussen reichenden Stellen bilden kann.

Prognose. Die Prognose wird verschieden ausfallen müssen je nach dem Sitze der Polypen. Am günstigsten ist sie zu stellen für die vom äussern Gehörgang ausgehenden, indem dieselben nicht nur am leichtesten sich entfernen lassen, sondern auch für später eine völlige Wiederherstellung des Gehörs hoffen lassen, da besonders bei nicht allzulanger Dauer hier die tiefern Theile nur geringe Veränderungen erleiden. Hingegen bestehen bei Trommelfellpolypen constant Verdickungen, welche auch nach gründlicher Beseitigung und genügender Nachbehandlung noch beträchtliche Hörstörungen zurücklassen; hierbei ist auch noch zu bedenken, dass nach der Entfernung des Polypen zuweilen noch Perforationen eintreten können, die nicht immer wieder so rasch verheilen, wie der eine der oben angeführten Fälle beweist. Noch ungünstiger ist die Prognose für Polypen der Paukenhöhle, die einen vollständigen oder theilweisen Verlust des Trommelfells und der Gehörknöchelchen voraussetzen. Dass Polypen der Paukenhöhle zu Meningitis und überhaupt zu schweren Hirnstörungen Veranlassung geben können, ist aus den oben citirten Beispielen ersichtlich; auch ist nicht zu leugnen, dass dieselben oft mit Caries verbunden sind und dadurch eine ungünstigere Prognose geben; dass aber, wie Wreden in seinem Bericht meint, die Mehrzahl der mit Polypen der Paukenhöhle behafteten Individuen früher oder später an Meningitis oder Gehirnabscessen zu Grunde gehen, und dass bei diesem Leiden immer auch Caries irgend einer Wand der Pauke vorhanden sein soll, ist jedenfalls zu weit gegangen. Die Behauptung einiger älterer Autoren, wie Casper, dass manche Polypen, besonders die harten, Neigung besitzen sollen in Krebs überzugehen, ist wohl durch thatsächliche Beobachtungen nicht bestätigt. Abgesehen aber von dem Sitze liegen die Momente, welche die Prognose im Allgemeinen trüben, darin, dass die Schwerhörigkeit in den meisten Fällen nur zum Theil durch die Entfernung der Neubildungen beseitigt zu werden pflegt, dass alle Polypen grosse Neigung zu Recidiven zeigen, und zwar vorzüglich dann, wenn ein Fehler der Constitution als der Krankheit zu Grunde liegend angesehen werden muss.

Therapie. Eine Heilung der Polypen und der durch sie hervorgerufenen Zustände ist allein dadurch zu erreichen, dass man dieselben möglichst vollständig und bei Zeiten entfernt. Ein Bedenken gegen dieses Verfahren könnte nur in den Fällen aufsteigen, wo die Polypen von der Paukenhöhle ausgehend mit Caries verbunden sind, zumal hier eine Wiederkehr fast mit

Sicherheit zu erwarten ist. Allein, wenn man bedenkt, welche gefährliche Zufälle durch Verschluss des Gehörgangs und Eiterretention eintreten können, so wird man in den meisten Fällen auch hier zur Operation schreiten, denn es tritt dann, wie Moos sagt, eine Indicatio vitalis ein.

Die Anzahl der Mittel und Methoden für die Behandlung der Ohrpolypen, deren Endziel immer eine möglichst schonende und sichere Entfernung derselben war, ist eine überaus grosse; von dem Pterygotom des Paulus von Aegina und dem originellen Apparate des Fabrizius von Hilden an wurden fortwährend neue Instrumente erfunden und beschrieben, welche die verschiedenen Methoden des Austrocknens durch Medicamente, das Cauterisiren, das Abschneiden, das Abquetschen oder Abdrücken, das Ausreissen, das Zerquetschen oder Zermalmen und das Unterbinden ermöglichen oder erleichtern sollten. Die Ausführlichkeit, mit welcher dieses Thema namentlich von den ältern Autoren behandelt worden ist, gestattet mir, dasselbe kürzer abzumachen. Nachdem einige dieser Methoden theils als zu unsicher oder zu langsam wirkend, theils als zu unpraktisch oder roh und gefährlich wieder aufgegeben worden sind, werden in der neueren Zeit fast nur noch das Abschneiden, das Abbinden oder Abschnüren und die Zerstörung durch Aetzmittel angewendet. Das Abschneiden empfiehlt besonders Kramer für Polypen des äussern Gehörgangs, denen man leicht beikommen kann; er bedient sich dazu einer auf die Fläche gebogenen Scheere oder eines gekrümmten Messerchens, während der Polyp mit der Pincette oder einem Häkchen gefasst wird. Die meist geringe Blutung pflegt durch Einspritzen von lauem Wasser oder von Adstringentien gestillt zu werden. Als mit meist noch geringerer Blutung verbunden und auch bei den tief gelegenen Polypen anwendbar verdient das Abbinden und Abschnüren vermittelst einer Schlinge von Stahl-, Kupfer- oder Silberdraht den Vorzug; am besten bringt man dieselbe an dem von Wilde angegebenen Polypenschnürer an, der auch dem von Kramer empfohlenen verkleinerten Levret'schen Instrumente vorzuziehen ist, namentlich auch den Vortheil bietet, dass man sogleich die vollständige Entfernung vornehmen kann. Bei sehr grossen Polypen kann es jedoch nöthig werden, die Geschwulst durch Abschneiden verschieden grosser Stücke erst zu verkleinern und zur Anlegung der Schlinge geeignet zu machen. Eine Beschreibung des Instrumentes und seiner Anwendung giebt namentlich v. Tröltsch, sowie Moos. Neuerdings hat Schwartze (Archiv IV. 1 pag. 7) die galvanokaustische Schlinge in eine zur Einführung in den äussern Gehörgang geeignetere Form gebracht und empfiehlt ihre Anwendung zur Entfernung solcher Polypen, die wegen der Festigkeit des Gewebes der Wilde'schen Schlinge Widerstand zu leisten im Stande sind.

Mit der Abschneidung der Geschwulst ist aber die Kur noch keineswegs beendet, da die nothwendiger Weise sitzenbleibenden Reste, sich selbst überlassen, sehr bald von neuem zu wachsen anfangen; man muss daher denselben nach Stillung der Blutung und Reinigung des Ohrs sofort mit dem Aetzmittel zu Leibe gehen, um sie vollständig zu zerstören; dazu wendet man am besten statt der andern leicht zerfliesslichen Mittel den Höllenstein an, dessen Einführung man sich auf verschiedene Weise erleichtern kann. Herr Dr. Hagen bedient sich einer knieförmig gebogenen Silbersonde, deren eines Ende, in geschmolzenen Höllenstein getaucht, sich mit einer hinreichend dicken Kruste bedeckt, um kräftig ätzend zu wirken, aber nicht befürchten lassen muss, durch Abbrechen eines Stücks die Wirkung nicht allein auf die beabsichtigte Stelle zu beschränken. Gleichzeitig muss auch gegen die noch bestehende Entzündung des betreffenden Muttergewebes in der entsprechenden Weise vorgegangen werden. Der Zerstörung durch das Aetzmittel kann man sich da bedienen, wo entweder die Polypen so klein sind, dass sie mit der Wilde'schen Schlinge nicht zu fassen sind, oder wo Unruhe und Aengstlichkeit der Patienten eine sichere Handhabung von Instrumenten unmöglich machen, was jedoch bei dem Wilde'schen Apparat nur höchst selten der Fall sein wird. In solchen Fällen, wo der Krankheit eine constitutionelle Ursache mit zu Grunde liegt, muss man natürlich auch in dieser Hinsicht mit einer zweckentsprechenden Behandlung vorgehen. —

Leipzig, Druck von Giesecke & Devrient.

Leipzig, Druck von Giesecke & Devrient.

PRAKTISCHE BEITRÄGE

ZUR

OHRENHEILKUNDE

VON

DR. R. HAGEN,

DOCENT DER OHRENHEILKUNDE AN DER UNIVERSITÄT, PRAKTISCHER ARZT
UND OHRENARZT ZU LEIPZIG.

V.

DIE CARBOLSÄURE UND IHRE ANWENDUNG IN DER OHRENHEILKUNDE.

LEIPZIG
VERLAG VON VEIT & COMP.
1869.

PRAKTISCHE BEITRÄGE

ZUR

OHRENHEILKUNDE

VON

DR. R. HAGEN,

DOCENT DER OHRENHEILKUNDE AN DER UNIVERSITÄT, PRAKTISCHER ARZT
UND OHRENARZT IN LEIPZIG.

V.

DIE CARBOLSÄURE UND IHRE ANWENDUNG IN DER OHRENHEILKUNDE.

LEIPZIG
VERLAG VON VEIT & COMP.
1868.

VORWORT.

Trotz der vor längerer Zeit erfolgten, jedenfalls übertriebenen Empfehlung starker Bleilösungen gegen Otorrhöen seitens des Dr. Wreden in St. Petersburg und trotz der neuerdings vom Prof. Dr. Schwartze mit grosser Reserve empfohlenen kaustischen Behandlung eiteriger Ohrkatarrhe leisten genannte Leiden in vielen Fällen einer jeden Behandlung einen unbesiegbaren Widerstand. Meine Versuche mit der Carbolsäure gegen diese Affectionen haben mir dieses Präparat — namentlich in Verbindung mit schwefelsaurem Zink — als ein in sehr vielen, obschon nicht in allen Fällen grossen Nutzen bringendes kennen gelehrt. Ich hoffe, dass meine Herren Collegen Gelegenheit nehmen werden, die Carbolsäure allein und in Verbindung mit Zinksulfat zu versuchen, und wünsche, dass sie eben so erfreuliche Erfolge wie ich damit erzielen mögen.

Leipzig, November 1868.

Dr. Hagen.

Die Carbolsäure und ihre Anwendung in der Ohrenheilkunde.

Einleitung. — In der Chirurgie und Medicin hat die Carbolsäure bereits mehrseitige und mannichfache Anwendung gefunden, in der Ohrenheilkunde bisher aber keine, wenn man nicht Auspitz's [1] Empfehlung derselben als Ersatz des Theers gegen Ekzem des äusseren Ohres hierher rechnen will.

Schon vor Prof. J. Lister's [2] Publication über den Gebrauch der Carbolsäure in der Chirurgie ist dieselbe, wie J. G. Simpson [3] angiebt, bei Wunden, Abscessen und complicirten Fracturen angewendet worden. Leider ist mir der Originalaufsatz Simpson's nicht zur Hand gewesen und muss ich mich deshalb an das betreffende Referat in Schmidt's Jahrbüchern der in- und ausländischen gesammten Medicin (1868. Bd. 138, Heft 6, pag. 337) halten. Daselbst heisst es, dass Simpson zur Unterstützung seiner Behauptung sich auf ein im Jahre 1863 von Lemaire herausgegebenes Buch „De l'acide phénique“ und auf die im Jahre 1865 von Déclat veröffentlichte Schrift: „Nouvelles applications de l'acide phénique“ stütze. Letzterer berichtet, dass Maisonneuve die Carbolsäure als Verbandmittel vielfach angewendet habe und dass dadurch die Krankensäle gesünder geworden seien. Ferner sei von Küchenmeister die Carbolsäure als antiseptisches Mittel schon früher empfohlen worden.

Wenn es nun auch nach diesen Angaben feststeht, dass J. Lister nicht zuerst die therapeutische Anwendung der Carbolsäure, namentlich bei chirurgischen Krankheiten, empfohlen hat, so gebührt ihm doch sicherlich das Verdienst, zuerst eine ratio-

---

[1] Archiv für Ohrenheilkunde, 1864. Bd. I, pag. 134.

[2] On a new method of treating compound fracture, abscess etc. with observations on the conditions of suppuration. By Joseph Lister, Esq. F. R. S. Professor of surgery in the university of Glasgow. Lancet 1867. March 16. 23. 30. April 27. — Lancet II, 12; Sept. 21. 1867.

[3] Lancet II, 18. Nov. 2. 1867.

nelle Methode für die Anwendung derselben in der praktischen Chirurgie aufgestellt zu haben, deren Wichtigkeit von anderen Chirurgen sowohl Englands und Frankreichs, als auch Deutschlands (in letzterem namentlich von Prof. Dr. Thiersch in Leipzig) anerkannt worden ist.

Vor dem Jahre 1860 ist die Carbolsäure weder in Deutschland, noch in England, noch in Frankreich therapeutisch angewendet worden. In dem eben genannten Jahre empfahl L. Parisel[1] die Carbolsäure dem Studium der Aerzte, und mehrere derselben, unter ihnen Lemaire und Déclat, kamen bald dieser Aufforderung nach.

Die vom Prof. Thiersch mit der Carbolsäure erzielten Resultate, welche vom Dr. H. G. Joseph[2] veröffentlicht worden sind, haben mich veranlasst, mit derselben Versuche in der Ohrenheilkunde anzustellen. Die damit erlangten günstigen Erfolge haben mich zur Veröffentlichung meiner, obschon nicht sehr umfangreichen, doch wohl aber genügenden Erfahrungen bestimmt. Ich hoffe, dass meine geehrten Herren Collegen Gelegenheit nehmen werden, gleichartige Versuche anzustellen, sowie ich die Absicht habe, die meinigen in der Folgezeit fortzusetzen und das Resultat derselben später zu veröffentlichen.

Geschichte der Carbolsäure. — Die Carbolsäure wurde im Jahre 1834 von Runge[3] im Steinkohlentheer entdeckt, nachdem Reichenbach[4] zwei Jahre vorher (1832) aus dem Buchenholztheer das Kreosot dargestellt hatte. Seitdem haben sich viele Chemiker, wie Laurent, Gerhardt, Kopp, Woehler, Städeler, Calvert, Berthelot, Kolbe etc. etc. mit derselben beschäftigt.

Das nach der Reichenbach'schen Methode bereitete Kreo-

---

[1] Moniteur des Sciences médicales. Mars. 1860.

[2] H. G. Joseph. J. Lister's antiseptische Behandlung der Abscesse. Bericht über die Erfolge, welche mit diesem Verfahren auf der chirurgischen Klinik im St. Jacobshospital zu Leipzig erzielt wurden. Inauguraldissertation. December 1867.

[3] Poggendorf's Annalen. Bd. 31, pag. 69. — Bd. 32, pag. 308.

[4] Schweigg. Journal, Bd. 66, pag. 301 und 345. Bd. 67, pag. 1 und 57. Bd. 68, pag. 352.

sot hatte bald nach seiner Entdeckung mannichfache Anwendung gefunden, wurde aber später, ohne seinen Namen zu ändern, durch einen ganz anderen, von ihm wesentlich verschiedenen Körper verdrängt. Nach Dr. Fr. Mohr[1] wurde dies durch das oft bis in's Lächerliche gehende Bestreben, alle Stoffe farblos darzustellen, herbeigeführt. Man hatte nämlich vielfach beobachtet, dass das aus Buchenholztheer dargestellte Kreosot mit der Zeit eine dunkle Färbung annimmt, und dass es, durch noch so viele Destillationen wieder farblos hergestellt, immer wieder nachdunkelt. Eine gewisse Aehnlichkeit des Geruchs mit den durch die Destillation des Steinkohlentheers erhaltenen Substanzen führte zu den Versuchen, aus dem Steinkohlentheer Kreosot zu bereiten, welche in sofern von Erfolg begleitet waren, als man eine dem Kreosot ähnliche Substanz von vollkommener Farblosigkeit erhielt, welche die für den Gebrauch ganz gleichgültige Eigenschaft besass, mit der Zeit nicht nachzudunkeln. Bald war in Folge dessen der Markt mit Steinkohlentheer-Kreosot überschwemmt und das ächte Kreosot Reichenbach's war nicht mehr begehrt. Das Steinkohlentheer-Kreosot hatte allerdings einen etwas verschiedenen Geruch; allein man schrieb diesen Umstand der Gegenwart eines neben dem Kreosot vorhandenen Körpers zu, so wie man auch in dem Holztheer-Kreosot einen solchen Stoff annahm, welcher durch Oxydation die dunkle Färbung bewirkte, und welchen man ebenfalls nicht entfernen konnte. Da auch die chemische Zusammensetzung des echten Kreosots noch nicht absolut feststand, so konnte man sich auf analytischem Wege auch keine Gewissheit verschaffen. Wegen der Aehnlichkeit des Geruchs, ferner wegen des Umstandes, dass das meiste im westlichen Deutschland producirte Kreosot aus Steinkohlentheer herrührte und ohne Widerrede Eingang in die Pharmacie fand, endlich dadurch, dass L. Gmelin in seinem Handbuche der organischen Chemie geradezu Reichenbach's Kreosot, Runge's Carbolsäure und Laurent's Phenylsäure unter dem Capitel Carbolsäure gemeinschaftlich abhandelte und behauptete, dass diese drei Stoffe sich nur

---

[1] Commentar zur Preussischen Pharmacopoe. Bd 2, pag. 59.

durch verschiedene Reinheit unterschieden, hatte sich unter den Chemikern die Ansicht herausgebildet, dass alle im Handel vorkommenden Kreosote nichts als unreine Phenylsäure seien. Die auf diese Weise herbeigeführte Verwirrung wurde durch Gorup-Besanez [1] zu entwirren versucht, indem er durch genaue Untersuchungen die Verschiedenheit dieser Stoffe festsetzte. L. Gmelin hingegen hielt selbst noch in den späteren Auflagen seines Handbuches die von ihm behauptete Identität der genannten Stoffe aufrecht, und so kommt es jetzt noch vor, dass in den Apotheken statt der verordneten Carbolsäure entweder Kreosot oder auch Benzin verabreicht wird. Ich erlaube mir auf solche Verwechslungen hier ganz besonders aufmerksam zu machen.

Reichenbach's Kreosot aus Buchenholztheer ist ein von der Carbolsäure wesentlich verschiedener Körper, während Carbolsäure und Phenylsäure ein und dasselbe sind. Es würde zu weit führen, alle chemischen Verschiedenheiten des Kreosot und der Carbolsäure ausführlich anzugeben; auf Einzelnheiten wird später aufmerksam gemacht werden. Williamson [2] und mit ihm die meisten neueren Chemiker betrachten das Kreosot Reichenbach's für homolog mit dem Phenyloxydhydrat und nennen es deshalb Kresyloxydhydrat ($C_{14}\,H_7O,\ HO$).

Chemische Zusammensetzung und Vorkommen der Carbolsäure. — Die Carbolsäure, auch Phenylsäure, Phenyloxydhydrat, Phenol, Spirol, phenylige Säure, Phenalkohol, Salicon genannt, ist nach Ch. Gerhardt [3], dem ich hier namentlich folge, in folgender Weise zusammengesetzt:

$C_{12}H_6O_2 = C_{12}H_5O, HO$ nach der Radicaltheorie,

$\left.\begin{matrix} C_{12}H_5 \\ H \end{matrix}\right\} O_2$ nach der Typentheorie.

Dieser Körper findet sich in reichlicher Menge in dem bei

[1] Annal. der Chemie und Pharmacie, (1853) Bd. 78, pag. 231. Bd. 86, pag. 223. — Journ. für prakt. Chemie, Bd. 60, pag. 79. — Pharmaceut. Centralbl. 1853, pag. 881.

[2] Chem. Gaz. 1854, No. 287, pag. 376. — Journ. für prakt. Chemie, Bd. 63, pag. 294.

[3] Ch. Gerhardt, Lehrbuch der organischen Chemie, Bd. 3, pag. 19 ff. Leipzig 1855.

der Gasbereitung (daher der Name Phenyl, von dem Griechischen φαίνω, ich beleuchte, und ὕλη, Stoff) sich bildenden Steinkohlentheeröl und bildet sich nach Ch. Gerhardt [1] bei der Zersetzung der Salicylsäure durch Kalk und Baryt:

$$\underbrace{C_{14}H_6O_6}_{\text{Salicylsäure}} = C_2O_4 + \underbrace{C_{12}H_6O_2}_{\text{Phenylsäure.}}$$

Er bildet sich ferner nach E. Kopp bei der trocknen Destillation des Benzoëharzes, des Harzes der Xanthorrhoca hastilis (Gelbharz oder Botanybaiharz genannt), der Chinasäure (nach Wöhler), des chromsauren Pelosins (nach Bödecker) etc. und findet sich ferner, wenn auch in geringer Menge, nach Berthelot unter den Producten, welche man erhält, wenn man Alkohol oder Essigsäure durch ein rothglühendes Rohr leitet.

Nach Wöhler [2] verdankt das Bibergeil der Phenylsäure seinen eigenthümlichen Geruch, und nach Städeler [3] enthalten der Kuh-, Pferde- und Menschenharn gleichfalls Phenylsäure.

Nach Gerhardt soll das Kreosot des Handels häufig weiter nichts als Phenylsäure sein.

Darstellung der Carbolsäure. — Runge [4] hat folgendes Verfahren angegeben: Man stellt 12 Th. aus Steinkohlentheer durch Destillation über Kupferoxyd erhaltenes Oel mit 2 Th. Kalk und 50 Th. Wasser unter fleissigem Schütteln 8 Stunden lang zusammen, kocht das hiervon erhaltene braungelbe, wässrige Filtrat auf $^1/_4$ ein, wobei Anilin, Leukol und Pyrrhol fortgehen, filtrirt nach dem Erkalten, schlägt aus dem Filtrate durch überschüssige Salzsäure die unreine Carbolsäure als braunes Oel nieder, wäscht diese nach dem Abgiessen der wässrigen Flüssigkeit mit Wasser, destillirt sie dann mit Wasser, bis $^2/_3$ des Oeles übergegangen sind (der braunschwarze, pechartige Rückstand hält Rosolsäure und Brunolsäure), versetzt das anfangs milchige Destillat, aus dem sich klare Oeltropfen absetzen,

[1] Ann. de Chim. et de Phys. (3) VII, pag. 215. — Annal. der Chem. und Pharmac. XLV, pag. 19. — Journ. für prakt. Chem. XXVIII, pag. 84.

[2] Annal. der Chem. und Pharmac. XLIX, pag. 360.

[3] Eod. loco LXVII, pag. 360; LXXVII, pag. 17. — Journ. für prakt. Chem. LII, pag. 42.

[4] Poggend. Annal. Bd. 31, pag. 69. Bd. 32, pag. 308.

mit so viel Wasser, dass sich alles Oel löst, fällt es durch Bleiessig und unterwirft den käsigen Niederschlag von carbolsaurem Bleioxyd nach dem Waschen und guten Trocknen (am besten unter Zusatz von wenig Schwefel- oder Salzsäure) der trocknen Destillation, wobei er unter Schmelzung die Carbolsäure (und wenn er nicht ganz getrocknet war, zuerst auch Wasser) als ein gelbes Oel entwickelt, was durch Rectificiren bei gewechselter Vorlage wasserfrei und farblos erhalten wird. — Am einfachsten ist es, die im erwähnten milchigen Destillat enthaltene Carbolsäure sogleich erst mit Wasser, dann mit 4 bis 5 Proc. Kalihydrat zu destilliren, um sie rein zu erhalten.

Laurent [1] hat zur Darstellung der Carbolsäure aus dem Steinkohlentheeröl folgendes Verfahren angegeben: Das Oel wird der fractionirten Destillation unterworfen, und die zwischen 150° bis 200° C. siedenden Antheile werden für sich aufgefangen. Dieses so gewonnene Oel wird mit warm gesättigter Kalilauge und gepulvertem Kali versetzt, wodurch es sich in einen weissen Krystallbrei verwandelt. Man löst diesen in heissem Wasser, hebt das sich abscheidende Oel ab, neutralisirt die untere alkalische Schichte mit Salzsäure, wäscht die als Oel sich erhebende unreine Phenylsäure mit wenig Wasser, digerirt es über Chlorcalcium, rectificirt es nochmals, kühlt es in einer verschlossenen Flasche allmählig bis auf — 10° C. ab und giesst von den Krystallen der reinen Phenylsäure den flüssig gebliebenen Theil ab. Die Krystalle werden vor Zutritt der Luft geschützt aufbewahrt.

Die zahlreichen fractionirten Destillationen lassen sich durch Benutzung der Krystallisirbarkeit des Phenols leicht umgehen. Wenn rohes, sogen. Steinkohlentheerkreosot von 186° bis 188° C. Siedepunct abgekühlt und eine Zeit lang mit einigen Krystallen von reinem Phenol in Berührung gelassen wird, so scheidet sich schon eine beträchtliche Menge von reinen Phenolkrystallen ab, die von der Flüssigkeit getrennt bei 186° C. sieden und schon im Halse der Retorte ein Sublimat von reinem Phenol geben.

---

[1] Ann. de Chim. et de Phys. (3) III, pag. 195. — Annal. der Chem. und Pharm. XLIII, pag. 200. — Journ. für prakt. Chem. XXV. pag. 401.

Chemische und physikalische Eigenschaften der Carbolsäure. — Die Carbolsäure ist fest, farblos und krystallisirt in langen farblosen Nadeln, welche wahrscheinlich dem rhombischen Systeme angehören. Sie riecht dem Kreosot sehr ähnlich. Sie schmilzt bei 34° bis 35° C. und siedet zwischen 187° und 188° C. Durch die geringste Spur von Feuchtigkeit zerfliessen die Krystalle. Das spec. Gewicht der Carbolsäure ist: 1,065 bei + 18° C.[1] Sie röthet nicht Lakmus und macht auf Papier Fettflecken, welche nach und nach verschwinden.

Mit Wasser geschüttelt, nimmt sie Wasser in sich auf. Das Wasser selbst löst etwas Carbolsäure, 3,26 Procent bei 20° nach Runge, 5 Proc. nach Cloez, welcher aber die Temperatur nicht angegeben hat. Kochsalz scheidet jedoch aus dieser Lösung das Phenol zum grössten Theile wieder ab. — Die geringe Löslichkeit der Phenylsäure in Wasser soll nach Parisel dadurch wesentlich erhöht werden können, dass man sie mit der Tinctur der Quillaya saponaria und der Saponaria officinalis mischt, Wasser in genügender Menge zusetzt und auf diese Weise eine phenylsaure Emulsion von bestimmbarem Gehalte an Säure erhält, welche sich für die magistrale Receptur verwerthen lässt.

Weit leichter ist die Carbolsäure in Glycerin löslich, in jedem Verhältnisse aber in Alkohol und Aether. Sie löst sich auch leicht in concentrirter Essigsäure, Chloroform, Methylalkohol, Terpentinspiritus.

Ueber geschmolzene Phosphorsäure kann sie destillirt werden, ohne dass sie eine Veränderung erleidet.

Concentrirte Schwefelsäure löst sie unter Wärmeentwickelung und ohne sich zu färben auf.

Die Carbolsäure brennt mit russender Flamme.

---

[1] Das Kreosot ist eine farblose, klare, ölige, vollkommen neutrale Flüssigkeit von durchdringendem, an geräuchertes Fleisch erinnerndem Geruch und starkem Lichtbrechungsvermögen. Sein Geschmack ist äusserst beissend. Sein spec. Gewicht = $1,_{037}$ bei 20° (Reichenbach); $1,_{040}$ bei $11,_5$° (v. Gorup); $1,_{076}$ bei $15,_5$° (Völkel). Bei — 20° wird es noch nicht fest. Es siedet bei 203° (Reichenbach); zwischen $203,_5$ und 208° (v. Gorup), und destillirt zum grössten Theile unverändert über. Im reinen Zustande färbt es sich nicht an der Luft.

Durch concentrirte Salpetersäure wird die Phenylsäure mit äusserster Heftigkeit angegriffen. Jeder Tropfen Salpetersäure, welchen man in die Phenylsäure fallen lässt, erzeugt ein Geräusch, wie wenn man ein glühendes Eisen in Wasser taucht.

Tränkt man Fichtenholz mit einer Carbolsäurelösung, zieht dasselbe dann durch verdünnte Salzsäure und setzt es hierauf dem Sonnenlichte aus, so wird es violett. Diese Reaction indessen ist nach R. Wagner [1] durchaus unzuverlässig, da harziges Holz, einfach mit Salzsäure befeuchtet, an der Sonne eine blaue, violette und grüne Färbung annimmt.

Durch flüssiges Ammoniak wird nach Gerhardt die Carbolsäure nicht aufgelöst; sie absorbirt aber flüssiges Ammoniak, während sie sich nach Parisel [2] nach 24 Stunden, wenn öfter geschüttelt wird, in Ammoniakflüssigkeit auflöst. Erhitzt man das Product einige Zeit lang in einer zugeschmolzenen Röhre bei höherer Temperatur, so verwandelt es sich theilweise in Wasser und in Anilin.

Die Carbolsäure, welche zu Basen eine noch schwächere Affinität als die Kohlensäure besitzt, ist gleichwohl im Stande, mit einer Lösung von kohlensaurem Ammoniak gekocht, Kohlensäure auszutreiben und phenylsaures Ammoniumoxyd zu bilden (Parisel).

Durch Kalium wird die Phenylsäure anfangs nur wenig angegriffen; bei gelinder Wärme aber wird die Einwirkung stärker; es entwickelt sich Wasserstoffgas und man erhält in Nadeln krystallisirtes phenylsaures Kali. Festes Kali verbindet sich ebenfalls mit der Phenylsäure unter Bildung dieses Salzes. Flüssiges Kali löst die Phenylsäure auf.

Sie kann über überschüssiges Kali, Kalk oder Baryt destillirt werden, ohne dass eine Zersetzung stattfindet.

Mischt man Carbolsäure, Kalkhydrat und Chlorcalcium oder kohlensaures Ammoniumoxyd ohne Wasserzusatz zusammen, so kann man, je nach den angewandten Gewichtsverhältnissen der

---

[1] Journ. für prakt. Chem. LII, pag 451.

[2] François Louis Parisel. De l'acide phénique au point de vue pharmaceutique. Paris, 1866.

genannten Körper, rothe, blaue, violette, schwarze Farbstoffe in allen Nüancen erzeugen (Parisel).

Die zweifach schwefligsauren Alkalien sind auf die Phenylsäure ohne Einwirkung.

Sie reducirt Quecksilberoxyd in der Siedehitze und scheidet aus dem salpetersauren Silberoxyd metallisches Silber ab. Giesst man einige Tropfen Phenylsäure über Bleisuperoxyd, so entwickelt sich Wärme und es ist ein geringes Geräusch hörbar; auf Zusatz von einigen Tropfen Wasser und Erhitzen entfärbt sich das Bleisuperoxyd.

Mit Chromsäure behandelt färbt sich das Phenol schwarz.

Ein Gemenge von Salzsäure und chlorsaurem Kali verwandelt die Carbolsäure zuerst in Trichlorphenylsäure und dann in Perchlorchinon oder Chloranil ($C_{12}Cl_4O_4$).

Phosphorsuperchlorid führt die Phenylsäure in Phenylchlorür und in phosphorsaures Phenyloxyd über.

Benzoylchlorür verwandelt sie in benzoësaures Phenyloxyd.

Phosphorchlorür mit Phenylsäure destillirt scheint anfangs eben so wie das Phosphorsuperchlorid einzuwirken, in der Wärme aber zersetzt sich das Phenylchlorür und unter den Zersetzungsproducten findet man nach Scrugham Phenylhydrür.[1]

Die Phenylsäure löst nach Parisel Schwefel, Jod, Colophonium und Indigo auf, während Phosphor von ihr nicht aufgenommen wird.

Carbolsäure kann zur Unterscheidung des Albumin vom Caseïn und Glutin dienen; sie führt Albumin in den coagulirten Zustand über, giebt in concentrirter Leimlösung einen in Wasser löslichen Niederschlag und verändert das lösliche Caseïn nicht (Parisel).

Derivate der Phenylsäure. — Mit den Alkalien geht das Phenol, da es mit deutlich saurer Eigenschaft begabt ist, leicht Verbindungen ein. Phenylsaures Kali ($KO \cdot C_{12}H_5O$) entsteht durch Auflösen von gepulvertem Kalihydrat in Phenylsäure, oder wenn man, wie oben schon angegeben, Kalium damit gelinde erwärmt, welches letztere sich darin unter Wasserstoffentwickelung löst.

---

[1] Journ. für prakt. Chem. LXII, pag 365.

Phenylsaures Ammoniumoxyd ($H_4NO.C_{12}H_5O$). Phenylsäure wird, wie oben angegeben, von wässrigem Ammoniak nicht gelöst, überhaupt davon nicht angegriffen; wohl aber absorbirt sie trocknes Ammoniak unter Freiwerden von Wärme und verwandelt sich in ein weisses, sublimirbares Salz, welches sich in Wasser und Alkohol löst.

Der phenylsaure Baryt ($BaO.C_{12}H_5O + 2HO$) scheidet sich in krystallinischen Krusten ab, wenn man die Lösung, welche durch Kochen von Barytwasser mit überschüssigem Phenol entsteht, im Vacuum verdampft.

Der phenylsaure Kalk ($CaO.C_{12}H_5O$) entsteht auf ähnliche Weise.

Durch Kochen von Phenylsäure mit Bleioxyd und Wasser erhält man eine syrupartige Flüssigkeit, welche auf Zusatz von einigen Tropfen Alkohol zu einer weissen, festen Masse erstarrt, die das neutrale Salz ist ($PbO.C_{12}H_5O$). — Ein basisches Salz ($2[PbO.C_{12}H_5O] + PbO.HO$) entsteht durch Fällen einer wässerigen Lösung von Phenol mit basisch essigsaurem Bleioxyd. Es bildet einen weissen käsigen Niederschlag, welcher getrocknet sich bei 130° gelb färbt und bei etwa 200° schmilzt.

Mit den Säuren liefert die Carbolsäure ätherartige Verbindungen, weshalb man auch das Phenol den Alkoholen zugerechnet hat. Neuere Untersuchungen haben jedoch dargethan, dass es, da es durch Oxydation weder eine Säure noch ein Aldehyd liefert, nicht zu den Alkoholen zu zählen ist, sondern vielmehr als ein Phenylwasserstoff ($C_{12}H_5$)H (Benzol) zu betrachten sei, worin ein Atom Wasserstoff durch Hydroxyl ersetzt ist, also $C_{12}\left.\begin{matrix}H_4\\HO_2\end{matrix}\right\}H$.

Das Phenol bildet das Anfangsglied jener mit diesen Eigenschaften begabten Körper, die man überhaupt mit dem Namen Phenole zusammenfasst.

Mischt man Phenol mit Schwefelsäure, so erhält man eine Phenyloxydschwefelsäure $\left.\begin{matrix}HO\\C_{12}H_5O\end{matrix}\right\}2SO_3$, welche aber richtiger als Oxyphenylschwefelsäure $\left(C_{12}\left\{\begin{matrix}H_4\\HO_2\end{matrix}\right.\right)S_2O_6.HO$ anzusehen ist.

Sie bildet mit Metalloxyden lösliche Salze und zersetzt sich nicht so leicht beim Kochen wie die gewöhnlichen Aethersäuren.

Durch Vermischen von Phenol mit wasserfreier Phosphorsäure und gelindes Erwärmen erhält man Monophenolphosphorsäure $\left.\begin{matrix} C_{12}H_5O \\ 2\,HO \end{matrix}\right\} PO_5$, die zweibasisch ist, und Diphenolphosphorsäure $\left.\begin{matrix} 2\,C_{12}H_5O \\ HO \end{matrix}\right\} PO_5$, die einbasisch ist. Die Triphenolphosphorsäure $3\,C_{12}H_5O.\,PO_5$ wird durch Vermischen von Phenol mit Phosphorchlorid neben Phenylchlorid erhalten. Sie bildet leicht schmelzbare Krystalle, welche mit essigsaurem Kali erhitzt sich in Essigsäurephenol $C_{12}H_5O.\,C_4H_3O_3$ und phosphorsaures Kali umsetzt.

Leitet man in Phenol Chlor ein, so entstehen einfach, zweifach und dreifach gechlortes Phenol. Das Monochlorphenol, $HO.\,C_{12}\left\{\begin{matrix} H_4 \\ Cl \end{matrix}\right\} O$, wird in farblosen, bei 41° C. schmelzbaren Krystallen erhalten, die in Wasser unlöslich, leicht aber in Weingeist löslich sind. Das Bichlorphenol, $HO.\,C_{12}\left\{\begin{matrix} H_3 \\ Cl_2 \end{matrix}\right\} O$, ist eine ölige Flüssigkeit, die auch beim Erhitzen von Bichlorsalicylsäure mit Kalk erhalten wird. Das Trichlorphenol, $HO.\,C_{12}\left\{\begin{matrix} H_2 \\ Cl_3 \end{matrix}\right\} O$, bildet lange, seideglänzende Nadeln, die bei 44° C. schmelzen und bei 250° C. sieden. Es ist eine entschiedene Säure, welche beim Kochen mit kohlensaurem Natron die Kohlensäure austreibt. Ein Pentachlorphenol, $HO.\,C_{12}\,Cl_5O$, entsteht aus Chlorisatin bei Einwirkung von Chlor.

Dieselben Substitutionen liefern auch das Brom und das Jod. Das Monojodphenol, $C_{12}\left\{\begin{matrix} H_4 \\ J \end{matrix}\right\} O.\,HO$, ist in drei verschiedenen Modificationen bekannt.

Bei Behandlung des Phenols mit Salpetersäure werden ein, zwei oder drei Atome Wasserstoff durch NO_4 ersetzt und es entstehen dadurch entschiedene, ja zuletzt eine sehr starke Säure. Diese letztere entsteht auch bei Einwirkung von Salpetersäure auf Salicylsäure, Salicin, Indigo, Benzoë, Perubalsam und noch verschiedene Harze, und ist die 1788 von Hausmann entdeckte Pikrinsäure (Welter'sches Bitter) oder Trinitrophenylsäure, welche in blassgelben Blättchen krystallisirt, bei 115° C. schmilzt und sich sublimiren lässt. Der Geschmack ist penetrant bitter. Die Lösungen färben Wolle und Seide dauerhaft gelb. Die pikrinsauren Salze sind meist gelb gefärbt, das Kupfersalz ist grün. Erhitzt verpuffen sie. Auf Zusatz von Salpetersäure fällt aus den Lösungen gelbe Pikrinsäure aus.

Das Kalisalz ist in Wasser schwer löslich und deshalb dient die Pikrinsäure auch als Reagens. Die Pikrinsäure wirkt, innerlich genommen, giftig; in Gaben bis zu 10 Gran tödtet sie Hunde und Kaninchen in kurzer Zeit unter Betäubung und Convulsionen; in kleinen Dosen soll sie sich gegen intermittirende Fieber sehr wirksam erweisen.

Behandelt man diese Trinitrophenylsäure mit reducirenden Substanzen, so tritt Amid in die Verbindung ein und es entstehen die Amidosäuren. Am bekanntesten ist die Amidinitrophenylsäure oder Pikraminsäure, $HO.C_{12}\left\{\begin{matrix} H_2 \\ (NO_4)_2 \\ H_2N \end{matrix}\right\}O$, welche, wenn sie in alkoholischer Lösung mit salpetriger Säure behandelt wird, in Diazodinitrophenol $HO.C_{12}\left\{\begin{matrix} H \\ (NO_4)_2 \\ N_2 \end{matrix}\right\}O$, übergeht, welches ganz die Constitution des Phenols besitzt und demnach als dessen Substitutionsproduct anzusehen ist, und grosses Interesse dadurch bietet, als in ihm Stickstoff als einwerthiges Radical auftritt (weil er ein Aeq. Wasserstoff vertritt), während man sonst den Stickstoff als dreiwerthiges Element zu betrachten gewohnt war.

Pharmakologisches. — Die Phenylsäure kommt im Handel in dreierlei Formen vor, nämlich als krystallisirte, als weisse flüssige und als rohe (nicht farblose) Phenylsäure.

Die krystallisirte Form der Phenylsäure beweist keineswegs ihre Reinheit. Die dem Steinkohlentheer innewohnenden

Oele krystallisiren ebenfalls beim Erkalten. Das Naphthalin ist sogar bei gewöhnlicher Temperatur fest. Man muss sich deshalb der Reinheit der Phenylsäure vergewissern.

Als Zeichen der chemischen Reinheit gelten nach Parisel folgende Eigenschaften:

Der Schmelzpunct der krystallisirten Phenylsäure darf nicht unter 35° liegen; jede Beimischung erniedrigt den Schmelzpunct.

Durch Zusatz von concentrirter Schwefelsäure darf sie sich in der Kälte nur erst nach sehr langer Zeit färben. Wird sie röthlich gefärbt, so hängt dies von einer Beimischung von Naphthalin ab; wird sie braun gefärbt, so sind verwandte Säuren beigemengt.

Drei bis vier Grammen Carbolsäure, in einem Liter destillirten Wassers aufgenommen, dürfen weder einen Niederschlag von Naphthalin ausfallen, noch an der Oberfläche Oeltropfen auftreten lassen.

Eine solche wässerige Lösung färbt sich nach Zusatz von einigen Grammen reiner Salpetersäure, 24 Stunden sich selbst überlassen oder gekocht, um so gelber, je reiner die Carbolsäure war.

Dieselbe wässerige Lösung nimmt nach Zusatz von einigen Grammen Ammoniak in 48 Stunden eine ganz reine blaue Färbung an. Die verunreinigenden Beimengungen lagern sich an den Wänden des Gefässes ab.

Einige Centigrammen Phenylsäure, mit einigen Tropfen rauchender Salpetersäure behandelt, geben, wenn das Phenol rein ist, binnen ganz kurzer Zeit wohlausgebildete Krystalle von Pikrinsäure, sonst nur eine unkrystallisirte Masse.

Die weisse flüssige Phenylsäure kann rein sein und zuweilen sogar reiner als die krystallisirte. Man muss, um das Phenol zum Krystallisiren zu bringen, es in eine Temperatur von — 10° C. versetzen. Geschieht dies nicht, so bleibt das Phenol flüssig. Der Analyse kaum nachweisbare Spuren von Wasser genügen, die Phenylsäurekrystalle zerfliessen zu lassen. Wenn die krystallisirte Phenylsäure bis auf 35° C. erhitzt wird, so wird sie flüssig und krystallisirt bei gewöhnlicher Temperatur nicht wieder. Bleiben jedoch einige wenige Krystalle in der geschmolzenen Phenylsäure erhalten, so genügen diese zur ferneren Bildung neuer Phenolkrystalle.

Die reine weisse flüssige Phenylsäure darf eben so gut wie die krystallisirte angewendet werden; ja sie ist sogar handlicher. Ausserdem lässt sie sich auf die angegebene Weise in den krystallisirten Zustand überführen.

Alle Körper, welche bei der Destillation des Steinkohlentheeröles gewonnen werden, können die Reinheit der Phenylsäure beeinträchtigen, besonders aber sind es das Naphthalin, das Benzin, das Anilin, das Leukol.

Bei nachgewiesener unreiner Beschaffenheit der Phenylsäure muss dieselbe einer Destillation unterworfen werden, bei welcher man die bei 187° C. übergehenden Theile sammelt und diese so oft wiederholt destillirt, bis deren Siedepunct während der ganzen Destillation constant derselbe bleibt. Bei unbedeutender Verunreinigung genügt eine einzige Destillation, wobei man die zuerst und zuletzt übergehenden Destillationsproducte abscheidet.

Die rohe Phenylsäure ist pharmaceutisch nicht zu verwenden. Man kann sie chemisch zur Darstellung von unreinen, zur Desinfection oder zur Tödtung von Insecten verwendbaren Salzen benutzen.

Carbolsäurepräparate. — Unter den krystallisirbaren carbolsauren Salzen, den Phenaten, eignet sich nach Parisel besonders das phenylsaure Kali zu ärztlichem Gebrauche.

Es wird durch Vermischen gleicher Volumina Carbolsäure und concentrirter Kalilauge erhalten, ist, zwischen Fliesspapier abgepresst, krystallinisch, luftbeständig, in Wasser und Alkohol gleich leicht löslich und giebt, in der doppelten Gewichtsmenge Wassers gelöst, einen Liquor Kali carbolici von gleichbleibender chemischer Zusammensetzung.

Die Reinheit des phenylsauren Kali erkennt man daran, dass bei Zusatz der zehn- bis zwölffachen Menge Wassers keine Abscheidung von freier Phenylsäure erfolgt.

Um sich zu vergewissern, dass kein Ueberschuss von Kali in dem Präparat vorhanden ist, setzt man der concentrirten Lösung des Phenates einige Tropfen flüssiger Phenylsäure zu und verdünnt dann die Mischung genügend mit Wasser; der Säureüberschuss muss sich dann abscheiden. Diese Reaction tritt leichter ein, wenn man dem Wasser etwas Kochsalz zugesetzt hat.

Das carbolsaure Natron wird ebenso bereitet wie das betreffende Kalipräparat und die Reinheit desselben auf dieselbe Weise erkannt.

Den carbolsauren Kalk erhält man, wenn man Carbolsäure mit Kalkmilch oder gelöschtem Kalk behandelt. Man nimmt am besten gleiche Aequivalente. Das Kalkphenat ist gut bereitet, wenn es sich in Wasser vollständig löst. Es ist fest, amorph, grau. Man muss es vor dem Einflusse des Lichtes und der Luft schützen, welche es färben.

Das phenylsaure Ammoniak, welches in allen Verhältnissen in Wasser löslich ist und sich als ein kräftiges und dabei sehr billiges Desinfectionsmittel für Latrinen, Canäle etc. zeigt, wird auf die Weise erhalten, dass man entweder gleiche Mengen Carbolsäure und Ammoniakflüssigkeit mit einander mischt, oder dass man phenylsauren Kalk durch Chlorammonium oder kohlensaures Ammoniak zersetzt.

Das phenylsaure Ammoniak ist flüssig, farblos, trübe, in Wasser, Alkohol, Aether, Glycerin etc. löslich, sehr flüchtig, von penetrantem Geruche und sehr brennendem Geschmacke.

Durch Sauerstoff und durch Licht wird das Ammoniaksalz allmählich dunkelblau gefärbt, durch Säuren roth und durch Alkalien wieder blau gefärbt. Durch Salpetersäure wird das carbolsaure Ammoniak in Pikrinsäure umgewandelt.

Um nicht zu weitschweifig zu werden, soll hier der Pikrinsäure und der Sulfophenylsäure nur kurz gedacht werden. Die erstere und die Pikrate haben mehrfache Anwendung in der Medicin gefunden, namentlich in Frankreich als Diureticum, die letztere dagegen noch fast gar keine, obschon sie und ihre Salze sich durch stark adstringirende Eigenschaften charakterisiren.

Physiologische Wirkung. — Die Mittheilungen von angestellten Untersuchungen über die physiologische Wirkung der Carbolsäure, ihrer Salze und Derivate sind äusserst sparsame. Ich selbst habe mich leider ausser Stande gesehen, dergleichen in weiterem Umfange anzustellen. Was ich in dieser Hinsicht beobachtete, ist Folgendes:

Bringt man einen Tropfen zerfliessender krystallisirter Carbolsäure auf eine normal beschaffene Hautstelle, so entsteht erst nach Verlauf einiger Minuten ein mässig brennendes Gefühl an der benetzten Hautstelle. Dieselbe färbt sich etwas weisslich und fängt nach Verlauf von circa ferneren 5 Minuten an, sich zu röthen. Wird die betreffende geröthete Hautstelle erst nach zwei Stunden abgewaschen und bleibt sie dem Zutritt von Luft und Licht ausgesetzt, so färbt sie sich etwas braunroth und endlich braunviolett. Die so behandelte Hautstelle erhebt sich etwas über das Niveau der umgebenden, nicht berührten Hautpartieen und ist bei Berührung, z. B. Streichen darüber mit einem Finger, mässig schmerzhaft, leicht brennend. Nach Verlauf mehrerer Tage löst sich die abgestorbene Oberhaut in Fetzen ab und die darunter befindliche neue Haut erscheint lebhaft geröthet und färbt sich allmählich dunkelviolett. Selbst nach Monaten zeigt die betreffende Hautstelle noch eine dunklere, von der Umgebung sichtlich abstechende Färbung.

Ein Tropfen zerfliessender krystallisirter Phenylsäure, auf die Lippe oder die Zunge gebracht, entfärbt sofort unter heftig brennendem Gefühl die betreffende Schleimhautstelle; letztere wird ebenso weiss, wie wenn solche Partieen mit Argentum nitricum fusum berührt worden sind. Nach etwa zehn bis fünfzehn Minuten, während welcher sich eine bedeutende Salivation eingestellt hat, die aber bald wieder nachlässt, stösst sich das weiss gefärbte Epithel los und die so entblössten Stellen zeigen weder eine von der Umgebung wesentlich abstechende Röthe noch Aufschwellung. Der Geschmack nach Carbolsäure indessen bleibt selbst noch viele Stunden, sogar nach mehrfach eingenommenen Mahlzeiten, andauernd.

Auf die Schleimhaut des Augenlides gebracht, erzeugt sie sofort und fast eine Viertelstunde anhaltendes lebhaftes Brennen, reichlichen Thränenfluss und eine weisse Färbung der betreffenden Schleimhautstelle, und nach Abstossung des Epitheliums eine nicht unbedeutende Injection der Capillargefässe, welche aber nach circa 24 Stunden wieder verschwindet.

Dr. Isidor Neumann [1] sagt in seinem demnächst erscheinenden Lehrbuche der Hautkrankheiten von der Carbolsäure: Um die Art und Weise zu prüfen, in welcher sie auf die organischen Gewebe einwirkt, wählte ich die Ohrmuschel weisser Kaninchen, in welche ich mittelst Pravaz'scher Spritze vier Tropfen einer Lösung von 1 Theil Carbolsäure auf vier Theile Alkohol einflösste. Es bildete sich eine linsengrosse, dunkelbraun gefärbte Quaddel, welche von einem ödematösen, 2—3''' breiten Walle begrenzt war. Am nächsten Tage war dieselbe Silbergroschen-gross und die ganze Ohrmuschel war geschwellt, geröthet und heiss anzufühlen. Nach 15 Tagen löste sich ein Neukreuzer-grosser Schorf los, welcher eine ebenso grosse Oeffnung in der Muschel hinterliess. Die mikroskopische Untersuchung zeigte den Schorf sehr durchsichtig, gleich der Reaction mit Essigsäure, nur die Lederhaut war mit vielen Zelleninfiltraten ausgefüllt; der ganze Schorf machte den Eindruck einer trockenen Mumification.

Diese Eigenschaften der Carbolsäure, Gewebe durchsichtig zu machen, konnte ich später auch mit Erfolg bei anderen mikroskopischen Arbeiten benutzen.

Auch die Einwirkung auf Blut, Muskel, Nerven, Bindegewebe und Fett wurde an frischen Objecten untersucht.

Einzelne Blutkörperchen fliessen zusammen und bilden durchsichtige, hyaline Blasen, andere bleiben erhalten und verlieren nur ihren Farbstoff, noch andere werden grösser und sind in ihrem Innern mit einem Präcipitate von moleculären Massen gefüllt — wahrscheinlich Globulin; endlich erscheinen auch ganz helle Bläschen und Blasen, welche in ihrem Innern verschieden veränderte Blutkörperchen enthalten, und zwar vorzugsweise solche, welche von einer Membran umgeben sind, ähnlich der,

---

[1] Für die Bereitwilligkeit, mit welcher Hr. Dr. Isidor Neumann, Privatdocent für Hautkrankheiten an der k. k. Universität in Wien, mir die Benutzung des die physiologische Wirkung der Carbolsäure betreffenden Abschnittes seines demnächst erscheinenden Lehrbuches der Hautkrankheiten gestattete, spreche ich ihm hiermit meinen aufrichtigen Dank aus.

welche durch Einwirkung von Oel auf Blut (Haptogenmembran) entsteht. An Stellen, wo die Blutkörperchen auseinander gewichen sind, sieht man netzförmige Faserstoffpräcipitate. Nach längerer Einwirkung wird endlich das Blut milchig getrübt. An Blutkörperchen des Salamanders können die Veränderungen am deutlichsten beobachtet werden.

Die Querstreifung der Muskeln tritt deutlicher hervor; anfangs entsteht ein starkes Präcipitat, nach längerer Einwirkung wird die Querstreifung undeutlich, und die Muskelbündel werden durchsichtiger; ein Muskelstück, welches durch 24 Stunden in einer Carbolsäurelösung gelegen ist, wird rigid; die Primitivbündel sind hierbei in ihren Texturverhältnissen ganz unverändert, nur sind die Kerne des Sarkolema's nicht so sichtbar, wie nach der Einwirkung der Essigsäure.

Frisches Gehirn wird durch Carbolsäure getrübt; die Trübung schwindet jedoch bei längerer Einwirkung und es kommen Kerne zum Vorschein, welche theils den Gefässen, theils den Ganglien angehören.

An den Nerven schwindet das Mark, die Axencylinder bleiben als durchscheinende Fäden zurück.

Die Bindegewebsfibrillen werden transparent und es kommen die oblongen Kerne zum Vorschein.

Die Fettkernchen werden aufgelöst und es treten hyaline Blasen hervor.

Schliesslich formulirt Dr. Neumann folgendes Resumé:

1) Die Carbolsäure ist, in concentrirter Lösung, ein intensives Aetzmittel; sie ätzt auch über die Partieen hinaus, mit welchen sie nicht unmittelbar in Contact gekommen, daher ihr Eindringen in die Tiefe bei Einreibung derselben in die Haut.

2) Die Gewebe werden durch die Carbolsäure durchsichtig ohne aufzuquellen.

3) Auch nach intensiveren Aetzungen sind die einzelnen Gewebselemente des Schorfes noch deutlich zu erkennen.

4) Ihre Einwirkung auf die Gewebe gleicht mehr einer Mumification als Zerstörung derselben.

5) Die Carbolsäure wirkt nicht nur gegen jene Hautkrank-

heiten, bei denen sonst der Theer angewendet wird, wie Ekzem u. s. w., sondern erweist sich auch gegen Lupus wirksam.

Dr. Wreden[1] in St. Petersburg prüfte für die Mykomyringitis das mikroskopische Verhalten des Aspergillus nigricans gegen verschiedene chemische Reagentien und sagt in dieser Beziehung über die Phenylsäure:

Die weisse, stellenweise mit schwarzen Sporen bedeckte Pilzmasse wurde nach 24 Stunden gleichmässig hellgelb und härter (lederartig). — Die mikroskopische Untersuchung ergab Folgendes: Die dunkelbraunen Fructificationsorgane waren grösstentheils vollkommen entfärbt und trockner geworden (mumificirt). Die pinselhaarähnlichen Basalzellen der Sporangien waren schärfer contourirt. Die doppelte Contour der keimenden Sporen war in Folge der Entfärbung nicht mehr sichtbar. Das Protoplasma der Hyphen und Receptakeln war grösstentheils geronnen. Ueberhaupt zeichnete sich das daraus angefertigte Präparat durch grössere Durchsichtigkeit und Entfärbung aus. Zerstörende Einwirkung nicht constatirbar, blos Mumification. Die eigenthümliche Einwirkung der Phenylsäure scheint gleichfalls auf einer Gerinnung (jedoch sui generis) der Eiweissstoffe zu beruhen.

Parisel spricht sich über die physiologische Wirkung der Carbolsäure folgendermaassen aus: In schwacher Dosis ist sie ein Irritans, sie reizt die Haut und die Schleimhäute und röthet sie, indem sie eine mehr oder minder lebhafte Injection der Capillargefässe, ein Gefühl von Wärme und ein mehr minder intensives Brennen hervorruft. In je stärkerer Concentration sie angewendet wird, wirkt sie als Rubefaciens, Vesicans und selbst als Causticum.

J. Clarus[2] sagt: Die Carbolsäure wirkt ätzend auf die Haut, verbindet sich lebhaft mit der thierischen Materie und wirkt dadurch fäulnisswidrig; sie ist ein heftiges Gift für Pflanzen und Thiere.

Nach Ch. Gerhardt coagulirt die Phenylsäure Eiweiss,

[1] Die Myringomykosis aspergillina und ihre Bedeutung für das Gehörorgan von Dr. Rob. Wreden. St. Petersburg 1868, pag. 50.

[2] Handbuch der speciellen Arzneimittellehre, 3. Aufl. Leipzig 1860, pag. 482.

verbindet sich mit gewissen animalischen Substanzen und schützt sie vor der Fäulniss.

Das carbolsaure Ammoniak bewirkt auf der Haut Bläschenbildung.

So spärlich auch diese Mittheilungen über die physiologische Wirkung der Phenylsäure sind, so geben sie uns dennoch den Schlüssel für ihre therapeutische Wirkung.

Therapeutische Anwendung. — Man hat die Carbolsäure mit mehr minder ausgesprochenem Erfolge bei Krankheiten der Oberhaut und der Schleimhäute, sowie bei mehreren Allgemeinkrankheiten versucht.

Es würde zu weit führen, alle die Krankheiten einzeln anzugeben, gegen welche die Carbolsäure versucht worden ist. Ich habe bereits im Anfange dieser Abhandlung auch der Anwendung der Carbolsäure in der Chirurgie Seitens Lister's und Thiersch's Erwähnung gethan. Auch der desinficirenden Wirkung derselben ist bereits mehrfach gedacht worden.

Hier zunächst interessirt die die Eiterung beschränkende und beseitigende Wirksamkeit der Phenylsäure.

Die Beobachtungen Enrico Bottini's [1] in dieser Beziehung sind mir erst, nachdem ich häufig ein Gleiches beobachtet hatte, zur Kenntniss gelangt, und ich freue mich, dass ich nicht vereinzelt mit meinen Wahrnehmungen geblieben bin. Dieser Umstand wird um so mehr meine Collegen veranlassen müssen, Versuche mit der Carbolsäure bei chronischen Eiterungsprocessen im Gehörorgan anzustellen.

Ob der günstige Einfluss der Carbolsäure auf Beschränkung der Eiterung einzig ihrer Wirkung auf die im Eiter vorhandenen mikroskopischen Thiere (Bakterien, Vibrionen etc.) und Pilze zuzuschreiben sei, wie Enrico Bottini meint, da mit dem Verschwinden derselben auch die Eiterung stets abnahm, das Aussehen der Geschwüre ein normales wurde und gesunde Granulationen sich entwickelten, möchte ich fast bezweifeln, da ich unter dem Gebrauche jener Säure Eiterungsprocesse im Mittel-

---

[1] Annal. univers. CXCVIII, pag. 585, Dec. 1866. — Schmidt's Jahrb. Bd. 138, Heft 6, pag. 338.

ohre vollständig heilen sah, bei welchen sich jene mikroskopischen Beimengungen nicht hatten nachweisen lassen. Bottini pflegte zur Beschränkung und Modification der Eiterung eine zweiprocentige Lösung der Carbolsäure anzuwenden, welche keinen Schmerz erregt und auch metallene Instrumente, sowie die Gummiblasen nicht angreift. Ich habe höchstens eine einprocentige Lösung der Carbolsäure in Wasser zu Einträufelungen in die Ohren angewendet und dabei öfters, wenn auch im Ganzen selten, mässige und nur kurze Zeit andauernde Schmerzen beobachtet, so dass ich einer stärkeren wässerigen Carbolsäurelösung nicht das Wort reden kann.

Die wässerige Carbolsäurelösung vertauschte ich später mit einer Lösung der Phenylsäure in reinem Glycerin und muss bekennen, dass letzteres Präparat mich bessere Resultate, namentlich aber niemals ein Eintreten von Schmerz im Ohre beobachten liess.

Diese beiden ebengenannten Phenylsäurelösungen habe ich nun zunächst in Fällen von chronischen eiterigen Entzündungen des äusseren Gehörganges und des Mittelohres mit oder ohne gleichzeitig bestehender Caries der betreffenden Knochenpartieen angewendet und werde sie später auch bei acuten eiterigen Processen dieser Regionen zu versuchen Gelegenheit nehmen. Ferner ist es mir gelungen, fünf Fälle von chronischen ulcerösen Processen der äusseren Fläche des Trommelfelles ohne gleichzeitig vorhandene Perforation [1] desselben und ohne gleichzeitige Entzündung der Integumente des äusseren Gehörganges, gegen welche Processe, schon Jahre lang bestehend, theils von anderen

[1] Es sei mir hier nachstehende Bemerkung gestattet. Obschon W. Wilde (Praktische Bemerkungen über Ohrenheilkunde und die Natur und Behandlung der Krankheiten des Ohres. Deutsch von Dr. E. v. Haselberg, 1855, pag. 257 und 350) zuerst auf die diagnostische Bedeutung des pulsirenden Lichtreflexes bei kleinen Perforationen des Trommelfelles aufmerksam gemacht hat, so ist doch auch früheren Aerzten das Pulsiren des Eiters in der Tiefe des äusseren Gehörganges nicht entgangen, wie aus der folgenden Stelle des Fabricius Hildanus (Guilhelmi Fabricii Hildani opera quae extant omnia. Francofurti ad Moenum, 1682, pag. 188) hervorgeht, wo es heisst: „Sexta Julii, speculi et radiorum solis beneficio nonnihil puris in profundo meatus auditorii oculis sese offerebat, in quo motus, veluti diastole et systole arteriarum, conspici potuit.“

Aerzten theils von mir zuvor alle anderen bekannten Mittel vergebens angewendet worden waren, in verhältnissmässig kurzer Zeit durch den consequenten Gebrauch eines carbolsäurehaltigen Glycerins der dauernden Heilung zuzuführen. Jedenfalls gehören derartige chronische Eiterungsprocesse der äusseren Trommelfelloberfläche, ohne gleichzeitige Perforation dieser Membran und ohne gleichzeitige chronische Entzündung der Haut des äusseren Gehörganges zu den grössten Seltenheiten. Die neuesten Schriften über Ohrenheilkunde beschreiben diese Myringitis chronica ulcerosa nicht. Nur Toynbee[1] bespricht sie als Geschwürsbildung der Cutis des Trommelfelles und als Geschwürsbildung der Faserschichten desselben; doch entsprechen die von Toynbee entworfenen Bilder nicht ganz meinen Wahrnehmungen. In den von mir beobachteten fünf Fällen dieser Myringitis chronica ulcerosa waren nicht nur der Proc. brevis und das Manubrium, sondern auch ein Theil des Hammerhalses sehr deutlich sichtbar. Die, jedenfalls durch den Eiterungsprocess sehr verdünnten Trommelfelle hatten dem äusseren Luftdrucke nicht widerstehen können, waren mehr minder bedeutend nach Innen gedrängt und lagerten zum grössten Theile der gegenüberliegenden Labyrinthwand der Paukenhöhle auf, so dass deren Volumen dadurch wesentlich verkleinert war und die Trommelfelloberfläche theils mässige Vertiefungen, theils Erhöhungen zeigte. In vier Fällen war dieser Zustand zu beobachten; im fünften Falle dagegen hatte der Eiterungsprocess nicht auch die vordere Trommelfellhälfte ergriffen, sondern war auf die hintere Hälfte desselben beschränkt geblieben, welche letztere deshalb allein sehr eingesunken erschien und der gegenüberliegenden Paukenhöhlenwand fast überall anlagerte. In keinem der fünf Fälle war der lange Ambosschenkel ganz deutlich zu sehen. Die Tuben waren durchgängig und während der Luftdouche wölbten sich die Trommelfelle ganz oder theilweise nach aussen vor, um aber bald nach derselben wieder ihren früheren Stand einzunehmen. Zweimal war dieser Process nur ein-

[1] Jos. Toynbee. Die Krankheiten des Gehörorganes. Uebersetzt und mit Zusätzen versehen von Dr. S. Moos. Würzburg, 1863, pag. 144 etc.

seitig vorhanden, in den drei übrigen Fällen aber bestand er beiderseits. Dass die Hörweite bedeutend gelitten hatte, ist selbstverständlich. Eine Ursache war in keinem Falle nachzuweisen. Die Dauer des Leidens überstieg in allen Fällen 6 Jahre. Die von Toynbee bei solchen Processen sehr gerühmten Höllensteinlösungen waren hier ebenso wenig von Erfolg, als die übrigen adstringirenden Mittel, nur der fortgesetzte Gebrauch der Carbolsäure, in Glycerin gelöst, führte die lange vergebens angestrebte Heilung herbei.

Die desinficirende Wirkung des erwähnten Carbolsäureglycerins hatte ich in mehreren Fällen von mit üblem Geruch gepaarten eiterigen Ohraffectionen zu beobachten Gelegenheit, was nicht Wunder nimmt, da die Carbolsäure als Desinficiens längst bekannt ist.

Dass ich in manchen Fällen der oben genannten Eiterungsprocesse auch mit der bezeichneten Carbolsäurelösung eine Besserung nicht zu erzielen vermochte, unterlasse ich nicht hier noch besonders zu bemerken.

Bei derjenigen Affection des Mittelohres, welche mit schleimiger oder schleimig-eiteriger Absonderung einhergeht, hat sich mir die Carbolsäure unwirksam erwiesen.

In mehreren Fällen habe ich, wenn sich zwar die Eiterung rasch bedeutend vermindert hatte, aber sich doch nicht ganz beseitigen liess, dem carbolsäurehaltigen Glycerin einige Centigrammen oder Decigrammen Zinksulfat zugesetzt. Letztere Verbindung lieferte dann noch bessere Resultate, als die Carbolsäure oder das Zinksulfat allein, so dass ich jetzt, namentlich bei sehr profusen und schon lange Zeit bestehenden Eiterungsprocessen der genannten Regionen beide Medicamente, in Glycerin gelöst, zugleich in Anwendung bringe und mit den erzielten Erfolgen sehr zufrieden sein kann.

Schwefelsaures Zink und Carbolsäure lösen sich ausserordentlich leicht in Glycerin und üben keine chemische Zersetzung auf einander aus. Dies gilt von den übrigen Adstringentien und namentlich vom essigsauren Blei nicht. Sie zersetzen sich entweder sofort oder sind nicht beständig, d. h. sie verändern sich sehr bald.

Als nächste Wirkung des Gebrauches des carbolsäurehaltigen Glycerins beobachtete ich eine rasch eintretende Verdickung des Eiters. Derselbe bedeckte in einer dünnen Lage die absondernden Flächen. Von Tag zu Tag nahm die Eiterabsonderung immer mehr ab; die geröthete Schleimhaut der Paukenhöhle erblasste und endlich hörte die Secretion ganz auf.

Recidive habe ich bisher noch niemals beobachtet; ich habe aber allerdings immer noch acht bis vierzehn Tage nach Beseitigung der Eiterung die betreffenden Medicamente fortgebrauchen lassen.

So glücklich wie Dr. Wreden in St. Petersburg, welcher in einer ausserordentlich kurzen Zeit so überaus viele Fälle von Myringomykosis aspergillina auffallenderweise beobachtet hat, war ich nicht; ich habe bisher in meiner Praxis nur einen solchen Fall zu Gesicht bekommen und zwar noch vor jener Zeit, wo ich auf den Gedanken gekommen war, die Carbolsäure zu versuchen. Andere Pilzformen im Ohre habe ich bisher nicht beobachtet und habe deshalb kein Urtheil über die Wirkung der Carbolsäure in Glycerin gegen derartige Affectionen, hoffe aber, dass sie sich auch noch als Parasiticidum gegen die in neuerer Zeit im äusseren Gehörgange und am Trommelfelle beobachteten verschiedenen Pilzformen erweisen wird, obwohl ihr Dr. Wreden keine zerstörende Wirkung, sondern nur eine mumificirende und gleichwohl auf einer Gerinnung der Eiweissstoffe beruhende zuerkennen will, als ob letztere keine die Parasiten in ihrer Lebensfähigkeit vernichtende sei, und er namentlich gegen den Aspergillus die unterchlorigsauren Salze und von diesen die chemisch reine Calcaria hypochlorosa, sowie die Solutio arsenicalis Fowleri der Carbolsäure vorziehen zu müssen glaubt.

An den nicht gerade angenehmen Geruch der Carbolsäure gewöhnen sich die Patienten und deren Umgebung nach meinen Beobachtungen sehr bald, so dass dieser kein Hinderniss für die Anwendung derselben abgiebt.

Jedenfalls muss ich noch besonders darauf aufmerksam machen, dass man sich des Vorräthighaltens wirklicher reiner Carbolsäure in den Apotheken vergewissern muss. Ich habe wiederholt gesehen, als ich anfing Carbolsäure zu verordnen, dass die betreffenden Patienten andere als die von mir verschriebenen Präparate aus den Apotheken erhalten hatten, und zwar, wie ich glaube, entweder Mischungen von Aqua Creosoti oder von Benzin mit Wasser resp. Glycerin. Eine Mischung wahrscheinlich der letzteren Art hat mehreren meiner Patienten sofort nach dem Eingiessen in das Ohr die heftigsten Schmerzen verursacht, so dass sie sich genöthigt sahen, sogleich das eingegossene lauwarme Fluidum wieder auslaufen zu lassen und durch mehrmaliges Ausspritzen des Ohres mit lauem Wasser dasselbe wieder völlig zu reinigen.

Die im Hospital zu St. Jacob in Leipzig [1] nach Carbolsäureanwendung beobachtete schwarze Färbung des Urins ist weder von den meinerseits mit Carbolsäurelösung behandelten Ohrenkranken noch von mir selbst, wahrscheinlich in Folge der in jedem Falle geringen zur Verwendung gelangten Carbolsäuremengen, wahrgenommen worden, trotzdem ich mir vielfach den Harn solcher Kranken zu verschaffen gesucht hatte.

Schliesslich erlaube ich mir noch zu bemerken, dass ich nur aus dem Grunde eine Zusammenstellung der betreffenden Casuistik nicht gegeben habe, weil dadurch der Umfang dieser Arbeit ohne besonderen Nutzen ein wesentlich grösserer geworden wäre.

---

[1] H. G. Joseph, l. c. pag. 24.

Leipzig, Druck von Giesecke & Devrient.

LEIPZIG,

DRUCK VON GIESECKE & DEVRIENT.

PRAKTISCHE BEITRÄGE

ZUR

OHRENHEILKUNDE

VON

DR. R. HAGEN,

DOCENT DER OHRENHEILKUNDE AN DER UNIVERSITÄT, PRAKTISCHER ARZT
UND OHRENARZT IN LEIPZIG.

VI.

CASUISTISCHE BELEGE FÜR DIE BRENNER'SCHE METHODE DER GALVANISCHEN ACUSTICUSREIZUNG.

MIT FÜNF HOLZSCHNITTEN.

LEIPZIG
VERLAG VON VEIT & COMP.
1869.

PRAKTISCHE BEITRÄGE

ZUR

OHRENHEILKUNDE

VON

DR. R. HAGEN,

DOCENT DER OHRENHEILKUNDE AN DER UNIVERSITÄT, PRAKTISCHER ARZT
UND OHRENARZT IN LEIPZIG.

VI.

CASUISTISCHE BELEGE FÜR DIE BRENNER'SCHE METHODE
DER GALVANISCHEN ACUSTICUSREIZUNG.

MIT FÜNF HOLZSCHNITTEN.

LEIPZIG
VERLAG VON VEIT & COMP.
1869.

INHALTSVERZEICHNISS.

Casuistische Belege für die Brenner'sche Methode der galvanischen Acusticusreizung.

Dr. R. Brenner's im August v. J. erschienenes Werk „Untersuchungen und Beobachtungen über die Wirkung elektrischer Ströme auf das Gehörorgan im gesunden und kranken Zustande. Versuch zur Begründung einer rationellen Elektro-otiatrik." (Leipzig, Giesecke und Devrient) zeichnet sich vor Allem und gewiss nur zu seinem Vortheil dadurch aus, dass es nicht mit einer Menge Krankengeschichten beschwert ist. Und gleichwohl war Brenner vor allen Elektrotherapeuten und Elektro-otiatrikern in den Stand gesetzt, eine umfangreiche Sammlung solcher Beiträge zu liefern. Dies ist nicht geschehen, und die Leser des Werkes Brenner's werden dies dankend anerkennen, weil auf diese Weise das Studium seiner Elektro-otiatrik nicht unwesentlich erleichtert wird.

Je zurückhaltender sich Dr. Brenner aber in dieser Beziehung verhalten hat, desto weniger sparsam dürfen die entsprechenden Publicationen derjenigen sein, welche sich mit Controlbeobachtungen seiner Angaben über die Einwirkung des galvanischen Stromes auf das gesunde und kranke Gehörorgan des Menschen beschäftigt haben. Bei der Veröffentlichung eines grösseren Theiles meiner eigenen Beobachtungen in dieser Hinsicht lag mir der Gedanke nicht fern, damit einerseits eine Erläuterung und Vervollständigung des Brenner'schen Werkes meinen Fachgenossen zu geben und andererseits wiederholt eine Bestätigung der in Brenner's Werk niedergelegten Beobachtungen und daraus gefolgerten Behauptungen zu liefern. Ich hielt mich dazu um so mehr berechtigt, als einestheils meine speciellen Fachgenossen, die Otiatriker, diesem Gegenstand gegenüber noch immer eine sehr reservirte Stellung einnahmen, ja bisher ein völliges

Schweigen beobachteten, und anderentheils mir, als Elektrootiatriker, ein überaus reiches Beobachtungsmaterial zu Gebote steht.

Wenn manche Otiatriker nicht immer in der Lage waren, durch ihre Untersuchungen auf dem Felde der galvanischen Acusticusreizung die von Brenner früher in einzelnen Journalartikeln niedergelegten Ansichten und Behauptungen bestätigt zu finden, so lag dies unzweifelhaft in einer fehlerhaften Application des Stromes und in mangelhafter theoretischer Beherrschung des Gegenstandes. Abgesehen davon, dass negative Resultate der galvanischen Acusticusreizung gegenüber den zahlreichen positiven Resultaten Anderer keinen Anspruch auf Werth machen können, muss ich dem von Erb bezüglich der Brenner'schen Angaben auf der Versammlung deutscher Naturforscher und Aerzte in Dresden gethanen Ausspruch mit ganzer Seele beistimmen, welcher dahin lautete, dass eine einzige bestätigende Beobachtung viel mehr wiege und werth sei, als alle mit negativen Resultaten angestellten Untersuchungen. Den Zweiflern an den von Brenner mit grossen Opfern an Zeit und Geld gewonnenen Thatsachen, — Zweiflern aus dem Grunde, weil sie wohl zufällig einmal einen positiven, zumeist aber einen negativen Erfolg ihrer Mühen sahen — hat Dr. Brenner nach den von ihm und mir in Dresden gehaltenen Vorträgen und vorgeführten Demonstrationen auf ihr ausdrückliches und nicht gerade freundliches Befragen seine allerdings nicht gerade angenehme, aber wie mir scheint wohlbegründete Antwort ertheilt.

Dieser Antwort Brenner's, „man müsse Virtuos in der Anwendung galvanischer Ströme und in dem Gebrauche der dazu nöthigen Vorrichtungen sein, wenn man seine Wahrnehmungen controliren und darüber urtheilen wolle“, muss ich mich in ihrem vollen Umfange anschliessen. Nur ein vollständiges Vertrautsein mit allen zu solchen Untersuchungen nothwendigen Kenntnissen und technischen Schwierigkeiten sichert den Erfolg. Auch mir haben sich im Verlaufe meiner Untersuchungen mancherlei unliebsame Hindernisse in den Weg gestellt; ich habe sie aber mit Energie und Sachkenntniss zu überwinden gesucht und zu beseitigen gewusst. Wenn alle diejenigen, welche sich veranlasst sehen werden, Brenner's Untersuchungen am Gehörorgan gesunder und kranker Menschen aufzunehmen, sich zuvor jedes missliebigen Urtheiles und jeder vorgefassten Meinung entschlagen und alsdann Liebe zur Sache und guten Willen mitbringen, dann müssen sie die Erfolge und erlangten positiven Resultate zu weiter fortzusetzenden Studien ansporen. Denn es wird doch wohl Niemand behaupten wollen, Erb, Eulenburg, Moos und ich, welche Bestätigungen gebracht haben, wären die einzig Glücklichen.

Genaue Sachkenntniss in der Handhabung der einzelnen Instrumente, namentlich eines guten Rheostaten — ich betone dies ausdrücklich — ist eine unerlässliche Forderung. Sonst könnte es sich ereignen, dass die Zahl derjenigen sich noch um einige vermehren wird, die verfahren, wie jener Sycyanko, welcher unzweifelhaft in Folge von Missgeschick seinen Rheostaten statt in Neben- in Einschliessung anbrachte und mit den so ganz fehlerhaft zusammengestellten Apparaten dann arbeitete und manipulirte. Sein auf fehlerhaft und ganz falsch componirten Apparaten basirter Satz:[1] „Die Wirkung des galvanischen Stromes auf den Acusticus ruft gar keine rein subjective Gehörssensation hervor, weder bei der Schliessung, noch bei der Oeffnung der Kette, weder bei der Einwirkung der Anode, noch der Kathode“ musste bei den wirklichen Sachverständigen ein mitleidsvolles Lächeln hervorrufen und war wohl nicht einmal bei den Zweiflern im Stande, deren Zweifel zu bekräftigen. Dem Herrn Docenten der Elektrotherapie an der Universität Charkow, Dr. med. Sycyanko, dürfte aber bisher sicher der Wunsch beigekommen sein, obigen Satz nicht geschrieben zu haben, mit welchem er sich nicht zu seinem Vortheile in die medicinische Literatur eingeführt hat. Der Vorwurf der Uebereilung und des Mangels genügender Vorsicht kann ihm nicht erspart bleiben, da bei ihm doch so viel Kenntniss der einschlägigen Literatur vorausgesetzt werden muss, dass bereits viele Jahrzehnte, bevor Dr. Brenner

[1] Ueber die Wirkung des galvanischen Stromes auf das Gehörorgan. Deutsches Archiv für klinische Medicin, von Ziemssen und Zenker. Bd. III, Heft 6.

seine Untersuchungen begann, von den ehrwürdigen alten Galvanikern der Acusticus durch elektrische Ströme zur Reaction gezwungen worden war. —

Dr. Brenner's Streben ging zunächst dahin, die Schwierigkeiten und Uebelstände, welche sich der Anwendung des galvanischen Stromes zum Zwecke der Acusticusreizung bisher entgegengestellt hatten, und noch von dem berühmten du Bois-Reymond[1] so lebhaft beklagt werden, hinwegzuräumen. So weit als irgend möglich ist dies dem eifrigen Streben Brenner's wirklich gelungen, und wodurch? Durch Einführung bisher in der Elektrotherapie nicht benutzter Instrumente und die Construction einer auf klare theoretische Voraussetzungen basirten, äusserst zweckmässigen Methode der Application constanter Ströme auf das menschliche Gehörorgan.

Die von mir zu meinen elektro-otiatrischen Untersuchungen benutzten Instrumente habe ich bereits in meinem ersten Hefte der praktischen Beiträge zur Ohrenheilkunde[2] p. 8 etc. beschrieben und sie sind von Brenner in seinem Werke ausführlich abgehandelt worden. Hervorzuheben wäre aber erstens, dass ich mich eines von Siemens u. Halske verfertigten, in 1110 Werst — nicht in Siemens'sche Einheiten — eingetheilten Rheostaten bediene; und zweitens, dass ich eine Zeit lang eine aus 14 ganz kleinen Daniell'schen Elementen bestehende Batterie gebraucht habe, jetzt aber zu der ursprünglich benutzten und an dem eben genannten Orte beschriebenen Batterie, nachdem sich die kleine Batterie gänzlich abgenutzt hatte, zurückgekehrt bin. Bald hoffe ich, mit einer Zink-Silber-Batterie arbeiten zu können, welche nach der von Dr. Pincus empfohlenen construirt und mit den für den Gebrauch unerlässlichen Modificationen und Verbesserungen versehen worden ist.

An der eben angegebenen Stelle habe ich auch bereits des Umstandes gedacht, dass sich mein Rheostat in Nebenschliessung

[1] Untersuchungen über die thierische Elektricität. Berlin, 1848. Bd. I, pag. 345.

[2] Elektro-otiatrische Studien. Leipzig, Verlag von Veit & Comp. 1866. — Abdruck aus der „Wiener medicinischen Wochenschrift" Jahrg. 1866.

— nicht in Einschliessung — befindet, bei welchem Arrangement also der grössere Widerstand im Rheostaten den stärkeren, der geringste Widerstand im Rheostaten dagegen den schwächsten Strom signalisirt.

Wenn Benedikt[1] von der durch einen in Nebenschliessung angebrachten Rheostaten bewirkten Modification der Intensität des Stromes sagt, dass diese Methode zu einzelnen Versuchen von grossem Werthe sei, für den Praktiker aber keine Bedeutung habe, so will es mir scheinen, dass bei Benedikt diese Methode der Intensitätsmodification lange nicht die Aufmerksamkeit gefunden hat, die sie in der That verdient. Ich bin überzeugt, dass, wenn erst einmal ein Elektrotherapeut gründliche und umfassende Studien über die vortrefflichen Leistungen solcher Rheostaten gemacht hat, wie sie Brenner beschreibt, er als Praktiker sicher einen solchen bei seinen therapeutischen Verwerthungen des constanten Stromes nicht gern mehr entbehren wird.

Zu vielen Untersuchungen sowohl, als auch zumeist für die Praxis besitzt der von Dr. Brenner beschriebene und abgebildete Rheostat die erforderliche Feinheit. In manchen, allerdings von mir bisher nur selten beobachteten Fällen wurde bei mir der Wunsch nach noch grösserer Feinheit der Graduirung des constanten Stromes recht lebhaft, obschon man sich durch andere Manipulationen helfen kann. Bei sehr sensiblen Gehörnerven ist mir beim Ausschleichen die Schwankung von 2 Werst Leitungs-widerstand zu 1 W. desselben zu gross gewesen. Nun entspricht aber 1 W. 6,5 Siemens'schen Einheiten, folglich 2 W. 13 Siemens'schen Einheiten und 3 W. 19,5 Siemens'schen Einheiten etc. Da man nun in dem betr. Brenner'schen Rheostaten nur Minimalschwankungen von 10 zu 10 Siemens'schen Einheiten bewirken kann, so erlaubt mein in Werst getheilter Rheostat mithin um 3,5 Siemens'sche Einheiten kleinere Minimalschwankungen, und gleichwohl waren mir diese noch zu gross. Ich möchte mir deshalb vorzuschlagen

[1] Dr. M. Benedikt. Elektrotherapie. Wien, 1868, pag. 16.

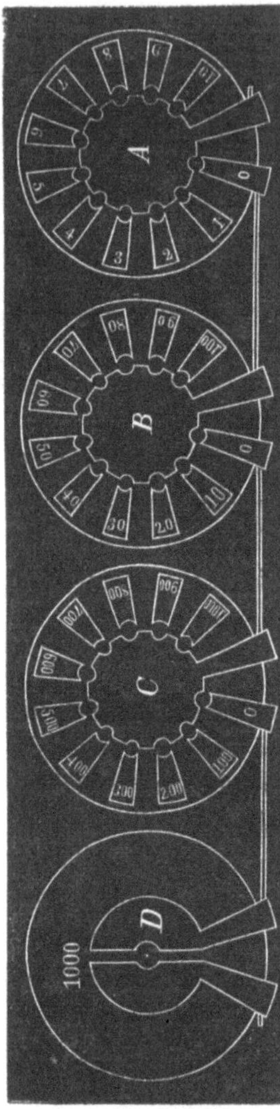

Fig. 1.

gestatten, an dem Brenner'schen Rheostaten noch eine vierte Rolle mit zehn Stöpselungen für je 1, 2, 3 etc. bis 10 einzelne Siemens'sche Einheiten anbringen zu lassen, sodass dann die erste Rolle A den Einern, die zweite B den Zehnern, die dritte C den Hundertern und die vierte D den Tausendern entspräche. (Fig. 1.)

Ausserdem muss ich hier noch der an meinem Stromwender nach Brenner's Angabe angebrachten sehr sinnreichen und öfters sehr erwünschten Aenderung gedenken, die ich allen Fachgenossen hiermit empfehle. Die Beschreibung dieses so modificirten Stromwenders siehe in Brenner's Werk pag. 57. Obgleich Brenner am eben angegebenen Orte die Einfügung der zu- und ableitenden Drähte in seinen Stromwender genau angegeben hat, mache ich doch auf diese besondere Art noch ganz ausdrücklich aufmerksam. Denkt man von den vier auf dem Stromwender angebrachten Contactschrauben sich je zwei durch die Diagonale verbunden, so müssen sich die zuleitenden Drähte in den zwei durch die eine Diagonale verbunden gedachten Contactschrauben, die ableitenden Drähte dagegen sich in den zwei durch die zweite Diagonale verbunden gedachten Contactschrauben befinden.

Ferner muss ich noch bemerken, dass ich mich seit letztem Frühjahr in Folge einer Mittheilung des Dr. Brenner nicht mehr immer einer in den äusseren Gehörgang vermittelst eines Ohrtrichters einzusenkenden Drahtohrelektrode bediene. In vielen Fällen benutze ich als Ohrelektrode vielmehr eine mit weichem Feuerschwamm überlegte kleine Metallolive, welche auf einen in einem Holzheft endigenden dicken Messingdraht aufgeschraubt ist. (Fig. 2.) Auf diese Weise lässt sich leicht ein Wechsel in der Grösse der Oliven bewirken, wenn solcher sich als nothwendig herausstellen sollte. Das eine Ende des Holzheftes, in welches sich der die Olive tragende starke Messingdraht einsenkt, ist mit einer Schraube zur Befestigung des Zuleitungsdrahtes versehen. Diese, mit Feuerschwamm überzogene Ohrelektrode wird vor der Anlegung gehörig mit einfachem Wasser oder mit Salzwasser getränkt und dann entweder in den Eingang des äusseren Gehörganges eingedrückt, oder auf den nach hinten umgeschlagenen und so den eben genannten Eingang fast verschliessenden Tragus aufgedrückt, oder endlich, namentlich in den Fällen von sehr bedeutend ausgebildeter Hyperästhesie des Nervus acusticus, in der nächsten Umgebung des Ohres aufgesetzt.

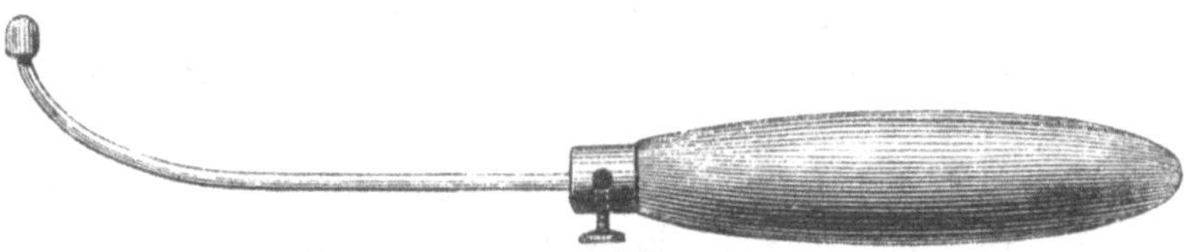

Fig. 2.

Derartig geformte und armirte Schwammelektroden benutzte ich auch zur Application an die Seitenränder der Zunge oder an den weichen Gaumen in den Fällen, wo es galt, ein auf andere Weise nicht zu beseitigendes „Kopfsausen“, namentlich, wenn solches seinen Sitz im Hinterkopf hatte, zum Verschwinden zu bringen. Sie lassen sich ausserdem auch zur Anlegung an andere Stellen passend verwenden.

Endlich will ich noch besonders der Grösse meiner sog. Handelektrode und des Materials, aus welchem sie besteht, Erwähnung thun. Auf einen circa 2 Zolle im Durchmesser haltenden und circa $1^1/_2$ Zolle hohen soliden Kohlecylinder ist eine ziemlich dicke Kupferscheibe befestigt und an diese ein kurzer hohler Kupfer- oder Messingcylinder von circa $^3/_4$ Zoll Durchmesser angelöthet, in welch letzteren sich die hölzerne Handhabe einfügt. Ausserdem ist der kurze Metallcylinder noch horizontal zur Aufnahme des Zuleitungsdrahtes durchbohrt. Der hier eingeschobene eben genannte Draht wird durch eine in gleicher

Höhe befindliche und auf diesen Draht senkrecht treffende Schraube festgehalten. Diese sog. Handelektrode wird in Salzwasser oder in mit Schwefelsäure schwach angesäuertes Wasser vor der Application eingetaucht. Sie lässt sich eben so gut zur Anlegung an den Nacken, sowie an andere Körpergegenden benutzen, bietet, wie Dr. Brenner dies für die zweite Elektrode verlangt, eine grosse Fläche, d. h. viel grössere Fläche, als die Ohrelektrode dar, bleibt lange genug genügend feucht, ohne die betr. Applicationsstelle zu beschmutzen, und erfordert keine schnelle Erneuerung. Ich benutze diese Handelektrode schon seit mehreren Jahren. Doch soll damit nicht gesagt sein, dass diese Art der Handelektrode die einzig passende und verwendbare sei.

Ob Benedikt bei seinen Versuchen, den Acusticus mit dem galvanischen Strome zu reizen, sich einer solchen Handelektrode von grosser Fläche bedient hat, möchte ich sehr bezweifeln; und doch wird gerade durch den Gebrauch einer solchen jeder Versuch viel leichter ausführbar und der meist sehr lästigen Nebenerscheinungen entkleidet.

Dass alle Verbindungsstellen gelöthet sein müssen, sowie dass die sich berührenden Metallflächen immer frei von Oxyd gehalten werden müssen, habe ich an dem angegebenen Orte bereits besprochen. Je besser alle Theile des zur galvanischen Reizung des Acusticus nöthigen Instrumentenapparates in Stand gehalten werden, desto leichter und sicherer ist die Arbeit, welche allerdings keine mühelose ist und nicht cavalièrement betrieben sein will.

Eben so grosse Aufmerksamkeit muss auf die Instandhaltung des Rheostaten verwandt werden. Die zum Einfügen der Stöpsel bestimmten Löcher desselben müssen genügend vor Staub etc. geschützt werden.

Ist man genöthigt, eine in zwei Theile gespaltene Elektrode anzuwenden, dann benutzt man dazu zweckmässig einen genügend langen und mittelstarken übersponnenen Draht, welcher in der Mitte seiner Länge zusammengebogen, von dem umspinnenden Gewebe befreit, glänzend geschabt und dann in die betr. Contactschraube eingeführt wird. An die freien Enden der beiden gleichlangen Drähte werden dann die betr. Oliven oder

Ohrelektroden in passender Weise befestigt und auf die eine oder die andere Art applicirt.

Braucht man die drahtförmige Ohrelektrode, welche man vermittelst eines in den Ohrtrichter eingefügten Korkes in den zuvor mit lauwarmem Wasser angefüllten äusseren Gehörgang einfügt, dann muss man sein Augenmerk darauf stets richten, dass der Gehörgang mit Wasser auch genügend gefüllt bleibt. Ist vor Einführung der Ohrelektrode vermittelst des betr. Trichters der Gehörgang so weit mit Wasser angefüllt worden, dass letzteres während der Einführung des Trichters über die Incisura intertragica hin abläuft, dann geschieht es ziemlich häufig, dass nach einiger Zeit fast alles anfangs im Gehörgang befindliche Wasser abgeflossen und nicht mehr so viel von demselben vorhanden ist, dass der dem Körper durch die Ohrelektrode zuzuführende Strom das erforderliche Mittelglied vorfindet, und dass mithin an dieser Stelle die Leitung im Schliessungsbogen gestört ist.

Die schmerzlose Einführung des mit der Ohrelektrode versehenen Ohrtrichters erfordert selbstverständlich Uebung und technische Fertigkeit. Dass mir, nachdem ich mehrere Tausend galvanische Ohruntersuchungen vorgenommen habe, letztere beide sicher zugestanden werden müssen, ist wohl selbstverständlich. Empfindet trotzdem eine oder die andere Versuchsperson einen geringen Schmerz, so hat dies seinen Grund theils in einer vorhandenen Hyperästhesie der empfindenden Nervenfaser der betr. Gegend, theils in einem mehr weniger vorhandenen, durch chronische eiterige Mittelohrentzündung herbeigeführten Wundsein der Wände des äusseren Gehörganges.

Nicht ohne geringe Schwierigkeit lassen sich durch Verfolgung der Leitungsdrähte von ihren Ausgangspunkten nach ihren Enden die beiden Pole bestimmen. Viel leichter wird man in dieser Hinsicht in's Klare kommen, welcher Pol die Anode und welcher die Kathode ist, wenn man sich die Fähigkeit erworben hat, durch die verschiedenen Wirkungen der beiden Pole auf den Opticus, d. h. durch die verschiedenen Lichteffecte, die beiden Pole zu unterscheiden. Hierüber hat sich Brenner am angeführten Orte des Näheren ausgelassen. Bei Gelegenheit unserer auf der letzten Naturforscherversammlung in Dresden ausgeführten Demonstrationen hat Derselbe Veranlassung genommen, seine unfehlbare Sicherheit in der Unterscheidung beider Pole nach ihrer Wirkung auf die Netzhaut experimentell darzulegen.

Eine andere Methode der leichten Bestimmung der Pole besteht darin, dass man die beiden Elektroden von einander genügend abstehend in Jodkaliumkleister einsenkt. Beim Schluss der Kette wird an der Anode das Jod frei und es entsteht an dieser Stelle eine intensive Färbung von Jodstärke, während die der Kathode entsprechende Stelle ohne Färbung bleibt.

Nach diesen einleitenden Vorbemerkungen, welche für diejenigen Otiatriker, welche galvanische Untersuchungen des Acusticus anstellen wollen, gewiss manchen nicht unliebsamen Wink enthalten, wende ich mich zu meinen weiteren, Brenner's Angaben völlig bestätigenden Beobachtungen.

Die von Brenner[1] angegebenen, bei der galvanischen Untersuchung und Behandlung des Gehörnerven auftretenden Nebenerscheinungen habe ich alle beobachtet.

Zunächst scheint der Schmerz in manchen, aber meist nur vereinzelten Fällen der Anwendung des constanten Stromes ein unüberwindliches Hinderniss entgegenzustellen. Methode und Zeit beseitigen indessen bei gutem und festem Willen der Patienten das für diese allerdings sehr lästige Symptom, welches es meist nicht gestattet, sogleich bei der ersten Untersuchung die Formel, in welcher der Gehörnerv auf den genannten Strom reagirt, festzustellen. Hierbei concurrirt nicht zum geringsten Theil das Neue und Ueberraschende des elektrischen Eingriffes. Am heftigsten macht sich der Schmerz bei Normalhörenden, in geringerem Maasse bei Schwerhörenden in störender Weise geltend, und ich kann nicht unerwähnt lassen, dass es mir unter mehreren Tausenden von mir angestellten Untersuchungen in drei Fällen — gewiss eine sehr geringe Anzahl — in der ersten und zweiten Sitzung nicht gelang, wegen der Schmerzen die Stromstärke so weit zu steigern, dass der Acusticus reagirte, und ich zu ferneren Versuchen die betr. Kranken nicht vermögen konnte.

[1] loc. cit. pag. 61—83.

Ueber die Methode der Anwendung des constanten galvanischen Stromes beim Gehörorgan habe ich mich bereits früher[1] ausführlich ausgesprochen und es genügt, hier darauf hinzuweisen; ich habe nichts weiter hinzuzufügen, als die Bitte, dass man sich streng an dieselbe halte und unter Benutzung des von Brenner (loc. cit. pag. 47—51) angegebenen Stromwählers immer mit den niedrigsten Stromstärken die betr. Untersuchungen beginne. Eine anders ausgeführte Untersuchung dürfte keinen Anspruch auf Exactheit erheben können.

Die Verschiedenheit der Schmerzempfindung, je nachdem sich die Anode oder die Kathode im Ohre befand, vermochte ich in den allermeisten Fällen zu beobachten. In dem Momente der Schliessung der Kette empfindet die Versuchsperson, wenn die Kathode (der negative Pol) im Ohre, einen flüchtigen Stich, und während der Stromesdauer ein Brennen, selbst dann, wenn die Stärke des Stromes noch lange nicht zur Hervorrufung von Gehörssensationen genügt. Bei der Anode (dem positiven Pole) im Ohre dagegen referiren die Kranken constant das Gefühl eines von Aussen nach Innen gerichteten Druckes, welches während der ganzen Stromesdauer anhält, aber nur selten so unerträglich wird, dass die Kette geöffnet werden müsste. Nur bei der Umkehr der Formel für einfache Hyperästhesie beobachtete ich das Gegentheil.

Einen Beweis dafür, dass der in der inneren Paukenhöhlenwand verlaufende Stamm des Nervus facialis bei den galvanischen Reizungen des Hörnerven vom Strome getroffen wird, liefern die in den von jenem Nerven versorgten Muskeln des Gesichtes und Kopfes auftretenden Zuckungen. Am häufigsten lassen sich diese Zuckungen an dem Musculus orbicularis superior und dem Musculus corrugator supercilii wahrnehmen. Die von Brenner erwähnten Contractionen der Muskeln der Ohrmuschel habe ich in der Neuzeit einmal beobachtet, denselben aber im Ganzen keine besondere Aufmerksamkeit gewidmet.

Das von Brenner[2] ziemlich ausführlich erörterte Zuckungs-

---

[1] Siehe: Dr. Hagen. Praktische Beiträge zur Ohrenheilkunde. Heft 1. Elektro-otiatrische Studien pag. 8—11.

[2] loc. cit. pag. 64 etc.

gesetz der oben genannten Muskeln ist mir nicht entgangen. Bei der niedrigsten überhaupt Contractionen erregenden Stromstärke trat zuerst die Kathodenschliessungszuckung ein, dauerte einige Zeit an und verschwand ganz allmählig. Dann lässt sich bei anwachsender Stromstärke meist die Anodenschliessungszuckung, seltener die Anodenöffnungszuckung zuerst wahrnehmen, und endlich am schwersten ist die Kathodenöffnungszuckung hervorzurufen.

Auch die Wirkung der Stromesschwankungen auf den Hörnerven, welche mit Hülfe des in Nebenschliessung befindlichen Rheostaten sich sehr leicht und schnell ausführen lassen, habe ich bestätigt gefunden. Eine anschwellende Stromesschwankung entspricht einer Stromesschliessung, eine abnehmende dagegen einer Stromesöffnung; und solche Schwankungen rufen um so sicherer den angegebenen Effect hervor, je breiter sie sind und je schneller sie ausgeführt werden. Befindet sich bei einem in der Normalformel reagirenden Gehörnerven die Kathode im Ohre, so wird, nachdem während der Stromesdauer der Reizeffect abgeklungen ist, eine anschwellende Schwankung denselben nochmals erklingen lassen; bei einem in der einfachen Umkehr dagegen reagirenden Acusticus wird die Kathodenöffnungsreaction durch eine abnehmende Schwankung hervorgerufen. Die Anodenöffnungsreaction hängt ausser von der Stromesstärke auch noch von der genügend langen Stromesdauer ab, d. h. je länger diese Dauer war, um so sicherer tritt sie ein und eine um so kleinere abnehmende Stromesschwankung ist erforderlich.

Die Lichtempfindungen sind von mir an mir selbst und von den der Untersuchung unterworfenen Kranken im Allgemeinen in der von Brenner angegebenen Weise wahrgenommen worden. Eine speciellere Berücksichtigung habe ich ihnen jedoch nicht angedeihen lassen, da sie mich zu weit von dem beabsichtigten Zweck abgelenkt haben würden.

Das Letztere gilt auch von den übrigen, aber gleichfalls von mir in vielen Fällen beobachteten Nebenerscheinungen. Erst nach dem Erscheinen des Brenner'schen Werkes habe ich ihnen eine grössere Beachtung gewidmet, aber nichts gefunden, was den Brenner'schen Angaben irgend widersprochen hätte.

Die verschiedenen Verhältnisse, unter welchen die Erscheinungen des Schwindels auftreten, hatte ich namentlich bei einem an sehr hochgradiger Hyperästhesie beider Gehörnerven und subjectiven Geräuschen in beiden Ohren und ausserdem im Kopfe leidenden Kranken zu beobachten Gelegenheit, welchen ich mit den oben beschriebenen olivenartigen Ohrelektroden in sitzender (nicht liegender) Stellung galvanisirte. Ich werde später auf diesen Fall zurückkommen. Jedenfalls trat der Schwindel zumeist nach der Seite hin auf, an welche die Anode angelegt war, obgleich ich auch in einigen wenigen Fällen einen, jedoch schwächeren Grad von Schwindel nach der der Kathode entsprechenden Seite hin (bei der Oeffnung der Kette) beobachtet zu haben glaube.

Am sichersten lässt das Auftreten des die Untersuchung in hohem Grade störenden Schwindels sich dadurch vermeiden, dass man die beiden Elektroden in einer Ebene applicirt, welche der durch die Längsachse des ganzen Körpers gelegt gedachten möglichst parallel ist. Daraus folgt, dass der Schwindel am heftigsten auftritt, wenn die Elektroden in einer auf die Längsachse senkrecht stehenden Horizontalen applicirt werden, z. B. an den beiden Zitzenfortsätzen.

Einen den Kranken belästigenden Speichelfluss habe ich bei der gebräuchlichsten Art und Weise der Application der Elektroden nur selten beobachtet; wohl aber trat er in hohem Grade ein, wenn ich z. B. zur Beseitigung des „Kopfsausens" genöthigt war, die eine Elektrode in die Mundhöhle einzuführen und an eine Stelle der Weichtheile derselben anzulegen.

Sensationen in dem vorderen Abschnitte des Zungenrandes der dem in die Kette genommenen Ohre entsprechenden Seite haben die Kranken ohne Befragen sehr häufig angegeben und zwar in der Weise, wie ich es im ersten Heft meiner praktischen Beiträge zur Ohrenheilkunde pag. 14 beschrieben habe. Bei einer Kranken indessen, welche die Formel der Umkehr mit Hyperästhesie zeigte, trat die Chordareizung, auf welche bekanntlich jene Sensationen bezogen werden, bei Anodenschluss und während Anodendauer ein. —

Die Ansatzstelle der zweiten Elektrode (B) — die erste (A) ist in der mehrfach erörterten und bekannten Weise im äusseren

Gehörgange placirt — am lebenden Körper ist für das Eintreten der acustischen Reaction in so fern ganz gleichgültig, als durch die gegenseitige Stellung der beiden Elektroden weder mit Sicherheit noch Klarheit über die Richtung des galvanischen Stromes disponirt werden kann, eine Anschauung, welche Brenner im Gegensatz zu vielen anderen Elektrotherapeuten als Grundlage der von ihm befolgten „polaren“ Methode in seinem Werke näher begründet hat. Selbstverständlich wird die Stromesrichtung im Hörnerven eine andere sein, wenn die Elektrode A im äusseren Gehörgange und die Elektrode B im Nacken der Versuchsperson applicirt sind, als wenn dieselben ihre Ansatzstellen mit einander vertauschen. Ja selbst bei Application beider Elektroden vor dem Ohre, aber in unmittelbarer Nähe desselben, parallel der Längsachse des Körpers, so dass beide senkrecht über einander stehen, wird die Stromesrichtung im Hörnerven jedesmal umgekehrt, wenn die anfangs obere Elektrode die Stelle der anfangs unteren einnimmt. Ferner wird im Normalzustande an der dem Ohre, dem physiologisch differenten Punkte, näher gelegenen Elektrode bei der Schliessung der Kette — wenn diese die Kathode ist — eine Klangsensation eintreten — und umgekehrt bei der Oeffnung, wenn diese der Anode entspricht.

Im Bezug aber auf die zur Hervorrufung einer Klangreaction nöthige Stromstärke sind die übrigens ganz indifferenten Ansatzstellen der Elektrode B nicht gleichgültig. So erfordert z. B. die Application der Elektrode B am Fussrücken und in der Hohlhand grössere Stromstärken, als wenn die Elektrode B auf die Volarseite des Vorderarmes angelegt oder im Nacken aufgesetzt wird. Ist die Elektrode B im Nacken placirt, so scheint, anderen gleich hoch gelegenen Ansatzpuncten gegenüber, verhältnissmässig die geringste Stromstärke nöthig zu sein.

Wäre mithin, wenn die Elektrode B in der Hohlhand gehalten wird, bei der gebotenen Stromstärke eine Reaction des Acusticus nicht zu erzielen, dann müsste diese Elektrode nach der eben genannten Seite des Vorderarmes oder nach dem Nacken wandern, an welch letzterer Stelle sie jedoch, um den gehörigen Contact immer herzustellen, von einer assistirenden Person unter

Anwendung des erforderlichen Druckes in ihrer Lage erhalten werden müsste. Ist man in der Lage, über jede etwa nothwendig werdende Stromstärke gebieten zu können, aber nicht gleichzeitig über die betr. Assistenz, so verdient der Bequemlichkeit halber die Wahl der Hohlhand vor jeder anderen Stelle den Vorzug, so lange nicht eine dem Centrum nähere Ansatzstelle der Elektrode B aus besonderen Gründen erforderlich ist.

Bei der galvanischen Reizung der acustischen Fasern — Elektrode A im äusseren Gehörgange — entsteht nach kurzer Zeit ein hyperämischer Zustand im Trommelfell und in den tiefer nach Innen gelegenen Theilen des äusseren Gehörganges. Nach meinen Beobachtungen treten zuerst die vorher nicht oder kaum sichtbaren sog. Hammergefässe als mehr minder stark gefüllte Gefässstränge deutlich hervor. Wird nach Besichtigung derselben die Elektrode A wieder an die eben angegebene Stelle gebracht, die Schliessung der Kette im Stromwender bewirkt und hat der Strom noch eine Zeit lang eingewirkt, dann füllt sich der Gefässkranz an der Peripherie des Trommelfelles. Bei noch längerer Stromesdauer tritt zu diesen Erscheinungen zunächst die Röthung der oberen Gehörgangswand und später noch die der übrigen Wände hinzu; endlich zeigen sich radiär verlaufende Gefässe im Trommelfell oder letzteres erscheint total geröthet, sodass auch die am Trommelfell in der Paukenhöhle verlaufenden Gefässe lebhaft injicirt werden. Für die Leichtigkeit des Zustandekommens des zuletzt erwähnten Zustandes sprechen die von A. Prussak[1] angestellten Untersuchungen, aus welchen sich ergeben hat, dass die Gefässe, welche vom äusseren Gehörgange auf das Trommelfell übertreten, durch radiäre Verzweigungen vielfach mit einem Gefässkranze an der Peripherie des Trommelfelles und mit den arteriellen Gefässen in der Paukenhöhle anastomosiren.

Ob eine Verschiedenheit der beiden Pole — Kathode oder Anode — hinsichtlich der Entstehung des betr. hyperämischen Zu-

[1] Zur Physiologie und Anatomie des Blutstromes in der Trommelhöhle. Verhandlungen der königl. sächsischen Gesellschaft der Wissenschaften. Mai 1868.

standes der genannten Theile obwaltet, war mir nach meinen bisherigen Untersuchungen festzustellen nicht möglich; ich werde jedoch diesem Umstand auch ferner meine Aufmerksamkeit schenken.

Ein Entstehen von Folgezuständen dieser oft nicht unbedeutenden Gefässinjection, namentlich von entzündlichen, habe ich niemals zu beobachten Gelegenheit gehabt.

Wie lange diese hyperämischen Zustände nach Oeffnung der Kette andauern, vermag ich nicht zu bestimmen. Am nächsten oder übernächsten Tage jedoch waren sie, wie ich beobachtete, positiv verschwunden.

Nach häufig wiederholter und fortgesetzter galvanischer Behandlung wurde nicht selten von mir eine Wiederkehr der vordem oft lange Zeit fehlenden Ohrenschmalzabsonderung wahrgenommen, jedenfalls eine Folge des durch solche galvanische Sitzungen bedingten lebendigeren Stoffumsatzes im Ohre.

Es lag aus diesem Grunde nahe, Untersuchungen über den Einfluss des galvanischen Stromes auf Ablagerungen im Trommelfelle anzustellen, welche auch nicht resultatlos blieben. Einen solchen Fall habe ich bereits vor zwei Jahren in der St. Petersburger medic. Zeitschrift, 1867, Bd. XIII veröffentlicht. Ich werde weiter unten Gelegenheit nehmen, denselben, soweit er die hier erörterte Wirkung des galvanischen Stromes betrifft, kurz mitzutheilen. —

Die sog. Normalformel Brenner's, welche dadurch charakterisirt wird, dass KaS und AO mit einer Klangsensation beantwortet werden, welche auch, aber meist nur ganz kurze Zeit, während KaD anhält, während KaO, AS und AD unbeantwortet bleiben, habe ich an mir selbst[1], an vier Normalhörenden und vielen Ohrenkranken beobachtet.

Diese Klangempfindungen bei den angegebenen Momenten sind nur quantitativ, nicht aber qualitativ von einander verschieden. Die bei KaS wahrgenommene Klangempfindung ist die intensivste, welche, an Stärke abnehmend, bald verschwindet; die

[1] Praktische Beiträge zur Ohrenheilkunde. Heft 1. Elektro-otiatrische Studien. 1866. pag. 12.

bei AO ist schwächer, als die bei KaS, ist schwieriger als die bei KaS hervorzurufen und erfordert meist höhere Stromstärken; für gewöhnlich aber wird kein qualitativer Unterschied zwischen beiden stattfinden, d. h. war die Reaction bei KaS ein Singen (Si), so wird auch die bei AO ein Si, aber ein schwächeres sein. War bei KaS ein Klingen (Kl) aufgetreten, so wird die AO ebenfalls ein Kl, nicht ein Si ergeben etc., wofür sich in den später mitzutheilenden einzelnen Beobachtungen genügende Beweise beibringen lassen. In den Fällen, wo diese Uebereinstimmung beider Reactionen nicht stattfindet, ist es nur nöthig, der AO eine längere AD vorhergehen zu lassen.

Werden gleichzeitig beide Ohren, mit gleichnamigen Polen armirt, in die Kette genommen, was sich mit Hülfe der oben näher beschriebenen getheilten Elektrode leicht bewirken lässt, dann muss die Batterie, da dann jedes einzelne Ohr nur mit halber Stromesdichte getroffen wird, verstärkt werden, um die betr. Reizmomente mit einer Reaction beantwortet zu sehen. Ich habe diesen Versuch sehr häufig und namentlich bei solchen Ohrenkranken, welche die Formel der einfachen Hyperästhesie zeigten, angestellt.

Nicht alle Untersuchten gaben gleiche Klangreactionen an, und selbst die beiden Ohren einer und derselben Versuchsperson ergaben verschiedene Reactionen, z. B. auf dem einen Ohre Si, auf dem anderen Kl. Auch sei gleichzeitig darauf aufmerksam gemacht, dass gar nicht selten das eine Ohr eine grössere Stromstärke, als das andere erfordert, d. h. die Reaction des einen Ohres tritt bei grösserer, die des anderen bei geringerer Stromstärke ein.

Die Höhe des empfundenen Klanges in der musikalischen Skala ist jedenfalls bei KaS eine verschiedene. Ich habe aber auch bei einem ziemlich normalhörenden Clavierstimmer, welcher an subjectivem Si im linken Ohre litt und deshalb von mir galvanisch behandelt wurde, einen Unterschied der Tonhöhe zwischen der KaS und der AO beobachtet.

Erste Beobachtung. — Der linke Hörnerv dieses Kranken reagirte in folgender Weise:

VIII El. 40 L. KaS : Kl'.
KaD : Kl ∞.
KaO : —.
AS : —.
AD : —.
AO : kl.

Patient gab auf Befragen nach der Tonhöhe der bei KaS eintretenden Klangreaction an, dass sie genau dem $\bar{\bar{a}}$ entspräche, und bemerkte ungefragt, dass dagegen die bei AO auftretende Klangreaction um $^1/_8$ niedriger als $\bar{\bar{a}}$ sei. Dieselbe Erklärung gab derselbe Kranke in derselben und in der nächstfolgenden Sitzung wiederholt ab. Sehr gern hätte ich noch weitere Versuche mit diesem Kranken angestellt, namentlich in der Hinsicht, ob mit Steigerung der Stromstärke bei KaS ein höherer und bei AO ein niedrigerer Ton wahrgenommen würde, allein derselbe vertrug eine solche nicht.

Zweite Beobachtung. — M. W . . ., 29 Jahre alt, Schuhmachergeselle, welcher im 3. Lebensjahre taubstumm geworden, später in einem Taubstummeninstitut gebildet, sehr intelligent war und ziemlich deutlich sprach, wurde von mir längere Zeit der Einwirkung galvanischer Ströme ausgesetzt. Die beiden Hörnerven desselben beantworteten mit Ausnahme der KaO alle Reizmomente des Stromes und zwar gab er ein Pfeifen (Pf) als acustische Reaction an. Während der rechte Hörnerv erst bei sehr starken Strömen reagirte, erforderte der linke eine weit geringere Stromstärke. Dieser Kranke bezeichnete ungefragt nicht nur einen Unterschied in der Höhe des Pfeifens der beiden Ohren, sondern erklärte auch bei der Galvanisirung des linken Ohres, dass bei höheren Stromstärken das Pfeifen immer höher, bei niedrigen dagegen tiefer wurde, obgleich der Kranke weder von der Verstärkung noch von der Verminderung der Stromstärke im Rheostaten irgend eine Kenntniss hatte und haben konnte. Nach einer längeren Anodendauer wurde schnell eine Kathodenschliessung bewirkt, dadurch also der Kathodenschliessungseffect verstärkt, und Patient meldete sofort ein Höhergewordensein der Klangempfindung. Auch von dieser Manipulation konnte der Patient keine Kenntniss gehabt haben.

Die von Dr. Brenner in seinem Werke pag. 115—121 angegebenen Versuche habe ich an Ohrenkranken häufig zu wiederholen Gelegenheit gehabt und habe die Ergebnisse meiner Beobachtungen in völliger Uebereinstimmung mit jenen Brenner's gefunden.

Dagegen sind mir die von Brenner mit Hülfe des Spiralrheotoms angestellten Untersuchungen erst durch sein Werk zur Kenntniss gelangt und habe ich noch nicht Zeit gefunden, dieselben einer Prüfung zu unterziehen, bezweifle aber diese Resultate Brenner's um so weniger, als alle anderen desselben mit den meinigen völlig übereinstimmen.

Des Einflusses der verlängerten Anodendauer auf die Anodenöffnungs- und die Kathodenschliessungsreaction, bei welch letzterer der Brenner'sche modificirte Stromwender vorzüglich zu verwerthen ist, habe ich bereits gedacht.

Die Diagnose des Erregbarkeitszustandes eines einzelnen Gehörnerven zu stellen, ist von Brenner in einer höchst bewundernswerthen Weise ausgedacht worden. Die primäre, die secundäre und die durch Wendung gefundene tertiäre Erregbarkeit lassen sich leicht auffinden und durch Wiederholung feststellen. Ebenso sinnreich und verständlich sind die diese drei verschiedenen Erregbarkeiten bezeichnenden Formeln.

Die Gesetze der Stromesschwankungen habe ich nur an Ohrenkranken, deren Hörnerven auf den galvanischen Strom mit besonderer Leichtigkeit antworteten, wiederholt und meinen Zuhörern vielfach demonstrirt. Ich schliesse mich daher dem am Ende des 41. Versuches von Brenner[1] ausgesprochenen Satze vollständig an, dass, während der Hörnerv sich unter dem Einflusse der Anode befindet, anschwellende Stromesschwankungen denselben Effect haben als Kettenschliessungen, nämlich einen negativen, abnehmende Schwankungen dagegen analog der Oeffnung durch Gehörssensation beantwortet werden, sobald sie eine gewisse Grösse erreichen.

Selbstverständlich gilt dieses Gesetz nur für den in der Normalformel oder in der Formel der einfachen Hyperästhesie

[1] loc. cit. pag. 130.

auf den constanten Strom reagirenden Gehörnerven. Reagirt aber ein Hörnerv bei Anodenschliessung, dann werden natürlicherweise, wenn sich jener unter dem Einflusse der Anode befindet, anschwellende Stromesschwankungen analog der Kettenschliessung beantwortet werden, sobald sie eine gewisse Grösse erreichen. Dies ist also der Fall, wenn der Gehörnerv bei KaS, KaD, AS und AO oder wenn er in der Umkehr der Normalformel oder in der Umkehr der einfachen Hyperästhesie oder endlich bei allen sechs Reizmomenten reagirt.

Nicht minder häufig habe ich den folgenden Satz Brenner's[1] meinen Zuhörern an Ohrenkranken demonstrirt, sodass ich von einer Wiedergabe eines oder des anderen betr. Protokolles hier absehe, um so mehr, als das Experiment ebenfalls sehr leicht und von Jedermann wiederholt werden kann. Der eben erwähnte Satz lautet: Während der Kathodenstromesdauer anschwellende Stromesschwankungen haben denselben Effect, wie eine Kathodenschliessung, erzeugen nämlich eine Gehörssensation, während abnehmende Schwankungen den gleichen negativen Effect haben als die Kathodenöffnung.

Die beiden von Brenner[2] über die erforderliche Grösse der Schwankungen, sowohl abnehmender während Anodenstromesdauer, als anschwellender während Kathodenstromesdauer, aufgestellten Sätze habe ich in den wenigen Fällen, in welchen ich auf jene besonders achtete, bestätigt gefunden. Ich erwähne aber zugleich, dass ich meine Untersuchungen in dieser Beziehung demnächst wieder aufzunehmen und denselben einen grösstmöglichen Umfang zu geben gedenke. Von den Ergebnissen derselben werde ich später Mittheilung machen. —

Nunmehr wende ich mich zu dem praktischen Theile und bemerke zugleich, um etwa übelwollenden Urtheilen die Spitze abzubrechen, dass die Leistungsfähigkeit des galvanischen Stromes bei pathologischen Zuständen des Gehörapparates nur deswegen in möglichst umfangreicher Weise besprochen werden wird, um damit einen ferneren Beweis für die Exactheit der an-

[1] loc. cit. pag. 134.
[2] loc. cit. pag. 132 und pag. 137.

gestellten Beobachtungen und Untersuchungen zu liefern, nicht aber, dass z. B. bei Ceruminalanhäufungen im äusseren Gehörgange erst noch der galvanische Strom als diagnostisches Mittel von Seiten der Specialisten zu Hülfe genommen werden müsste oder sollte.

Wenn ich gelegentlich meines während der 42. Versammlung der deutschen Naturforscher und Aerzte in Dresden gehaltenen Vortrags die diagnostische Leistungsfähigkeit des constanten Stromes bei Trommelfellperforation besprach und hervorhob, dass dieselbe nicht zu unterschätzen und wohl dann und wann, obgleich in seltenen Fällen zu benutzen sein würde, so halte ich diese Behauptung auch jetzt noch aufrecht, weil trotz Nichtverwachsenseins der Eustachi'schen Röhre — eines gewiss nur selten vorkommenden Zustandes —, der Fall nicht nur denkbar, sondern wirklich auch vorgekommen ist, dass weder durch lege artis ausgeführten Catheterismus mit nachfolgender Luftdouche, noch durch das Politzer'sche Verfahren und noch weniger durch den Valsalva'schen Versuch vermittelst des Otoskopes ein Durchzischen oder Pfeifen der Luft durch die Perforation wahrgenommen wird. Gesetzt nun, der äussere Gehörgang sei so verengt, z. B. durch Exostosen in demselben, oder die vordere Gehörgangswand spränge so ausserordentlich weit vor, dass ein grosser Theil des Trommelfelles nicht zu übersehen sei, die Perforation könne, weil sie sich in dem nicht sichtbaren Theile des Trommelfelles befindet, nicht wahrgenommen werden, und das Durchzischen der Luft bei der Luftdouche fehle, ein kleiner vielleicht nicht einmal deutlich pulsirender Lichtreflex aber lasse eine Trommelfellperforation vermuthen, dann würde ich trotz aller Protestationen meines Collegen Dr. Magnus, der in jedem Falle sofort jede Perforation erkennen zu können behauptete, was ihm aber zu beweisen nicht immer leicht werden dürfte, dennoch die Zuhülfenahme des constanten galvanischen Stromes zur Feststellung der Diagnose anzuempfehlen und selbst auszuführen keinen Anstand nehmen. Vgl. Brenner, loc. cit. pag. 177.

Statt jeden Fortschritt in der Wissenschaft — und ein solcher ist doch unzweifelhaft die Entdeckung eines Mittels, mit

Hülfe dessen vorher nicht gekannte Zustände des Gehörorganes, namentlich des Gehörnervenapparates, erkannt werden können — mit Freuden zu begrüssen, verhält sich der grösste Theil der Otiatriker noch immer den mühevollen, kostspieligen und nicht einmal im eigenen Interesse erforschten Brenner'schen Untersuchungsresultaten gegenüber mindestens passiv, wenn nicht feindlich — weil? — Nun der Grund braucht für den Verständigen nicht erst noch ausgesprochen zu werden; er liegt offen zu Tage.*)

Ohrenschmalzpfröpfe vermehren den Leitungswiderstand und verhindern somit das Eintreten einer Klangsensation. Wem solche Kranke nicht zu Gebote stehen, der kann, falls er diese Untersuchung einer Controle unterziehen will, sich leicht damit helfen, dass er den äusseren Gehörgang nach der An-

*) Wenn das Uebelwollen einen der Brenner'schen Gegner in seinem blinden Eifer so weit gar verführt, dass er einem Arzt, welcher sich mit offenem Vertrauen wegen der galvanischen Behandlung einer Ohrenkranken an ihn gewandt hat, brieflich zur Vorsicht mahnend seine Einwilligung giebt, dagegen die von ihm früher behandelte, aber nun von dem betr. Collegen galvanisch zu behandelnde Ohrenkranke vor diesem Arzte, seinem ihm vertrauensvoll genaheten Collegen, hinter dessen Rücken warnt: mit welchem Ausdrucke soll man dann dieses Benehmen bezeichnen? Richtet sich ein solcher Gegner nicht selbst und bricht er nicht über sich selbst den Stab, den er so gern über Brenner und den Verfechtern der Brenner'schen Entdeckungen gebrochen gesehen hätte? Ich muss aber den ferneren Verlauf dieser heiteren — nein höchst bedauernswerthen Geschichte, welche einen Beweis liefert, bis wohin das in der Polemik gegen Brenner besonders abschreckend hervorgetretene Coterie-Unwesen in der Ohrenheilkunde sich zu verirren im Stande ist, noch weiter den Augen meiner Leser enthüllen. Zu seinem eigenen Unglück hatte jener Gegner zu gleicher Zeit die beiden Briefe — einen an den betr. Arzt und einen an die betr. Kranke — geschrieben. Und welches Missgeschick begegnete ihm? Dasselbe, was schon manchem Sterblichen in seinem verdammenswerthen Gebahren begegnete. Er verwechselte einfach die Couverts der beiden Briefe und addressirte den für den Collegen bestimmten Brief an die Kranke, den für letztere bestimmten aber an den Collegen. — Der Effect dieses . . . . . . stückchens lässt sich errathen. Die Kranke war natürlich loyal genug, mit dem Arzte die beiden Briefe auszutauschen, und hellsehend genug, um sich demselben vertrauensvoll zur galvanischen Behandlung hinzugeben. Der College aber war um eine lehrreiche Erfahrung, um eine Enttäuschung reicher. —

leitung des Dr. A. Politzer in Wien [1] durch einen mit Fett gut durchgekneteten Wattepfropf fest verschliesst. Ich habe an Kranken theils mit Ohrenschmalzpfröpfen, theils mit Watte obturirten äusseren Gehörgängen meine diesbezüglichen Untersuchungen angestellt.

Dritte Beobachtung. — Georg L . . . ., 34 Jahre alt, im Uebrigen gesund, will bis vor 3 Wochen beiderseits gut gehört haben. Zu eben genannter Zeit erwachte er am Morgen mit dem Gefühle des Vollgestopftseins im rechten Ohre und bemerkte, dass er seine Taschenuhr nur beim Andrücken an die Ohrmuschel hörte. In der Hoffnung, dass sich das Hörvermögen bald wieder ungetrübt einstellen würde, liess er unbenutzt die 3 Wochen vorübergehen. Endlich von der Furcht vor einer bleibenden Schwerhörigkeit ergriffen, stellte er sich mir in meiner Poliklinik für unbemittelte Ohrenkranke vor. Die Inspection ergab das Vorhandensein eines dunkelbraun gefärbten, den äusseren Gehörgang ohngefähr $^2/_3$ seiner Länge ausfüllenden Ohrenschmalzpfropfes. Die tönend auf den Scheitel aufgesetzte Stimmgabel wurde subjectiv und objectiv rechts lauter als links gehört. Die Schwerhörigkeit war sehr bedeutend; laute Sprache wurde nur 10 Zolle, die Repetiruhr nur 3 Zolle weit rechts gehört. Zur Prüfung der Reactionsfähigkeit des rechten Hörnerven gegen den constanten Strom wurde das äussere Drittel des rechten Gehörganges mit lauwarmem Wasser gefüllt, die Ohrelektrode soweit als möglich eingeführt, die Elektrode B mit der rechten Hand fest umschlossen und hierauf die Kette geschlossen. 2, 4, 6, 8, 10 und 12 Elemente 1110 L. bewirkten keine Reaction; erst nach längerer Anodenstromesdauer und bei schnell hierauf bewirkter Kathodenschliessung erfolgte eine schwache, ganz kurze Zeit anhaltende Klangempfindung. Anodenöffnung nach langer Anodenstromesdauer hatte eben so wenig einen Effect, als die übrigen Reizmomente. Bei dreimaliger Wiederholung blieb der Effect derselbe. Hierauf wurde der Kranke mit der

[1] Ueber luftdichte Obturation des äusseren Gehörganges als Heilmittel bei chronischen Mittelohrcatarrhen. Wiener medic. Wochenschrift. Jahrgang 1867.

Verordnung entlassen, erweichende Einträufelungen in das rechte Ohr zu machen und nach vier Tagen wiederzukommen. — Der Kranke stellte sich zur bestimmten Zeit wieder ein. Nachdem nunmehr durch Einspritzungen warmen Wassers der Ohrenschmalzpfropf entfernt worden war, was sich im Ganzen leicht und schnell hatte bewirken lassen, war das Hörvermögen für die Sprache normal, für das Gehwerk meiner Uhr bis auf 2 Ellen gestiegen. Die Hammergefässe waren mässig injicirt, das Trommelfell etc. fast ganz normal. Bei der nunmehr wieder vorgenommenen galvanischen Untersuchung des rechten Ohres genügten bereits 10 Elemente 10 L., um die Normalformel in voller Form zu erhalten. Bei Wiederholung genügten 8 Elemente 460 L., sodass X,10 die primäre Erregbarkeit und VIII,460 die secundäre Erregbarkeit bezeichnet. Von der Erforschung der tertiären Erregbarkeit des betr. Gehörnerven wurde abgesehen, um Patienten nicht zu lange dem Strome auszusetzen.

Nach der galvanischen Sitzung war die Injection der Hammergefässe, sowie des Gefässkranzes an der Peripherie des Trommelfelles eine bedeutende; auch sah man radiäre feine Gefässe das Trommelfell, besonders dessen hintere Hälfte durchziehen, und der innerste Abschnitt der knöchernen Gehörgangswände war stark geröthet.

Die Hörweite des rechten Ohres für das Gehwerk meiner Uhr hatte sich nach der galvanischen Sitzung bis auf 3 Ellen gehoben.

Vierte Beobachtung. — Frau W. S . . . ., 61 Jahre alt, im Uebrigen gesund, war seit mehreren Monaten von einer Schwerhörigkeit beiderseits befallen worden, welche sich in der letzten Woche fast bis zur Taubheit gesteigert hatte. Die angestellte Untersuchung ergab eine die äusseren Gehörgänge fast ganz ausfüllende Ohrenschmalzansammlung bei gleichzeitig sehr bedeutender Enge beider Gehörgänge. Es war aus dem angegebenen Grunde unmöglich, die drahtförmige Ohrelektrode in einen der beiden äusseren Gehörgänge einzuführen. Ich bediente mich vielmehr der oben erwähnten, mit Feuerschwamm überzogenen und mit Salzwasser befeuchteten Metallolive als Ohrelektrode.

Wurde die Elektrode B in der rechten Hand gehalten, die eben bezeichnete Ohrelektrode aber in den Eingang des rechten äusseren Gehörganges eingedrückt und in dieser Lage erhalten, und hierauf die Kette geschlossen, so vermochten 10 und 12 Elemente trotz Einschaltung aller Widerstände (1110 L.) weder bei der Schliessung, wenn die Elektrode B der Anode entsprach, noch bei der Oeffnung, wenn die Elektrode B der Kathode entsprach, irgend eine Klangsensation zu bewirken.

Das gleiche Verfahren wurde ebenfalls mit negativem Resultat an dem linken Ohre angestellt.

Hierauf wurde die der Kathode entsprechende olivenartige Ohrelektrode A auf die Wurzel des linken Tragus fest aufgesetzt und die Kette, mit der Elektrode B in der linken Hand, im Stromwender geschlossen. Jetzt vermochten schon X El. 610 L. eine schwache, X El. 910 L. eine ziemlich deutliche Klangempfindung bei der Kathodenschliessung auszulösen. Bei demselben Verfahren erregten rechts erst XII El. 1110 L. bei der Kathodenschliessung einen deutlichen Klangeffect. Diese Untersuchungen wurden mit gleichen Resultaten beiderseits mehrmals wiederholt.

Die Ansicht, dass die Verstopfung des rechten Ohres eine festere, solidere sei, als die des linken Ohres, wurde durch die fernere Beobachtung gerechtfertigt. Nach viertägigen erweichenden Einträufelungen in beide Ohren liess sich durch wenige Spritzen voll lauwarmen Wassers in der That aus dem linken Ohre der betr. Ohrenschmalzpfropf leicht entfernen, während selbst längere Zeit fortgesetzte Einspritzungen nur eine theilweise Entfernung des rechtsseitigen Ohrenschmalzpfropfes ermöglichen konnten. Nach mehreren von 3 zu 3 Tagen vergebens vorgenommenen Einspritzungen gelang erst 12 Tage nach dem ersten Entfernungsversuch nach fortgesetztem Gebrauche der betr. Einträufelungen die vollständige Reinigung des rechten äusseren Gehörganges.

Wegen ziemlich bedeutender Röthung der Gehörgangswände und starker Injection der Hammergefässe des rechten Ohres wurden beide Hörnerven erst nach ferneren zwei Tagen galvanisch untersucht.

Beide Gehörnerven reagirten sowohl bei Anwendung der Metallolive, als der drahtförmigen Ohrelektrode hierauf in gleicher Weise in der vollen Normalformel, der rechte bei X El. 210 L., der linke bei X El. 190 L., d. h. Kathodenschliessung, Kathodendauer und Anodenöffnung wurden mit Klingen (allerdings in verschiedener Intensität), dagegen Kathodenöffnung, Anodenschliessung und Anodendauer nicht beantwortet.

Die Hörfähigkeit hatte sich nach Entfernung der schallzuleitenden Hindernisse ziemlich bedeutend (mit Berücksichtigung des Alters der Kranken) gebessert. Mittellaute Sprache wurde 8 Ellen, das Gehwerk meiner Uhr 3 Zolle weit gehört.

Fünfte Beobachtung. — Max G . . . . ., 31 Jahre alt, war bereits vor mehreren Jahren einmal wegen beiderseitiger Ohrenschmalzansammlungen schwerhörig gewesen, nach Entfernung derselben aber wieder guthörend geworden. Bei der Vorstellung gab er an, dass er seit 14 Tagen links plötzlich, nachdem er eine Nacht bei offenem Fenster geschlafen, schwerhörig geworden sei und seit 12 Tagen links von starkem Rauschen gequält werde, welches, schwächer schon früher vorhanden, ihn jetzt am Einschlafen hindere. Mit dem rechten Ohre wollte er noch gut hören.

Die Untersuchung ergab einen linksseitigen schwarzbraunen, ziemlich hart anzufühlenden Ceruminalpfropf, welcher fast den ganzen Gehörgang anfüllte. Das Gehwerk meiner Uhr wurde nur erst beim Anlegen an die linke Ohrmuschel gehört, laute Sprache aus der Entfernung von $1^1/_2$ Ellen.

Der rechte äussere Gehörgang war nur zu einem geringen Theile mit Cerumen, aber mehr gelbbraunem, angefüllt, sodass die tieferen Theile desselben und das Trommelfell nicht gesehen werden konnten; an der oberen Gehörgangswand jedoch sah ich eine von Ohrenschmalz freie Lücke. Diese musste auch die noch vorhandene Hörfähigkeit (4 Ellen für leise Sprache, 14 Zolle für das Gehwerk meiner Uhr) erklären.

Subjectiv und objectiv wurde die auf den Scheitel aufgesetzte tönende Stimmgabel links lauter gehört.

Das rechte Ohr wurde hierauf mit der drahtförmigen Ohrelektrode bewaffnet, die Elektrode B mit der rechten Hand fest umschlossen. Nachdem 2, 4, 6 und 8 Elemente 1110 L. keine Klangsensation hervorzurufen vermocht hatten, trat eine solche bei X El. 1010 L. in der ganzen Normalformel ein.

Das linke Ohr, in dessen Gehörgang die drahtförmige Ohrelektrode nicht eingeführt werden konnte, wurde mittelst der olivenartigen Elektrode armirt, und zwar wurde dieselbe zunächst auf die Wurzel des linken Tragus aufgesetzt, während sich die Elektrode B in der linken Hand befand. Schon bei VIII El. 810 L. trat Klangreaction ein und zwar in der Normalformel, aber mit ziemlich lange anhaltender Kathodenstromesdauerreaction. Bei Application der Elektrode A auf den Eingang des linken äusseren Gehörganges antwortete der Acusticus in derselben Weise, d. h. mit verlängerter Kathodenstromesdauer, schon bei VIII El. 760 L.

Es zeigte mithin der linke Hörnerv eine leichtere Erregbarkeit dem galvanischen Strom gegenüber, als der rechte; denn letzterer reagirte erst bei höheren Stromstärken, trotz Anwendung der drahtförmigen Ohrelektrode, und mit kurz andauernder Klangsensation während Kathodenstromesdauer. Das vorhandene subjective linksseitige Rauschen konnte deshalb auch nicht dem Ceruminalpfropf allein zugeschrieben werden, welche Ansicht durch die fernere Beobachtung auch zur völligen Genüge bewiesen wurde.

In das rechte Ohr wurden Einträufelungen mit warmem Wasser, in das linke dergleichen mit einer Lösung von Natron bicarbonicum in Glycerin verordnet.

Nach vier Tagen stellte sich Patient wieder vor. Die Hörfähigkeit hatte sich rechts — in Folge des Aufquellens des Ohrenschmalzes — verschlechtert. Patient hörte nur mittellaute Sprache 3 Ellen und das Gehwerk meiner Uhr nur 2 Zolle weit.

Nachdem durch Einspritzungen beiderseits die Ceruminalansammlungen entfernt worden waren, besserte sich auch das Hörvermögen; rechts stieg es auf 6 Ellen für Flüstersprache und auf 2 Ellen 20 Zolle für meine Uhr; links auf 4 Ellen für Flüstersprache und 2 Ellen 8 Zoll für meine Uhr.

Die Inspection ergab das rechte Ohr normal, links dagegen erschien das Manubrium sichtlich verkürzt und das Trommelfell concaver als in der Norm. Nach Anwendung des Politzer'-schen Verfahrens besserte sich das Hörvermögen beiderseits noch ganz deutlich und das noch vor der zuletzt genannten Manipulation vorhandene, wenn auch schwächere subjective Rauschen sollte auf Befragen verschwunden sein, obschon die Stellung des Manubriums und des Trommelfelles sich nicht geändert hatte.

Die Freude des Kranken über das gebesserte Gehör und das angeblich verschwundene subjective Geräusch war hinsichtlich des Letzteren nur von kurzer Dauer; denn es kehrte innerhalb zehn Minuten wieder, aber in mässigem Grade.

Bei der nunmehr wieder vorgenommenen galvanischen Untersuchung ergab das rechte Ohr die Normalformel bei X El. 910 L. — Das linke Ohr dagegen reagirte unter Anwendung der drahtförmigen Ohrelektrode schon bei VIII El. 550 L. in der Formel der einfachen Hyperästhesie.[1] — Bei mehrfachen Wiederholungen blieben beiderseits die Resultate dieselben.

Die vorstehend angeführten drei Fälle mögen genügen; ich wäre im Stande, noch acht dergleichen Untersuchungen mitzutheilen, welche aber keine wesentlichen Verschiedenheiten darbieten würden.

Wie ersichtlich, hat der galvanische Strom das vorher auf andere Weise erkannte Hinderniss gegen die Einwirkung desselben auf den Hörnerven in präciser Weise bestätigt. Unzweifelhaft ein Beweis für die Exactheit der Methode und für die Richtigkeit der leitenden Anschauungen.

In dem letzten der mitgetheilten Fälle tritt aber noch eine andere Seite der Leistungsfähigkeit des constanten galvanischen Stromes deutlich vor Augen; ich meine die prognostische. Ich frage, auf welche andere Weise und mit welchen anderen Hülfsmitteln wäre der Specialist im Stande gewesen, zu behaupten und zu beweisen, dass die subjective Gehörsempfindung auf

[1] Siehe Brenner, loc. cit. pag. 183—191.

dem linken Ohre nicht durch den Ceruminalpfropf allein bedingt werde? Nur durch die auf die angegebene Weise erlangten Resultate konnte ich mich veranlasst sehen, die Prognose nicht ganz günstig zu stellen. Wie hätte ich sonst vorhersagen können, dass das subjective Rauschen auch nach der Entfernung des Pfropfes fortbestehen würde? welches durch Anwendung der Luftdouche nicht zu beseitigen wäre? welches nicht auf einfach erhöhten Labyrinthdruck zurückzuführen sei? Der Erfolg der noch öfter wiederholten Luftdouche war hinsichtlich des subjectiven Geräusches vollständig Null, wie die fernere Behandlung ergab.

Atresie des äusseren Gehörganges. — Eine absolute Atresie des äusseren Gehörganges habe ich nur an einem männlichen Individuum und zwar an demselben beiderseits, eine incomplete Verschliessung des linken äusseren Gehörganges nur einmal bei einer Frau in vorgerücktem Alter zu beobachten Gelegenheit gehabt.

Des ersteren Kranken habe ich bereits früher[1] ganz kurz gedacht, mir weitere Mittheilungen über diesen interessanten Fall damals vorbehaltend. Leider habe ich meine betr. Untersuchungen nicht soweit ausführen können, als ich dies beabsichtigt, weil der Kranke von der Cholera plötzlich weggerafft wurde. Was ich bis zum plötzlichen Eintritt des Todes des Kranken beobachtet habe, will ich nunmehr, obschon leider noch Manches zu erforschen geblieben ist, nicht mehr zurückhalten.

S e c h s t e B e o b a c h t u n g. — Der betr. Kranke ist der ohrenärztlichen Welt nicht unbekannt. Bereits L i n c k e[2] erwähnt ihn und beschreibt ihn folgendermassen:

„Auch ich habe ein Beispiel von Missbildung beider Ohren an einem fünfmonatlichen Knaben vor mir, welcher sich durch eine eigenthümliche Bildung des Kopfes auszeichnet und mit einer von hinten nach vorn bis über die Mitte des Gaumenge-

[1] Elektro-otiatrische Studien, pag. 11.

[2] Dr. C. G. L i n c k e. Handbuch der theoretischen und praktischen Ohrenheilkunde. Leipzig, 1837. Bd. I. pag. 614 u. 615.

wölbes sich erstreckenden Gaumenspalte behaftet ist. Spuren von Spaltbildung zeigen sich auch an den beiden Augenlidern in der äusseren Hälfte, namentlich an dem der rechten Seite. Am rechten Ohr fehlt der ganze Knorpel, und statt dessen befindet sich hier ein länglicher und mit Einschnitten versehener wulstiger Hautlappen, an dem sich die gewöhnlichen Erhabenheiten und Vertiefungen, sowie die Mündung des Gehörganges nicht vorfinden. An dem oberen und breiteren Theile, welcher einigermassen die Leiste vorstellt, bemerkt man nach hinten mehrere kleine narbenartige Vertiefungen und zwei Oeffnungen, die in blinde Canäle von 1 bis 3 Linien Tiefe führen. Der knorplige Gehörgang ist vorhanden und lässt sich durch den Wulst, welcher ihn vollkommen bedeckt und verschliesst, hindurchfühlen. An dem vorderen Theile bemerkt man eine kleine, kegelförmige Erhabenheit, welche dem Sitze und der knorpligen Beschaffenheit nach als Bock anzusehen ist. Der Gang selbst lässt sich etwas zusammendrücken, und scheint nicht solid und verwachsen zu sein. Das linke Ohr ist ziemlich wohlgebildet. Allein von den beiden Schenkeln der Gegenleiste und der zwischen diesen befindlichen ungenannten Grube ist nichts wahrzunehmen, weil der vordere und obere Theil der Leiste an der Stelle, wo die beiden Schenkel gewöhnlich abgehen, verwachsen ist. Die muschelförmige Vertiefung ist kleiner und zusammengezogener. Die Oeffnung des Gehörganges fehlt und ist vollkommen durch die allgemeinen Bedeckungen verschlossen. Am oberen und verdickten Rande der Leiste befindet sich eine Oeffnung, die in einen etwa 4 Linien langen, und mit einem blinden Ende versehenen Canal führt. Für starke und durchdringende Töne scheint das Kind Empfänglichkeit zu haben."

Dieser vorstehend von Lincke beschriebene fünfmonatliche Knabe blieb am Leben. Schon während meiner Studienjahre hier hatte ich Gelegenheit denselben zu sehen; jedoch erst, nachdem ich mich speciell mit der Ohrenheilkunde beschäftigt hatte, wurde der 30jährige Mann von mir genaueren, leider aber nicht zum Abschluss gelangten Untersuchungen unterzogen. Die vorgefundenen Anomalien am Kopfe des betr. Missgebildeten veranlassten mich, zunächst das Bild desselben durch eine photographische Aufnahme festzuhalten. Ich liess eine Photographie des Gesichtes en face (Fig. 3) und je eine der beiden missgebildeten Ohren (Fig. 4 u. 5) anfertigen.

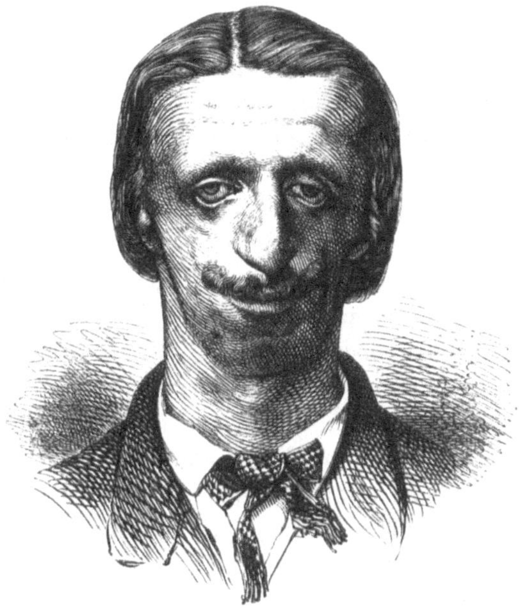

Fig. 3.

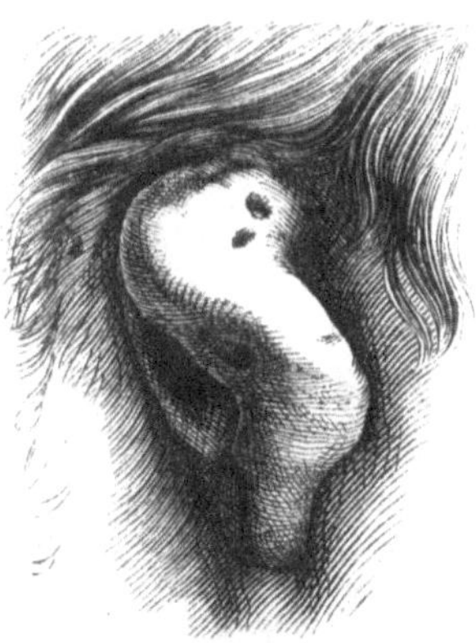

Fig. 4. Rechtes Ohr.

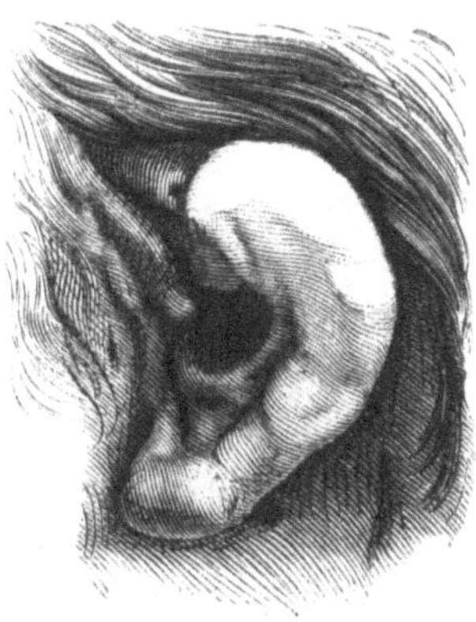

Fig. 5. Linkes Ohr.

Wie ersichtlich, ist der von Lincke entworfenen Beschreibung der beiden Ohren nur wenig hinzuzufügen.

Die ganze Höhe des rechten Ohres beträgt 4 Cent., der grösste horizontale Durchmesser oben 2 Cent., in der Höhe der bohnenförmigen Vertiefung aber nur 1,5 Cent. Die bohnenförmige Grube ist 8 Mm breit. Während Lincke's Angabe zufolge bei seiner im 5. Lebensmonat des Kranken vorgenommenen Untersuchung in der rudimentären rechten Ohrmuschel sich kein Knorpel fühlen liess, konnte ich das Vorhandensein eines solchen, S-förmig gekrümmten deutlich wahrnehmen, an welchen sich ein verlängertes weiches und dünnes Ohrläppchen ansetzte. Nach oben und vorn von Letzterem befindet sich eine rundliche knorpelige Vorwölbung, welche als Tragus anzusehen ist. Oberhalb des Tragus an der vorderen Knorpelfläche bemerkt man 4 länglichrunde Grübchen, welche allerdings in der Abbildung nicht zur Ansicht gelangen. An der nach aussen und etwas nach hinten gerichteten Fläche fand sich jene oben erwähnte, nach hinten und oben sich verflachende bohnenförmige Grube, durch welche hindurch sich mit dem Finger der Anfang des knorpeligen Gehörganges, aber durch Haut vollkommen verschlossen, durchfühlen liess. Die von Lincke erwähnten zwei kleinen Oeffnungen am oberen Theile sind in der Abbildung deutlich sichtbar: sie führten in zwei blind endigende, je 0,2 und 0,6 Cent. tiefe Canälchen. Statt der von Lincke angegebenen narbenartigen Vertiefungen sah ich 7 verschieden grosse, länglichrunde, flache, durch Hautwülstchen von einander getrennte Grübchen, welche den Mündungen der Ausführungsgänge von Talgdrüsen anzugehören schienen.

Das linke Ohr war 4,5 Cent. hoch und an seiner breitesten Stelle 2,5 Cent. breit. Es ist in kleineren Verhältnissen einem gewöhnlichen Ohr ziemlich ähnlich. Die Anthelix, sowie die Fossa innominata und navicularis fehlen, während Tragus, Antitragus und Incisura intertragica deutlich wahrnehmbar sind. Die eigentliche Concha ist viel kleiner als in der Norm. Die Oeffnung des Gehörganges ist nicht vorhanden, vielmehr durch Haut vollkommen verschlossen, durch welche hindurch aber der Anfang des Gehörganges gefühlt werden kann. Am vorderen oberen dicken Rande der Helix ist die von Lincke ebenfalls erwähnte kleine Oeffnung sichtbar, welche in einen ca. 0,8 Cent. langen, blind endenden Canal führt.

An diesem linken Ohre soll nach Angabe des Kranken Dr. Lincke den Versuch gemacht haben, den häutig verschlossenen Gehörgang zu öffnen und offen zu erhalten. Allein ich halte mich durch die Abwesenheit jeder Narbenbildung für berechtigt, einen solchen operativen Eingriff zu bezweifeln.

Die Gaumenspalte erstreckte sich sehr weit von hinten nach vorn, sodass das vordere Ende derselben von der inneren Fläche der mittleren oberen Schneidezähne nur circa 1,5 Cent. entfernt war. Der Breitendurchmesser der Gaumenspalte war noch viel bedeutender und war ich im Stande, auf beiden Seiten direct die Pharyngealmündungen der Tuben deutlich zu sehen. Die Lippen derselben lagen aneinander, gestatteten aber leicht die Einlegung eines Catheters durch die Mundhöhle. Der Catheterismus der rechten Tuba durch die Nase war wegen sehr grosser Enge und bedeutenden Schiefstandes des Vomer ganz unmöglich.

Rechts hörte er laut gesprochene Worte und Sätze in einer Entfernung von $1^1/_2$ Ellen, links nur von 1 Elle, die Schlaguhr beiderseits selbst nicht beim festen Andrücken.

Die auf den Scheitel aufgesetzte tönende Stimmgabel vernahm er nicht; dies war ebensowenig der Fall, wenn sie auf den rechten Proc. mastoideus aufgesetzt wurde; dagegen wollte sie Patient vom linken Zitzenfortsatz aus deutlich im Ohre selbst hören.

Eine Ohrenschmalzabsonderung war selbstverständlich nicht vorhanden; dagegen sonderten die Achseldrüsen namentlich bei und nach stärkeren Körperanstrengungen (Patient war auf meine Verwendung hin als Raddreher in einer Buchdruckerei beschäftigt) ein dickliches, gelbliches, sehr übelriechendes Secret ab, sodass die Mitarbeiter des Patienten sich öfters weigerten, mit ihm ferner in einem Raume zu arbeiten.

Patient gab an, dass er zeitweilig, namentlich nach Verkühlungen, links schwerer höre und von Zeit zu Zeit beiderseits von Sausen und Brausen gequält werde.

Beim Catheterismus wollte Patient das Einströmen der Luft bis nach dem Ohre hin fühlen, wovon ich mich trotz mehrfacher

Versuche objectiv nicht überzeugen konnte, und behauptete nach der Luftdouche immer eine Zeit lang besser zu hören.

Diesen vorstehend beschriebenen Kranken unterwarf ich auch der galvanischen Untersuchung. Drückte ich die eine Elektrode auf den durch die allgemeinen Bedeckungen verschlossenen Gehörgang (ich benutzte damals einen der gewöhnlichen, mit Badeschwamm gefüllten Cylinder dazu), während die Elektrode B in einer Hand ruhte, so gab Patient an, dass er eine Klangempfindung selbst bei dem allerstärksten mir zu Gebote stehenden Strome (XV El.) nicht vernehme. Dasselbe war der Fall, wenn ich die Elektrode B aus der Hand entfernte und im Nacken aufsetzte. Eine Durchbohrung der betr. verschliessenden Hautdecken liess Patient nicht zu, da er nicht unberechtigt fürchtete, dadurch einige Zeit arbeitsunfähig zu werden. Ich versuchte desshalb einen anderen Weg und benutzte die Tuba.

Elektrode A auf dem verschlossenen äusseren Gehörgang, ein silberner Catheter als Elektrode B in die Pharyngealmündung je einer Tuba, möglichst weit vorgeschoben. Entsprach nun Elektrode A der Kathode und Elektrode B der Anode, so trat bereits bei XII El. 1110 L. eine deutliche Klangsensation bei Anodenschliessung, nicht aber bei Kathodenschliessung ein. Wurden hierauf die Elektroden gewechselt, sodass Elektrode A der Anode und Elektrode B der Kathode entsprach, dann trat ebenfalls bei XII El. 1100 L. eine deutliche Klangempfindung, jedoch bei Kathodenschliessung, auf, während Anodenschliessung unbeantwortet blieb. Patient bezeichnete die Klangsensation als das Anschlagen einer kleinen Glocke.

Ferner überzeugte ich mich, dass bei Application der Elektrode A auf die Wurzel des rechten wie des linken Tragus oder im Nacken die Resultate ganz dieselben, jedoch nur XII El. 610 L. erforderlich waren. Vergl. Brenner, loc. cit. pag. 89.

Aus diesen Untersuchungen, welche zu verschiedenen Zeiten immer mit denselben Resultaten wiederholt wurden, ergiebt sich, dass in diesem Falle die Tubenelektrode die differente war, und dass die Annahme eines vollständigen Fehlens der äusseren Gehörgänge, oder vielmehr einer completen totalen Verwachsung derselben nicht ganz unberechtigt sei.

Weitere Versuche an dem interessanten Kranken anzustellen, wurde mir durch den im Juni 1866 erfolgten Tod (Cholera) desselben unmöglich gemacht. Die Todesursache verhinderte mich auch, den Kopf des Verstorbenen in meinen Besitz zu bringen, durch dessen Section allein manche unerledigte Frage hätte beantwortet werden können.

Mangel und künstliche Durchlöcherung des Trommelfelles. — Bereits durch meine während Dr. Brenner's erstem Aufenthalte hier gemachten Erfahrungen war es mir klar geworden, dass ein vollständiger Defect des Trommelfelles oder selbst nur eine Perforation desselben leicht durch den galvanischen Strom erkannt werden können. Ich habe deshalb diesen pathologischen Zuständen hinsichtlich des galvanischen Stromes auch fernerhin meine Aufmerksamkeit geschenkt. Bereits in dem ersten Hefte meiner praktischen Beiträge zur Ohrenheilkunde [1] habe ich drei meiner diesfälligen Beobachtungen niedergelegt. Es würde mir leicht sein, noch mehrere solcher Fälle aus meinen Protokollen auszuziehen, ich glaube aber, dass die Mittheilungen an jener Stelle beweisend und überzeugend genug sind, um hier von weiteren absehen zu dürfen.

Einen Fall jedoch, in welchem ich die Incision des Trommelfelles im hinteren unteren Quadranten ausgeführt habe, erlaube ich mir hier noch besonders zu erwähnen.

Siebente Beobachtung. — Frau Caroline M . . . . ., 59 Jahre alt, war seit 5 Jahren rechts sehr schwerhörig und wurde seit zwei Jahren von immer heftiger werdenden subjectiven Geräuschen (Singen, Pfeifen und Brausen) gequält. Catheterismus mit nachfolgender Luftdouche vermochten nichts; ebenso unwirksam zeigten sich Injectionen einer Strychninlösung gegen die Gehörsempfindungen.

Bei der Inspection waren rechts Proc. brevis mallei und Manubrium deutlich sichtbar; letzteres jedoch etwas verkürzt. Das Trommelfell war intensiv gelblich gefärbt, undurchscheinend,

---

[1] Elektro-otiatrische Studien. Leipzig, 1866, pag. 15—17.

ohne Lichtkegel. Die rechte Tuba war zwar durchgängig, man hörte aber mässiges Schleimrasseln bei der Luftdouche, und während letzterer war eine Bewegung des Trommelfelles nach aussen nicht sichtbar.

In der ersten und zweiten Sitzung gelang es mir nicht, durch den von XIV El. gelieferten Strom (Elektrode A vermittelst des Trichterchens im rechten Ohre, Elektrode B in der rechten Hand) eine deutliche Klangreaction zu erhalten. In der dritten Sitzung wurde die Elektrode B im Nacken aufgesetzt, während die drahtförmige Elektrode A im rechten äusseren Gehörgange sich befand. Bei dieser Anordnung der Elektroden und bei voller Stromstärke (XIV El. 1110 L.) erhielt ich deutliche Klangreactionen und zwar, wie es mir schien, in der Formel der einfachen Hyperästhesie mit Singen (Si). Ueber die Wirkung der Anodenschliessung und Anodenstromesdauer auf die vorhandenen dreifachen subjectiven Geräusche werde ich später zurückkommen.

Eine Bemerkung jedoch gestatte ich mir hier sogleich zu machen; sie betrifft die von Benedikt[1] mitgetheilten Krankengeschichten. Derselbe hat in keinem einzigen der angeführten Fälle angegeben, in welcher Formel der betr. Gehörnerv gegenüber dem constanten galvanischen Strome reagirt hat. Ob und wie ein derartiger Krankheitsfall zu behandeln ist, darüber kann nur die Formel, in welcher der Gehörnerv auf den constanten Strom reagirt hat, Aufschluss geben. Benedikt hat durch diese Unterlassung der Angabe der Reactionsformel Jedermann die Möglichkeit geraubt, sich darüber ein Urtheil zu bilden, ob der betr. Fall sich für die galvanische Behandlung eignete und ob die angewandte Methode jedesmal die richtige war. Mir hat Benedikt's betr. Casuistik den Eindruck der Oberflächlichkeit und Inexactheit machen müssen, abgesehen davon, dass er sich bei seinen Ohrversuchen eines guten Commutators nicht bedient, sondern die Schliessungen und Oeffnungen durch Abheben bald der einen, bald der anderen Elektrode bewirkt hat. Letzteres Verfahren erinnert noch zu sehr an den Zustand der elektrischen Untersuchungen zur Zeit des sel. Grapengiesser.

[1] loc. cit. pag. 271—274.

Ich verlasse hier dieses Thema und Benedikt, behalte mir aber vor, demnächst wieder auf ihn und seine Angaben zurückzukommen. —

Da in dem oben mitgetheilten Falle die bei der Luftdouche hörbaren Rasselgeräusche sich durch dieselbe nicht beseitigen und gleichzeitig die Hörfähigkeit und die subjectiven Geräusche in keiner Weise bessern liessen, so machte ich vor der vierten Sitzung die Incision des Trommelfelles im hinteren unteren Quadranten. Bei der Incision beobachtete ich keinen Austritt von Flüssigkeit, wohl aber erfolgte eine solche von gelblicher Farbe in geringer Menge unter dem Gebrauche der Luftdouche. Auch nach diesem operativen Eingriff blieben die Hörfähigkeit sowohl, als auch die subjectiven Gehörsempfindungen vollständig unverändert. Eine Veränderung aber hinsichtlich der erforderlichen Stromstärke und der dadurch bewirkten Klangsensation trat nach ausgeführter Trommelfellincision in auffallender Weise ein.

Elektrode A im Ohre, Elektrode B in der rechten Hand. Schon IV El. 10 L. genügten nunmehr, ein scharfes Klingen (Kl) bei KaS hervorzurufen, welches während KaD, zwar vermindert und immer schwächer werdend, aber anhaltend fortbestand und erst mit KaO völlig aufhörte. AS und AD ergaben keine Klangsensation, bei AO aber trat wieder ein ziemlich intensives Kl von kurzer Dauer ein. Gleichzeitig waren vorher nie wahrnehmbar gewesene Gesichtszuckungen sichtbar geworden.

Wanderte nach längerer Unterbrechung des Stromes die Elektrode aus der rechten Hand nach den Nacken, dann traten die eben angegebenen Klangreactionen schon bei II El. 6 L. ein; auch fehlten die Gesichtszuckungen nicht.

Als nach zwei Tagen die Kranke sich wiederum vorstellte, war die Incisionsstelle gänzlich verheilt und es waren XIV El. 1110 L. erst nach mehrmaliger Wendung (Elektrode B in der rechten Hand) im Stande, die oben bezeichnete Formel mit Si hervorzurufen.

In diesem Falle tritt die Wirkung der künstlichen Perforation des Trommelfelles hinsichtlich der dann erforderlichen Stromstärke zwar zur Evidenz hervor, aber doch nicht so deutlich, wie in Brenner's vierter Beobachtung[1], wahrscheinlich, weil die Beweglichkeit der Gehörknöchelchen unter sich aufgehoben war und wohl auch noch Erkrankungen der Membranen beider Fenster statthatten, worauf die oben mitgetheilten Erscheinungen hindeuteten.

Obgleich ich im Laufe der Zeit ziemlich häufig die Incision des Trommelfelles wegen Ansammlung von eiteriger oder seröser Absonderung in der Paukenhöhle ausgeführt habe, lag doch niemals ein besonderer Grund für die galvanische Untersuchung der betr. Kranken vor.

Auf die Schwierigkeit der galvanischen Diagnose der Trommelfellperforationen hat Brenner bereits hingewiesen. Jedenfalls erfordert sie eine grosse Uebung und eine so umfangreiche Erfahrung, wie sie ausser Dr. Brenner wohl kaum ein Elektrotherapeut auf diesem Gebiete besitzt. —

Wenn Dr. Benedikt[2] noch immer mit Schulz der Ansicht ist, dass es sich bei der galvanischen Reizung des Acusticus um eine reflectorische handele, so glaube ich, dass er nach dem Studium des Brenner'schen Werkes diese seine Ansicht nunmehr ändern und eine directe Reizung durch den constanten galvanischen Strom annehmen wird; denn schlagendere Beweise, als die sind, welche Brenner zu Gunsten seiner und auch meiner Ansicht (der directen Acusticusreizung nämlich) in seinen Versuchen, 9—20[3], beigebracht hat, dürften kaum möglich sein. Damit fällt gleichzeitig auch die Behauptung Benedikt's[4], dass bei Perforationen des Trommelfelles geringere Stromstärken zur Production von subjectiven Gehörsempfindungen deshalb hinreichen sollen, weil dann die Schleimhaut der Trommelhöhle gereizt wird und Schleimhäute sensibler seien als die Cutis. Nein, nicht deshalb genügen zu den gedachten Reactionen geringere Stromstärken, sondern weil der dem constanten galvanischen

[1] loc. cit. pag. 177.
[2] loc. cit. pag. 62, 270 und 271 Anmerkung.
[3] loc. cit. pag. 95—103.
[4] loc. cit. pag. 271 Anmerkung.

Strom sich darbietende Leitungswiderstand bei vorhandener Trommelfellperforation ein bedeutend geringerer ist, als wenn diese Membran intact oder kalkig oder anderswie degenerirt ist.

Benedikt's einschlägige Untersuchungen sind, trotzdem er Brenner's Normalformel zugiebt, wenig Vertrauen erweckend; denn er scheint mir sogar noch über die verschiedene Wirkung der beiden Pole ganz im Unklaren zu sein, wie aus der die Reizung der höheren Sinnesnerven betreffenden Stelle seines Werkes deutlich hervorgeht. Er sagt daselbst[1]: „Die Reizung der höheren Sinnesnerven geschieht durch galvanische Reflexreizung von sensiblen Nerven aus, und zwar für den N. opticus am besten von den verschiedensten sensiblen Aesten des Trigeminus; für den Gehörnerven durch Einführung des Kupferpols[2] in den äusseren, mit lauwarmem Wasser gefüllten Gehörgang und Aufsetzen des Zinkpole[3] am Zitzenfortsatze, oder vor dem äusseren Gehörgange oder an der Halswirbelsäule.“ Wie Benedikt bei dieser Application der Pole die Brenner'sche Normalformel beobachtet haben will und kann, ist geradezu undenkbar, ganz unmöglich; eine Schliessung der Kette unter solchen Verhältnissen wird nur bei bedeutenden Abweichungen des Gehörnerven von der Normalformel irgend eine Klangsensation zu erzeugen vermögen, z. B. bei der einfachen Umkehr derselben, welche verhältnissmässig ausserordentlich selten rein beobachtet wird. Dr. A. Eulenburg[4] hat gelegentlich der Besprechung des Brenner'schen Werkes eine solche von ihm beobachtete Umkehr mit der paradoxen Formel des nicht armirten Ohres, welches letztere also bei KaS, KaD und AO reagirte, ausführlich mitgetheilt. Vergleiche auch Brenner, loc. cit. pag. 218—220.

Eine fernere Stelle in Benedikt's Werk, welche eine vortreffliche Einsicht über seine völlige Unklarheit in Betreff des Wesens der galvanischen Reizung des Gehörnerven und dessen

[1] loc. cit. pag. 61 und 62.
[2] Also der Anode.
[3] Also der Kathode.
[4] Deutsche Klinik. 1868. Nro. 48.

Erkrankung darbietet, ist folgende[1]: „Begreiflicherweise wird jedoch bei halbseitiger Taubheit und bei gleicher Reizbarkeit des Trigeminus auf der kranken Seite die Application eines stärkeren Stromes nöthig sein zur Hervorrufung subjectiver Gehörsempfindung, als auf der gesunden und umgekehrt.“ Geht nicht aus dieser Stelle zur Evidenz hervor, dass auch ihn die bisher eben so allgemeine als grundlose und unrichtige Anschauung leitet, ein kranker Gehörnerv müsse torpid sein? und dieser Torpor zeige sich auch in mangelhafter elektrischer Erregbarkeit desselben? Ich möchte aber gerade zu Brenner's grössten Verdiensten zählen, dass er diese irrige Vorstellung gründlich vernichtet hat.

Trübungen des Trommelfelles — gegenüber dem constanten galvanischen Strome. — Meine Beobachtungen, speciell auf die Aufhellung und das Verschwinden von Trommelfelltrübungen gerichtet, sind allerdings noch gering an Zahl; gleichwohl steht bei mir die Möglichkeit dieser Wirkung des galvanischen constanten Stromes fest, wie ich dies bereits oben angedeutet habe. Einen derartigen Fall habe ich bereits in der St. Petersburger medic. Zeitschrift, 1867, Bd. XIII veröffentlicht. Ich werde hier denselben kurz mittheilen.

Achte Beobachtung. — W. S . . ., 42 Jahre alt, Hausmann, war links seit 6, rechts seit 4 Jahren schwerhörig und wurde von subjectiven Geräuschen, die sich in der letzten Zeit immer heftiger geltend machten, gequält. Ursache: nachweisbare heftige Erkältung. Trotz längere Zeit fortgesetzter Behandlung seitens verschiedener Aerzte (Nichtspecialisten) war der Zustand des Kranken in Nichts gebessert worden.

Bei der Aufnahme des Patienten zeigte sich das rechte Trommelfell grauweiss getrübt und undurchscheinend. Im vorderen oberen Quadranten eine kleine intensiv weiss gefärbte Stelle. Von der Mitte des hinteren Randes des Manubrium mallei zog sich ein stark injicirtes Gefäss nach der hinteren Peripherie in fast ganz horizontaler Richtung hin. Der

[1] loc. cit. pag. 270.

Lichtkegel fehlte. — Das linke Trommelfell war radiär gestreift, jedoch so, dass die Streifen stellenweise zu kleinen rundlichen Pünktchen anschwollen. Der Lichtkegel fehlte. — Der gesammte Befund wird später (siehe einfache Hyperästhesie) ausführlich mitgetheilt werden.

Resultat der galvanischen Behandlung hinsichtlich der Trommelfelltrübungen: Nach der 16. galvanischen Sitzung, mit welcher, wie sich durch mehrere Monate hindurch fortgesetzte Beobachtungen ergab, auch die heftigen subjectiven Geräusche verschwanden, waren die Trübungen der beiden Trommelfelle gänzlich verschwunden; die Membranen waren völlig durchscheinend geworden und zeigten die normale Farbe. Die Lichtkegel waren deutlich sichtbar. Nur die intensiv weiss gefärbte Stelle im vorderen oberen Quadranten des rechten Trommelfelles und das im hinteren oberen Quadranten desselben horizontal verlaufende injicirte Gefäss waren unverändert geblieben.

Neunte Beobachtung. — W. N . . . . ., 45 Jahre alt, Mühlknappe, leidet seit drei Jahren an einer immer mehr zunehmenden beiderseitigen Schwerhörigkeit, ohne subjective Gehörsempfindungen, aber mit bedeutender Eingenommenheit des Kopfes. Bei der angestellten Untersuchung wird die Stimmgabel beiderseits vor den Ohren und vom Scheitel aus subjectiv wie objectiv gleich laut gehört. Die Hörweite für das Gehwerk meiner Uhr beiderseits 8 Zolle, für mittellaute Sprache 4 Ellen. Der Befund war auf beiden Seiten derselbe, nämlich: Proc. brevis steht spitz, rabenschnabelförmig vor, das Manubrium erscheint verkürzt, das Trommelfell, in den unteren Partieen ziemlich concav, ist sclerosirt, grauweiss, mattglänzend; der Lichtkegel ziemlich deutlich vorhanden. Die Tubenpassage ist frei. Rasselgeräusche bei der Luftdouche nicht wahrnehmbar. Links Hammergefässe injicirt, an der hinteren Fläche des Handgriffes verlaufend. Rechts keine Injection.

Nachdem sich unter 20maliger beiderseitiger Anwendung des Catheterismus die Hörfähigkeit des Kranken, sowie die Eingenommenheit des Kopfes desselben nicht gebessert hatten, wurde am 2. Januar 1867 zunächst das rechte Ohr galvanisch untersucht. Drahtförmige Elektrode A im rechten Ohre, Elektrode B in der rechten Hand. Schon bei VI. El. 110 L. reagirte der rechte Gehörnerv in folgender Weise:

KaS : „Lauter Glockenschlag“ (Gl').
KaD: —.
KaO: gl.
AS : gl. } „Matter Glockenschlag, aus der Ferne.“
AD: gl.
AO: gl'.

Nach der Wendung stellte sich auch die anfangs fehlende Kathodendauer-Reaction ein, war aber nur von ganz kurzer Dauer.

Erst am 23. Januar konnte sich Patient wieder vorstellen. Bei der entsprechend gleichen Application der Elektroden ergaben erst VI El. 1110 L. folgende Reaction des linken Acusticus:

KaS : Gl'.
KaD: Gl>.
KaO: —.
AS : —.
AD: —.
AO: Gl.

Das rechte Ohr reagirte gerade ebenso, wie in der ersten Sitzung.

Nach der zweiten Sitzung gab Patient an, dass er sich im Kopfe viel freier und leichter fühle. Dieses Gefühl hielt jedoch nicht an und Patient bat am 30. Januar um erneute Anwendung des constanten Stromes. Ich erfüllte den Wunsch des Patienten, indem ich von nun an in jeder Sitzung das rechte und das linke Ohr je 10 Minuten lang der Einwirkung der Anode aussetzte, hauptsächlich in der Absicht, die Wirkung dieses Poles auf die Trommelfelltrübungen zu beobachten. Patient gab während jeder Sitzung einen nach Innen auf das Trommelfell gerichteten Druck an und fühlte sich nach jeder Sitzung immer leichter und freier im Kopfe. Wegen grosser Entfernung des Wohnortes des Patienten von hier fanden im Monat Februar nur vier, in den Monaten März und April sogar nur je drei Sitzungen statt; die letzte Sitzung erfolgte am 20. Mai 1867.

Nach jeder Sitzung war eine lebhafte Injection der Hammergefässe, des peripheren Gefässkranzes und eine bedeutende Röthung des inneren Abschnittes der knöchernen Gehörgangswände wahrnehmbar. Diese Erscheinungen wurden bei gleicher Dauer und gleicher, nicht Schmerz erregender Stärke des constanten Stromes immer bedeutender; auch verwandelte sich die anfangs bläulichrothe Färbung mit der Zeit in eine immer deutlichere intensiv rothe. Gleichzeitig hellten sich die Trommelfelle immer mehr und mehr auf, die vorwiegend graue Färbung machte einer mehr grauröthlichen Platz und in den drei letzten Sitzungen konnte ich deutlich feine radiäre Gefässchen beobachten. Nur die Seitenränder des Lichtkegels zeigten noch das anfangs vorhandene Grau. Bei der am obengenannten Tage stattfindenden letzten Sitzung hatte sich die Hörweite für das Gehwerk meiner Uhr beiderseits bis fast auf eine Elle, für leise Sprache aber auf 6 Ellen gehoben, und Patient äusserte sich über sein subjectives Befinden, namentlich hinsichtlich seines Kopfes, vollständig befriedigt.

Zehnte Beobachtung. — A. W....., 31 Jahre alt, Schuhmachermeister, ist beiderseits seit einem Jahre mässig schwerhörig und wird seit der Zeit rechts von subjectivem intensiven Zischen gequält. Vermuthliche Ursache: wiederholte Rachencatarrhe. Die Trommelfelle zeigen ausser Mangel an Glanz, gänzlichem Fehlen der Lichtkegel und dunkelgrauer Färbung, welcher ein leichtes Roth beigemischt ist, in der Stellung keine Anomalie. Die Tuben sind durchgängig. Die tönende Stimmgabel wird subjectiv und objectiv vom Scheitel aus beiderseits gleich laut gehört.

Patient wurde während zweier Monate wöchentlich zweimal mit Catheterismus behandelt; weder die Hörweite des rechten Ohres besserte sich, noch wurde das subjective Zischen in demselben an Intensität vermindert; des linken Ohres Hörfähigkeit dagegen erfuhr dadurch einen wesentlichen Zuwachs.

Ich unterzog deshalb das rechte Ohr des Patienten der galvanischen Untersuchung. Bei VIII El. 10 L. reagirte der rechte

Hörnerv (Elektrode A im rechten Ohre, Elektrode B in der rechten Hand) in folgender Weise:

KaS : Kl′.
KaD: Kl>.
KaO: —.
AS : Si.
AD: si>.
AO: kl′.

Wurde nach KaO die Stromstärke auf 1 L. vermindert und dann AS bewirkt, dann trat das Si bei AS und AD nicht auf, wohl aber ergab nach längerer Anodenstromesdauer AO noch Kl. Gleichzeitig verminderte sich nach Angabe des Patienten während der Anodenstromesdauer das subjective Zischen, ohne indessen ganz aufzuhören.

Trotzdem, dass die erhaltene Formel keinen günstigen Erfolg für das Beseitigen der subjectiven Gehörsempfindung verhiess, setzte ich doch auf ausdrücklichen Wunsch des Patienten meine galvanischen Untersuchungen fort und es gelang mir, schliesslich doch einen Effect, mit welchem der Kranke „sehr zufrieden“ war, zu erzielen, freilich erst nach 44 im Laufe eines Jahres stattgehabten Sitzungen, bei welchen vorwiegend die Anodenwirkung benutzt wurde.

Nach jeder Sitzung wurde die genaueste Inspection des rechten Trommelfelles vorgenommen und die Verhältnisse der Injection und der allmählich erfolgenden Aufhellung der Membran auf's sorgfältigste beachtet. Da das linke Ohr niemals galvanisch untersucht worden war, bot der Vergleich beider Trommelfelle unter einander den besten Maassstab für die Beurtheilung und Abschätzung der immer grösseren Aufhellung des rechten Trommelfelles. Am Schlusse der galvanischen Behandlung war von der grauen Trübung des letzteren fast gar nichts mehr vorhanden; dasselbe war fast ganz durchscheinend geworden und der Lichtkegel war ziemlich deutlich, wenn auch noch etwas verwaschen, sichtbar. Ich werde auf diesen Fall später wieder zurückkommen.

Elfte Beobachtung. — Frau W. Fr. . . ., 53 Jahre alt, schon viele Jahre schwerhörig und rechts an subjectivem Singen leidend, zeigt in den hinteren Quadranten des rechten Trommelfelles eine halbmondförmige Kalkeinlagerung, das übrige Trommelfell aber grauweisslich getrübt und undurchscheinend. Der Lichtkegel fehlt. Ausserdem klagt Patientin über bedeutende Eingenommenheit des Kopfes.

Bei der gewöhnlichen Application der Elektroden erhielt ich folgende Formel:

X El. 20 L. KaS : Si′ (heller und höher als das subjective Singen.)
KaD: Si∞.
KaO: —.
AS : —.
AD: —.
AO: Si.

Es gelingt wohl durch die gewöhnlichen Manipulationen, das subjective Singen zu mildern, aber nicht ganz zu beseitigen; trotzdem aber wird die galvanische Behandlung 19mal wiederholt, weil sich Patientin nach jeder Sitzung immer „leichter und freier im Kopfe“ befindet. Gleichzeitig wird der unter der Wirkung der Anode eintretenden Aufhellung des nicht kalkig degenerirten Theiles des rechten Trommelfelles besondere Aufmerksamkeit gewidmet.

Nach der ersten Sitzung war die Injection der Hammergefässe eine geringe; ich steigerte deshalb in der nächsten Sitzung die Stromstärke (X El. 30 L.), wodurch die Injection nach längerer Anodenschliessungsdauer eine lebhaftere wurde, die Formel aber dieselbe blieb. In den folgenden Sitzungen vermochte die Patientin nach und nach noch höhere Stromstärken (X El. 1 bis 50, 1 bis 110, 1 bis 610, 1 bis 810 und endlich 1 bis 1110 L.) ohne Schmerzen zu ertragen. Mit dem Zunehmen der Stromstärke wurde die Einwirkung der Anode auf die Injection der Gefässe eine immer bedeutendere und von der siebenten Sitzung an fing namentlich der periphere Theil des Trommelfelles hinter und unterhalb der halbmondförmigen Kalkeinlagerung an, sich aufzuhellen. Die Färbung dieses Trommelfelltheiles wurde eine bläulichweisse und etwas durchscheinend, doch waren noch radiär gestellte schmutzigweiss gefärbte feine Streifchen sichtbar. Im Verlaufe der ferneren galvanischen Behandlung nahmen auch die übrigen Theile des Trommelfelles, wie die central von der Kalkablagerung gelegene Partie und die vorderen Quadranten die bläulichweisse Färbung an und wurden mässig durchscheinend; die radiären feinen Streifchen aber hellten sich nur wenig mehr auf. Dabei erklärte Patientin wiederholt, dass ihr subjectives Befinden in der rechten Kopfhälfte viel freier und besser sei, als in der linken. Mit der 20. Sitzung musste Patientin wegen Erkrankung die Cur aufgeben, nachdem ich nur in dieser letzten Sitzung einmal das linke Ohr der Einwirkung der Anode mit dem besten Erfolge für das Befinden im Kopfe ausgesetzt hatte. Nach der Genesung der Kranken sah ich von dem Wiederbeginne der galvanischen Behandlung zur Zeit deshalb ab, weil die Patientin noch sehr angegriffen war, und seitdem hat sie sich noch nicht wieder vorgestellt.

Zwölfte Beobachtung. — Frau Chr. J . . ., 26 Jahre alt, zeigt in den hinteren Quadranten des rechten Trommelfelles eine klein linsengrosse, mässig erhabene, gelblich gefärbte Stelle, welche weder die Peripherie noch das Centrum erreicht und wie fettig degenerirt erscheint, vielleicht der Ausgang eines ehemaligen Trommelfellabscesses. Das übrige Trommelfell war leicht grauweiss getrübt. Manubrium und Proc. brevis normal. Lichtkegel fehlte. Die Hörfähigkeit war nicht bedeutend beeinträchtigt. Die Tuben waren durchgängig.

X El. 1110 L. ergaben keine Reaction; nach längerer Anodenschliessungsdauer wurde rasch die Wendung vorgenommen und nun erhielt ich — bei der gewöhnlichen Anordnung der Elektroden — bei KaS: Kl' und bei AO: kl. Die Kathodendauerreaction war nicht deutlich hervorzurufen, auch nicht in der zweiten Sitzung; wohl aber gelang dies mir in der dritten. Ich hatte also die Normalformel vor mir. Ich behandelte nunmehr das rechte Ohr zunächst mit der Kathode und zwar mit X El.

1110 L. Nach einer Kathodenstromesdauer von drei Minuten klagte Patientin über ziemlich heftige Schmerzen im Ohre, weshalb die Stromstärke bis auf X El. 1 L. vermindert wurde; hierauf liessen die Schmerzen nach. Bei der nach einer ferneren Kathodenstromesdauer von 7 Minuten vorgenommenen Inspection zeigte sich peripherisch im hinteren unteren Quadranten des Trommelfelles ein kleines stecknadelkopfgrosses Extravasat und die gelb gefärbte Stelle war mit radiär verlaufenden Blutgefässen durchzogen; die Hammergefässe, die Trommelfellperipherie und der innerste Theil des knöchernen Gehörganges waren sehr stark injicirt; der rothen Färbung dieser Theile war kein Stich in's Bläuliche, wie oben erwähnt, beigemengt.

Vor der zweiten, zwei Tage später vorgenommenen Sitzung zeigten weder das Trommelfell noch die Nachbartheile desselben irgend eine Injection; das kleine Extravasat erschien viel dunkler, mehr braunroth gefärbt. Bei derselben Application der Elektroden wurden X El. 30 L. ohne besondere Schmerzen gut ertragen. Nach zehn Minuten langer Kathodenstromesdauer boten das Trommelfell und die Umgebung desselben das bereits beschriebene Bild dar. Die Formel war dieselbe geblieben.

Vor der vierten Sitzung, welche fünf Tage nach der zweiten stattfand, war das an die Vereinigungsstelle des Trommelfelles mit der unteren Gehörgangswand gerückte kleine Blutextravasat schon fast ganz verschwunden. Nach derselben erschien die ursprünglich erhabene, gelb gefärbte Stelle verkleinert und flacher.

In Zwischenräumen von zwei bis sechs Tagen fanden noch fernere neun galvanische Sitzungen statt. Das Blutextravasat war, ehe es noch auf die untere Gehörgangswand übergewandert war, gänzlich verschwunden und die degenerirte gelbe Stelle des Trommelfelles deutlich durchscheinend geworden.

Hierauf trat eine vierzehntägige Pause in der galvanischen Behandlung wegen einer acuten Erkrankung der Luftwege ein, welche die Kranke circa zehn Tage an das Zimmer gefesselt hatte. Die Gehörorgane hatten an dieser Erkrankung nicht theilgenommen, wie die Untersuchung ergab.

Nach ferneren vier, in grösseren Zwischenräumen als früher vorgenommenen galvanischen Sitzungen, während welchen ich das rechte Ohr nunmehr der Einwirkung der Anodenstromesdauer ausgesetzt und wobei sich jedesmal eine mehr bläulichrothe als intensiv rothe Färbung der mehrgenannten Theile geltend gemacht hatte, war die betr. gelbe Stelle des Trommelfelles fast ganz verschwunden und aufgehellt. Da aber eine Besserung der von Hause aus nicht bedeutend beeinträchtigten Hörfähigkeit bisher nicht zu beobachten gewesen war, gab nunmehr die Patientin die Behandlung auf.

Ich wäre im Stande, noch weitere derartige Beobachtungen mitzutheilen, glaube aber mich mit den bisherigen begnügen zu dürfen. Auf die resp. Unterschiede der Einwirkung der Kathode und der Anode auf die mehrfach genannten Theile des äusseren Ohres werde ich auch in der Folge noch meine Aufmerksamkeit richten und hoffe später in der Lage zu sein, die Ergebnisse meiner weiteren Beobachtungen mittheilen zu können.

Fehlen der Ohrenschmalzabsonderung. — Ueber das häufig bei chronischen Ohrenkranken zu beobachtende Fehlen der Ohrenschmalzsecretion brauche ich nichts weiter zu sagen. Bei allen von mir einer galvanischen Behandlung unterzogenen Ohrenkranken bestand ein solcher Mangel. Wenn auch nicht in allen diesen Fällen die Wiederkehr der Ohrenschmalzabsonderung sich einstellte, weil nicht alle einer längeren oder genügend langen galvanischen Behandlung unterzogen wurden, so habe ich doch bei vielen Kranken, namentlich jüngeren, den mittleren Lebensjahren angehörenden, eine mehr minder reichliche Ohrenschmalzabsonderung wieder eintreten sehen. Von der Mittheilung einzelner Fälle kann ich um so eher absehen, als kein Kranker einzig und allein in dieser Absicht von mir galvanisch behandelt wurde.

Qualitative Veränderung der Normalformel. — Subjective Gehörsempfindungen der verschiedensten Art kommen sehr häufig in der Weise vor, dass die galvanische Untersuchung dabei die Formel der einfachen oder umgekehrten Hyperästhesie, ohne oder mit weiteren Complicationen der betr. Formeln, ergiebt. Viel seltener findet man bei solchen Geräuschen gleichzeitig eine qualitativ veränderte Normalformel.

Dreizehnte Beobachtung. — In der zehnten Beobachtung habe ich bereits die Formel angegeben, in welcher der rechte Hörnerv des Schuhmachermeisters A. W . . . . reagirte, welcher rechtsseitig von intensivem subjectiven Zischen gequält wurde.

Um sich die vorhandene modificirte Formel zu vergegenwärtigen, führe ich die erhaltenen Reactionen nochmals an:

Rechtes Ohr.

VIII El. 10 L. KaS : Kl'.
KaD: Kl>.
KaO: —.
AS : Si.
AD: si>.
AO: kl'.

Derartige Fälle bieten keine Aussicht, die subjective Gehörssensation durch die Anodenwirkung gänzlich zu beseitigen, wohl aber ist es mir bei dem erwähnten Falle gelungen, jenes subjective Zischen zeitweilig zu beseitigen und an Intensität bedeutend zu vermindern.

Nachdem ich in verschiedenen Sitzungen das Zischen durch die einfache Einwirkung von AD zu beseitigen vergebens versucht hatte, wandte ich folgendes Verfahren an. Ich schloss die Kette mit der Kathode im Ohre, steigerte während KaD rasch die Stromstärke und bewirkte dann eine schnelle Wendung, sodass dann die Ohrelektrode der Anode entsprach. Patient erklärte hierauf, dass sich das Zischen bedeutend vermindert habe. Nach dreimaliger Wiederholung dieser Manipulation gab Patient an, dass sein Zischen verschwunden und statt desselben ein schwaches Sieden vorhanden sei, welches aber durch die gleiche noch mehrmals wiederholte Manipulation ebenfalls gänzlich beseitigt wurde. Nach dem Ausschleichen kehrte das Zischen wieder, aber in vermindertem Grade. Die galvanischen Sitzungen wurden in gleicher Weise fortgesetzt und es gelang mir, durch sehr vorsichtiges Ausschleichen den sofortigen Wiedereintritt des Zischens nach der Sitzung zu verhüten. Mit der Zahl der Sitzungen wurden die Zwischenräume zwischen dem Verschwinden und der Wiederkehr der subjectiven Gehörsempfindung immer grössere und letztere verlor bedeutend an Intensität. Patient sah nach 44 Sitzungen, nachdem das Zischen oft drei bis vier Tage lang ausgesetzt hatte und dann nur zeitweilig und für ganz kurze Zeit aufgetreten war, auch das ursprünglich nur mässig beeinträchtigte Hörvermögen fast ganz normal geworden war (er hörte 10° weit leise Sprache bei von ihm abgewandter Stellung), da er mit seinem jetzigen Zustande „sehr zufrieden" sei, von der ferneren galvanischen Behandlung ab, verversprach aber bei etwaiger Verschlimmerung die Cur wieder aufzunehmen. Seitdem sind drei Monate vergangen, ohne dass Patient sich wieder vorgestellt hat.

Leider steht diese eben mitgetheilte Beobachtung vereinzelt da, indem ich keinen zweiten Fall mit einer derartigen Reactionsformel zu beobachten Gelegenheit gehabt habe. Das erlangte Resultat aber wird mich unbedingt veranlassen, vorkommenden Falles dieselbe Behandlungsweise wieder eintreten zu lassen. Vielleicht sind andere Beobachter in der Lage, sie in Anwendung zu ziehen. Dann würde sich erst feststellen lassen, ob dieselbe auch wirklich in allen derartigen Fällen zum erwünschten oder angestrebten Ziele führte und eine Bereicherung der Therapie der subjectiven Gehörsempfindungen wäre.

Einfache Hyperästhesie des Nervus acusticus gegenüber dem constanten galvanischen Strome. — Den einleitenden Bemerkungen Brenner's über die Krankheiten des Hörnervenapparates und die Hyperästhesie des Hörnerven[1] vermag ich nichts Neues beizufügen; der versuchten Erklärung des Entstehens dieses Zustandes kann ich aber meine Bewunderung nicht versagen, und bin ich überzeugt, dass bei vorurtheilsfreien und wohlwollenden Beobachtern sich derselbe Eindruck geltend machen wird.

[1] loc. cit. pag. 178—187.

An Beobachtungsmaterial ist kein Mangel; denn die meisten mit subjectiven Gehörsempfindungen behafteten Ohrenkranken, welche von diesem Leiden durch die gewöhnlichen otiatrischen Heilverfahren nicht befreit werden können, ergeben bei der Untersuchung mit dem constanten galvanischen Strom die Formel, mit welcher Dr. Brenner diesen Zustand bezeichnet hat.

In dem ersten Hefte meiner praktischen Beiträge zur Ohrenheilkunde habe ich bereits fünf von subjectiven Gehörsempfindungen durch den constanten galvanischen Strom geheilte Fälle mitgetheilt, bei welchen der Hörnerv in der Formel der einfachen Hyperästhesie reagirt hatte. Mehrere ähnliche Fälle habe ich in der St. Petersburger medicinischen Zeitschrift 1867, Bd. XIII veröffentlicht. Da dieselben sicherlich nur zur Kenntniss weniger Fachgenossen gelangt sind, so erlaube ich mir dieselben hier nochmals abdrucken zu lassen und denselben einige der seitdem gemachten Beobachtungen beizufügen.

Vierzehnte Beobachtung. — W. S. . . .[1], 42 Jahre alt, Hausmann, bekam vor 6 Jahren in Folge einer heftigen Erkältung auf beiden Ohren zunächst Brausen und Sausen und wurde Anfangs nur in dem Hörvermögen des linken Ohres beeinträchtigt. Unter Fortdauer der ebengenannten subjectiven Gehörsempfindungen und Steigerung der Schwerhörigkeit des linken Ohres fing vor 4 Jahren auch das rechte Ohr an schwerhörig zu werden. Seitdem hat sich trotz längere Zeit fortgesetzter Behandlung seitens verschiedener Aerzte (Nichtspecialisten) das Hörvermögen beiderseits stetig immer mehr verschlechtert. Die subjectiven Geräusche bestanden fort und waren in der letzten Zeit immer heftiger geworden.

Bei der Aufnahme des Patienten ergab sich folgender Befund:

Rechtes Ohr: Kein Ohrenschmalz. Processus brevis mallei und Manubrium sichtbar; letzteres etwas verkürzt. Lichtkegel fehlt. Trommelfell grauweiss getrübt und undurchscheinend. Im vorderen oberen Quadranten eine kleine intensiv weiss ge-

[1] Vergl. die achte Beobachtung.

färbte Stelle. Von der Mitte des hinteren Randes des Manubrium zieht sich ein stark injicirtes Gefäss nach der hinteren Peripherie in fast ganz horizontaler Richtung. Meine circa 20⁰ weit hörbare Repetiruhr wurde nur 9″, laute Sprache nur 3″ weit gehört.

Linkes Ohr: Kein Ohrenschmalz. Gehörgang weiter als der rechte. Processus brevis mallei vorstehend. Manubrium stark verkürzt, fast horizontal. Lichtkegel fehlt. Trommelfell radiär grauweiss gestreift, jedoch so, dass die Streifen stellenweise zu kleinen rundlichen Pünktchen anschwellen. Hörweite für die Repetiruhr 11″, für laute Sprache 7″.

Bei der subjectiven wie objectiven Untersuchung der Kopfknochenleitung wurde die auf den Scheitel aufgesetzte tönende Stimmgabel beiderseits gleich stark gehört.

Ziemlich intensiver Rachencatarrh.

Catheterismus beiderseits leicht ausführbar; die Luft dringt beiderseits in dünnem Strahle, aber ohne Rasselgeräusche ein.

Unter fortgesetztem Catheterismus, zeitweiligen Einspritzungen von Jodkaliumlösung, Einlegen von Bougies, dem Gebrauche adstringirender Gurgelwässer, Bepinselungen der Rachenpartien mit Höllensteinsolution, der Nasendouche mit Salzwasser, stieg allmälig die Hörweite für die Repetiruhr rechts auf 1⁰, links auf 1⁰ 7″, für die laute Sprache beiderseits auf 1⁰.

Obschon die Tubenpassage beiderseits vollständig frei geworden war, der Luftstrom bei der Luftdouche breit und voll eindrang, und die Trommelfelle sich während derselben deutlich bewegten, war eine Linderung der subjectiven Gehörsempfindungen herbeizuführen nicht möglich gewesen.

Der Patient wurde nunmehr behufs Beseitigung der für den Kranken äusserst lästigen subjectiven Gehörsempfindungen einer galvanischen Behandlung unterzogen.

Im rechten Ohre ergaben II bis VIII El. 1110 L. keine Reaction; erst bei X El. 10 L. reagirte der rechte Nervus acusticus bei KaS und KaD, während die AO-Reaction ausblieb; letztere trat endlich bei X El. 60 L. ebenfalls ein, und gestaltete sich die pathologische Formel nun folgendermaassen:

X El. 60 L. KaS : Si.
KaD: si ∞.
KaO: —.
AS: —.
AD: —.
AO: si>.

Also „einfache Hyperästhesie“ Brenner's.

Im linken Ohre trat selbst bei X El. 1110 L. keine Reaction ein; erst nach Wendung nach längerer Anodendauer reagirte der linke Nervus acusticus und zwar ganz in derselben pathologischen Formel, nur hörte der Patient nicht Singen (Si), sondern ein Glockentönen (Gl). Die Formel war also folgende:

X El. 1110 L. KaS : Gl.
KaD: gl .
KaO: —.
AS: —.
AD: —.
AO: gl>.

Nachdem in der ersten Sitzung die Formeln festgestellt und beiderseits auch bei niedrigeren Stromstärken später dieselben Reactionen erzielt worden waren, wurde erst in der zweiten Sitzung die Beseitigung der subjectiven Gehörsempfindungen nach Dr. Brenner's Methode angestrebt, und es gelang, dieselben beiderseits zum Verschwinden zu bringen. Nach dem Ausschleichen indessen trat linkerseits schwaches Brummen ein, während rechterseits die früher vorhanden gewesenen Geräusche verschwunden blieben.

In der vier Tage später erfolgenden dritten Sitzung gab Patient an, dass das Sausen rechterseits bald, aber schwächer als früher wiedergekehrt sei und so noch fortbestehe, während linkerseits noch Brummen vorhanden sei. Nach der entsprechenden galvanischen Behandlung und l. a. bewirktem Ausschleichen aus der Kette sind beiderseits die subjectiven Geräusche verschwunden.

Bei Beginn der vierten Sitzung gab Patient an, dass nach längerer Ruhe im rechten Ohre statt des Sausens Singen eingetreten sei und das Brummen linkerseits sich ebenfalls in Singen umgewandelt habe. Das Singen im rechten Ohre wurde in dieser Sitzung zum Verschwinden gebracht, während das linke Ohr wegen bestehender lebhafter Injection der Gefässe der oberen Gehörgangswand und des Hammergriffes der Einwirkung des constanten galvanischen Stromes nicht ausgesetzt, dagegen der Gebrauch eines Senffussbades anempfohlen wurde.

Fünfte Sitzung. In beiden Ohren Singen, welches aber schwächer als früher. Es gelang, die beiderseits qualitativ gleichen, quantitativ aber etwas verschiedenen subjectiven Gehörsempfindungen durch die Anodeneinwirkung zu beseitigen; sie kehrten zwar nach den Sitzungen nach kürzerer oder längerer Abwesenheit wieder, verloren aber immer mehr an Intensität und wurden durch immer schwächere Stromstärken jedesmal für längere Zeit wieder zum Verschwinden gebracht.

In der zehnten Sitzung, während welcher beide Ohren nur mit II, 1—5, AD behandelt wurden, waren wiederum die nur noch ganz schwachen subjectiven Geräusche beseitigt worden und zwar, um links nicht wiederzukehren.

Nach der 16. Sitzung blieb auch das immer erst nach längerem Verschwundensein in ganz bedeutend vermindertem Grade wiedergekehrte subjective Singen des rechten Ohres weg, um nie wieder aufzutreten.

Patient ist von mir noch mehrere Monate lang beobachtet und hinsichtlich seiner Gehörsempfindungen befragt worden; sie waren und blieben verschwunden.

Nach jeder galvanischen Sitzung gab Patient an, dass er sich „sehr leicht und frei im Kopfe“ fühle. Die Hörweite hatte sich am Ende der galvanischen Behandlung für die Repetiruhr rechts auf 4^{0}, links auf 2^{0}, für mittellaute Sprache auf 3^{0} gehoben.

Die Trübungen der beiden Trommelfelle waren bei Beendigung der galvanischen Behandlung gänzlich verschwunden; die Membranen waren völlig durchscheinend geworden und zeigten die normale Farbe. Die Lichtkegel waren deutlich sichtbar. Nur die intensiv weiss gefärbte Stelle im vorderen oberen Quadranten und das im hinteren oberen Quadranten des rechten Trommelfelles horizontal verlaufende injicirte Gefäss waren unverändert geblieben.

Fünfzehnte Beobachtung. — E. H . . . ., Cand. phil., 26 Jahre alt, litt bereits vor mehreren Jahren an Brausen in beiden Ohren. Damals waren diese subjectiven Gehörsempfindungen die Folge von Ohrenschmalzanhäufungen in beiden äusseren Gehörgängen gewesen und verschwanden, nachdem die betreffenden Ansammlungen durch Ausspritzen entfernt worden waren.

Seit einem Jahre hatte sich beiderseits Sausen eingestellt, links stärker als rechts; gleichzeitig war die Hörfähigkeit etwas beeinträchtigt. Ende November 1866 war die Hörweite für das circa 5⁰ weit hörbare Gehwerk meiner Uhr rechts auf 1⁰ 20″ und links auf 2⁰ 7″ gesunken.

Der Befund war bei der Aufnahme folgender:

Rechtes Ohr: An der vorderen unteren und hinteren Wand des äusseren Gehörganges braungefärbtes Ohrenschmalz. Processus brevis mallei und Manubrium vorstehend; letzteres sehr verkürzt, fast horizontal. Lichtkegel nur in den oberen $^{2}/_{3}$ vorhanden. Langer Ambosschenkel nicht sichtbar. Trommelfell leicht grauweiss, bedeutend concav in den unteren Quadranten.

Linkes Ohr: Ohrenschmalz in geringer Menge. Processus brevis mallei und Manubrium vorstehend; letzteres noch mehr als rechts horizontal gestellt. Lichtkegel ziemlich gut vorhanden, aber kurz unterhalb der Spitze sanduhrförmig eingeschnürt. Langer Ambosschenkel ziemlich deutlich durchscheinend. Farbe des Trommelfelles normal, die Concavität desselben aber sehr bedeutend.

Die tönende Stimmgabel, auf den Scheitel aufgesetzt, wird subjectiv und objectiv links lauter als rechts gehört.

Nach dem Catheterismus, wobei der Luftstrom breit und voll an die Trommelfelle anschlug, war das subjective Sausen verschwunden und blieb es. — Nach 12 Tagen völligen Wohlbefindens trat ein subacuter Catarrh der rechten Paukenhöhle ein, welcher erst nach Verlauf von 14 Tagen unter zweckentsprechender Behandlung wieder verschwand. — Bald darauf stellte sich Patient wieder vor und gab an, in dem rechten Ohre „Pfeifen“, im linken Ohre „Pobbern“ zu hören, von welchen Gehörsempfindungen er namentlich Morgens und Abends gequält werde. Durch den Catheterismus wurde das rechts vernommene Geräusch in Brummen, die im linken Ohre vorhanden gewesene Empfindung in Singen verwandelt. Da durch die wiederholt angewandte Luftdouche diese in der Folge sich gleichbleibenden subjectiven Geräusche nicht beseitigt wurden, entschloss ich mich, den Patienten der Einwirkung des constanten galvanischen Stromes zu unterziehen. Schon bei VI El. 60 L. reagirte der rechte Acusticus und zwar in folgender Formel:

VI El. 60 L. KaS : Pf (Pfeifen).
KaD: pf ∞.
KaO: —.
AS : —.
AD: —.
AO: pf' $>$.

Durch Einwirkung der AD wurde schon in der ersten Sitzung das subjective Brummen rechts gänzlich beseitigt.

Eine galvanische Reaction des linken Acusticus trat steigend bis VIII El. 80 L. in der ersten Sitzung nicht ein, und wurde der Versuch wegen grosser Empfindlichkeit des Patienten vor der Hand nicht weiter fortgesetzt.

Da bis zum dritten Tage nach der ersten galvanischen Sitzung das subjective Geräusch rechts nicht wiedergekehrt war, wurde nur das linke Ohr galvanisch behandelt. Patient war wiederum sehr empfindlich und vertrug nur zur Noth eine Stromstärke von VIII El. 110 L., wobei sich erst nach Wendung KaS: Kl, KaD: kl ∞ ergaben, während alle übrigen Momente, also KaO, AS, AD undAO reactionslós blieben. Wegen der überaus grossen Empfindlichkeit des Patienten wurde davon abgesehen, zu ermitteln, bei welcher Stromstärke auch der Anodenöffnungsklang eintreten würde und der Kranke nur der Anodendauerwirkung, wobei er wie alle anderen untersuchten Personen eine Druckempfindung im Ohre zu haben angab, unterzogen. Die beruhigende Wirkung der Anode führte das Verschwinden des subjectiven Geräusches (Si) in kurzer Zeit bei niedrigerer Stromstärke herbei. Nach dem Ausschleichen war und blieb es im linken Ohre völlig ruhig.

Patient, welcher sich Ende August d. J., mithin mehrere Monate nach stattgehabter galvanischer Behandlung wieder vorstellte, erklärte unter Worten wärmsten Dankes, dass alle subjectiven Geräusche seitdem verschwunden geblieben wären. Das Hörvermögen war beiderseits für Uhr und Sprache zur Norm zurückgekehrt.

Sechzehnte Beobachtung. — Frau Caroline M...., 59 Jahre alt, litt an dreifachen subjectiven Gehörsempfindungen, nämlich an Singen, Pfeifen und Brausen im rechten Ohre. Den Befund habe ich bereits früher (siehe die siebente Beobachtung) mitgetheilt und daselbst auch angegeben, dass der rechte Acusticus auf den constanten galvanischen Strom — nach vollführter Incision des rechten Trommelfelles im hinteren unteren Quadranten — in der Formel der einfachen Hyperästhesie reagirte; also:

IV El. 10 L. KaS : Kl'.
KaD: Kl ∞.
KaO: —.
AS : —.
AD: —.
AO: kl'.

In der vierten Sitzung, wo es gelungen war, vorstehende Formel zu erhalten, versuchte ich durch die Anodenstromesdauer die subjectiven Geräusche zu beseitigen. Es gelang mir dies indessen nur zum Theil; es verschwanden nämlich während der Steigerung der Stromstärke von IV El. 1 L. bis auf IV El. 5 L. bei der Anode im Ohre das Brausen und das

Pfeifen, während keine Stromstärke das subjective Singen beeinflusste.

Vor der fünften Sitzung erklärte Patientin, dass das Brausen weggeblieben, das Pfeifen nur zeitweilig aufgetreten und jetzt vorhanden, das Singen aber noch ganz unverändert sei. — Die Incisionsstelle im Trommelfelle war verheilt und diesmal waren erst nach mehrmaliger Wendung XIV El. 1110 L. im Stande, die obige Formel mit Si statt Kl hervorzurufen. Bei Anode im Ohre, Kathode in der Hand schloss ich die Kette bei XIV El. 1 L. und stieg während Anodenstromesdauer langsam bis auf 29 L., wobei Patientin das Verschwundensein des subjectiven Pfeifens angab. Ich stieg bis 40 L., verminderte dann immer langsamer und langsamer den Leitungswiderstand in der Nebenschliessung bis auf 1 L. und zog hierauf die Handelektrode langsam ab.

Nach dieser Sitzung blieb auch das Pfeifen weg, das Singen aber bestand unverändert fort trotz fernerer galvanischer Behandlung und trotz noch mehrmaliger Anwendung der Luftdouche, welche letztere nur eine ganz geringe Abschwächung dieser übrig gebliebenen subjectiven Gehörsempfindung zu bewirken vermochte. Als bedingende Ursache der letzteren sah ich die jedenfalls vorhandene Unbeweglichkeit der Gehörknöchelchenkette und etwaige Veränderungen an den Labyrinthfenstern an und gab deshalb die fernere galvanische Behandlung auf.

In diesem Falle hatte mithin die Anode nur einen theilweisen Erfolg auszuüben vermocht; sie hatte zwei subjective Geräusche dauernd beseitigt, das dritte Geräusch aber unbeeinflusst gelassen.

Die Kathode, welche ich in diesem wie in vielen anderen hierher gehörigen Fällen auch methodisch angewendet hatte, war, wie vorauszusehen, keineswegs im Stande gewesen, die subjective Gehörssensation zu bannen.

Ich benutze diese Gelegenheit, um mich über einige Beobachtungen auszusprechen, welche Dr. Bärwinkel über die galvanische Behandlung des Ohrensausens veröffentlicht hat.[1] Zunächst begrüsse ich mit Vergnügen in diesen Mittheilungen eine Bestätigung der von Brenner gemachten, ihm von Anderen bestrittenen Angabe, dass gewisse krankhafte Gehörsempfindungen durch den galvanischen Strom nicht nur gedämpft, sondern auch auf die Dauer geheilt werden können. Wenn diese Fälle auch nicht sehr zahlreich wären, wie Dr. Bärwinkel zu glauben scheint, so würde das nicht hindern, diese Behandlungsmethode als eine höchst willkommene Bereicherung der Therapie anzuerkennen, da sie ein Leiden betrifft, welches nicht nur die Kranken, sondern auch die Aerzte zur Verzweifelung zu treiben pflegt. Uebrigens scheint mir die von Dr. Bärwinkel gemachte Erfahrung den von ihm gezogenen Schluss, dass „das Resultat der elektrischen Behandlung bei der Hyperästhesie des Nervus acusticus, dem Ohrensausen, wenig günstig" sei, keineswegs zu rechtfertigen. Unter der sehr geringen Anzahl von nur sechs Fällen, welche er behandelte, gelangte Einer zur vollkommenen Heilung. Bei der ausserordentlichen Häufigkeit des in Rede stehenden Leidens wäre es ein wahrhaft glänzendes Resultat zu nennen, wenn der sechste Theil aller dieser Leidenden geheilt werden könnte!

Dr. Bärwinkel's Erfahrungen sind übrigens, ebensowenig wie alle anderen von Alters her veröffentlichten Beobachtungen bei Gehörleiden, geeignet, zur Controle der von Brenner und mir gemachten Angaben zu dienen, da er sich weder der Brenner'schen Untersuchungsmethode, noch der zu regelrechter Ausführung der auf diese construirten Behandlung unerlässlichen Vorrichtungen bedient hat. Zunächst identificirt er das Ohrensausen mit der Hyperästhesie des Nerv. acusticus. Derjenige Zustand aber, den Brenner Hyperästhesie des Hörnerven genannt hat, ist keineswegs gleichbedeutend mit dem Ohrensausen. Letzteres ist allerdings ein sehr häufiges Symptom der Hyperästhesie des Nerven, aber diese letztere kommt auch vor, ohne dieses Symptom im Gefolge zu haben, und nicht

[1] Archiv der Heilkunde von Prof. Dr. E. Wagner. Leipzig 1868, 9. Jahrg. 5. Heft. pag. 476 und 477.

minder kommt das Ohrensausen ohne Hyperästhesie des Nerven vor. Ein grosser Werth der Brenner'schen Untersuchungen liegt gerade darin, dass er gelehrt hat, die Differentialdiagnose der äusserst verschiedenen Arten nervösen Ohrensausens, sowie deren Unterscheidung von nicht nervösem Sausen festzustellen oder anzubahnen. Dieselbe liegt in der Feststellung des Zustandes des Hörnerven, wie er sich dem elektrischen Reiz gegenüber manifestirt, kurz in der Reactionsformel des Hörnerven auf den constanten Strom. Dass die Angabe Bärwinkel's, ob das Ohrensausen rheumatischen, catarrhalischen oder cerebralen Ursprunges sei, keine Differentialdiagnose dieses Leidens sei, ist selbstverständlich, denn alle jene und andere Ursachen können unter Umständen ganz denselben Zustand im Hörnerven hervorrufen. Rheumatisches Ohrensausen ist ebensowenig eine exacte Diagnose als etwa Surditas scarlatinosa und dergleichen.

Auf Grund der von Brenner festgestellten Thatsachen, die ich durch meine umfangreichen Erfahrungen nur bekräftigen kann, muss die Feststellung der Reactionsformel des Hörnerven auf den elektrischen Reiz als ganz unerlässliche Bedingung für die elektrische Untersuchung und Behandlung des Gehörorganes gelten. In den Bärwinkel'schen Fällen ist ja gar nicht festgestellt, ob der Hörnerv überhaupt leidend war. Die ungeheilt gebliebenen Fälle waren vielleicht solche, von denen eine exacte elektrische Untersuchung nachgewiesen hätte, dass die elektrische Behandlung gar keine Aussicht auf Erfolg bot.

Ich muss daher die Beobachtungen derjenigen, welche wie Schulz, Benedikt, Bärwinkel, sich nicht die Mühe gaben, die Formel der Hörnervenreaction vor Allem festzustellen, für unverwerthbar und zu Schlussfolgerungen ungeeignet halten. Die Untersuchung der Hörnerven nach der Brenner'schen Methode halte ich für ebenso erforderlich bei der Behandlung von Gehörkrankheiten, als die Inspection des Trommelfelles und die Untersuchung der Eustachi'schen Röhre. Ja es muss zugestanden werden, dass in gewissen Fällen die Untersuchung der letzteren Organe geringeren Aufschluss über die Natur des Leidens giebt, als die elektrische Untersuchung.

Was nun aber die Methode der Behandlung betrifft, so wird

sich Dr. Bärwinkel durch Einsicht in Brenner's Werk[1] überzeugen können, dass letzterer keineswegs die Anode als die unfehlbare Panacee gegen Ohrensausen empfiehlt. Er selbst hat bereits eine ganze Klasse dieses Leidens aufgestellt, welche mit der Kathode zu behandeln sei, und hierzu werde ich in dem Folgenden einige weitere sehr schlagende Erfahrungen beibringen. Sehr möglich, dass zu den von Brenner gefundenen Arten von Sausen in der Folge sich noch solche finden werden, welche sich dem galvanischen Strome gegenüber in noch anderer Weise verhalten. Dies würde nur weitere Bestätigungen der Brenner'schen Angaben involviren, und man wird dieselben als willkommene und erwartete Erweiterungen, keineswegs als Widerlegungen anzusehen haben. Sehr möglich also, ja wahrscheinlich sogar, dass es eine Art giebt, welche dem in beliebiger Richtung durch das Ohr geleiteten Strome weicht. Dass aber der von Bärwinkel beschriebene Fall die Existenz dieser Art beweise, muss ich in Abrede stellen. Ein Blick auf die von Brenner und mir publicirte Casuistik lehrt, dass KaO denselben nur quantitativ geringeren Einfluss hat als AS, und AO denselben wie KaS. Die Oeffnung der Kette selbst bei sehr geringer Stromstärke kann in gewissen Fällen das durch AS beseitigte Sausen wieder hervorrufen. Also, da Bärwinkel ohne die von Brenner gebrauchten Cautelen gearbeitet hat, kann man gar nicht wissen, ob bei Einwirkung der Kathode es nicht gerade die Oeffnung der Kette war, welche das Sausen beseitigte, und ob in den Fällen, wo, wie er sagt, die Anode erfolglos applicirt wurde, dies nicht daran lag, dass AO das durch AS gedämpfte Sausen wieder hervorrief.

Man sieht, es ist überhaupt vollkommen inexact, davon zu sprechen, die Anode oder die Kathode habe diesen oder jenen Einfluss auf das Sausen. Dies wird schon durch die Formel der Hörnervenreaction bewiesen. Die unerlässliche Feststellung derselben ist auch sehr geeignet, die Garantie zu bieten, dass von Seiten des Beobachters die erforderliche Virtuosität und Gewissenhaftigkeit angewendet worden sei.

---

[1] loc. cit. pag. 216.

Wo man untersuchen kann, soll man untersuchen und nicht blos „probiren“.

Siebzehnte Beobachtung. — Herr August Fr. . ., 45 Jahre alt, Kohlenhändler, ist seit ungefähr 15 Jahren schwerhörig und leidet seit 4 bis 5 Jahren beiderseits an Brausen in den Ohren und ausserdem noch in der Scheitelgegend.

Die Inspection ergab beiderseits matte, graue Trommelfelle; nur die hinteren oberen Quadranten waren noch etwas durchscheinend. Rechts war unterhalb des Umbo noch ein schwacher Lichtglanz vorhanden, links fehlte jeder Lichtreflex. Beiderseits zog vom Processus brevis intermediär durch die hinteren Quadranten ein grauweisslicher Streifen, welcher die hintere untere Peripherie erreichte und von da sich längs der vorderen unteren und oberen Peripherie hinzog. Tuben durchgängig und ebenso wie die Paukenhöhlen frei von Rasselgeräuschen. — Kopfknochenleitung subjectiv und objectiv beiderseits gleich. Nach der Luftdouche mit Hülfe des Catheters will Patient die Stimmgabel links lauter als rechts hören; objectiv war kein Unterschied wahrzunehmen. — Hörweite: rechts: RU beim Berühren der Ohrmuschel, links: RU 1″; für sehr laute Sprache rechts 1″, links 2″. Nach längere Zeit fortgesetzter Catheterisirung hob sich rechts die Hörweite auf 1″ RU und links auf 2 bis 3″, für laute Sprache rechts auf 7″, links auf 9″. Das subjective Brausen wurde nicht beeinflusst oder in seinem Character verändert.

Am 24. April 1868 untersuchte ich den Kranken galvanisch und erhielt bei der gewöhnlichen Application der Elektroden folgende Formeln:

Rechtes Ohr.	*Linkes Ohr.*
II bis VIII El. 9 L. KaS : —.	II bis VIII El. 2 L. KaS : —.
VIII El. 10 L. KaS : Si′.	VIII El. 3 L. KaS : Si′.
KaD: Si ∞.	KaD: Si ∞.
KaO: —.	KaO: —.
AS : —.	AS : —.
AD: —.	AD: —.
AO: si′>.	AO: si′>.

In der zweiten Sitzung wurde je eine Elektrode auf einen Processus mastoideus aufgesetzt. Wurde nun die Kette geschlossen, so reagirte jedesmal bei Schliessung der Kette und während der Stromesdauer dasjenige Ohr, dessen Zitzenfortsatz mit der Kathode, und bei Oeffnung der Kette dasjenige, dessen Zitzenfortsatz mit der Anode armirt war, jedoch erst bei einer Stromstärke von IX El. 10 L. und mit verschiedenem Character der Sensation; es wurde nämlich im rechten Ohre Klingen, im linken dagegen Singen gehört. Bei dieser Application der Elektroden wurde jedesmal Schwindel mit Neigung des Kopfes nach der Seite hin beobachtet, welche der Anode entsprach.

In der dritten Sitzung wurde wieder eine Elektrode einmal in das rechte Ohr eingesenkt und die zweite Elektrode mit der rechten Hand festgehalten; das andere Mal in derselben Weise das linke Ohr und die linke Hand bewaffnet. Ich steigerte die Stromstärke bis auf X El. 10 L. und erhielt dieselbe Formel und der Character der Reaction änderte sich nicht.

Hierauf applicirte ich die sog. Handelektrode auf den Nacken und drückte in die beiden Gehörgänge zwei gleich lange und gleich starke Schwammelektroden, in welche auf die oben beschriebene Weise die Ohrelektrode getheilt worden war. Da bei dieser Anordnung der Elektroden jeder der beiden Hörnerven nur mit halber Stromesdichte getroffen wurde, so musste die Stromstärke gesteigert werden und zwar bis auf X El. 3 bis 5 L., d. h. bei X El. 3 L. reagirte zunächst nur das rechte Ohr, bei X El. 5 L. gleichzeitig auch das linke Ohr in denselben Momenten und mit gleichen Klangsensationen. Der Veranschaulichung halber lasse ich die Formeln folgen.

Rechtes Ohr.	Linkes Ohr.
X El. 3 L. KaS : Si'.	X El. 3 L. —.
KaD : Si ∞.	—.
KaO : —.	—.
AS : —.	—.
AD : —.	—.
AO : si'>.	—.

Rechtes Ohr.	Linkes Ohr.
X El. 5 L. KaS : Si'.	X El. 5 L. Si'.
KaD : Si ∞.	Si ∞.
KaO : —.	—.
AS : —.	—.
AD : —.	—.
AO : si'>	si'>.

Wurde die Elektrode B statt in den Nacken in eine der beiden Hände applicirt, während in die Gehörgänge die getheilten Schwammelektroden eingedrückt wurden, dann trat die gleichzeitige und gleichartige Reaction beider Hörnerven erst bei X El. 10 L. ein, während bei X El. 3 bis 9 L. nur im rechten Ohre die Klangsensation in den eben angegebenen Momenten wahrgenommen wurde.

Diese letzten beiden Versuche, sowie der in der zweiten Sitzung angestellte Versuch, bei welchem sich bei Steigerung der Stromstärke die Reaction des rechten Hörnerven zur Klangsensation erhob, während die Reaction des linken Hörnerven ihren Character nicht veränderte, lehrten, dass die Erkrankung (Hyperästhesie) des rechten Hörnerven einen etwas höheren Grad besass, als die des linken. Es stimmte also dieses Ergebniss vortrefflich mit den eben angegebenen Differenzen in der Functionsstörung beider Ohren, für welche die otiatrische Inspection eine Erklärung zu geben völlig ausser Stande war.

Das Ergebniss des ersten Versuches widerspricht scheinbar dem so eben Erörterten, denn damals bedurfte der rechte Hörnerv eine höhere Stromstärke zur Erregung als der linke. Dieser Widerspruch ist aber leicht zu lösen, denn da ich, wie ich gewöhnlich gethan, bei Galvanisirung des rechten Ohres die Elektrode B in die rechte, des linken Ohres in die linke Hand applicirte, so liegt es nahe, die im ersten Versuche zur Erregung des rechten Ohres erforderliche grössere Stromstärke auf den grösseren Leitungswiderstand zu beziehen, den die härtere Haut der rechten Hand darbot. Es folgt aber aus dieser Beobachtung die Lehre, dass man bei Vergleichung der Erregbarkeit beider Hörnerven behufs der Erlangung unzweideutiger Ergebnisse gut thut, den Ansatzpunkt der Elektrode B nicht zu wechseln.

In der That zeigte sich auch in einem ferneren Versuche, welchen ich an beiden Ohren anstellte, indem die Elektrode B beide Male in der rechten Hand ruhte, dass der linke Hörnerv unter diesen Umständen einer höheren Stromstärke zu seiner Erregung bedurfte, als der rechte. Das Ergebniss dieses Versuches war nämlich folgendes:

Elektrode B in der rechten Hand.

Rechtes Ohr.	Linkes Ohr.
VIII El. 9 L. KaS : —.	VIII El. 1 bis 14 L. KaS : —.
VIII El. 10 L. KaS : Si′.	VIII El. 15 L. KaS : Si′.
KaD : Si ∞.	KaD : Si ∞.
KaO : —.	KaO : —.
AS : —.	AS : —.
AD : —.	AD : —.
AO : si′>.	AO : si′>.

In der fünften Sitzung führte ich den von Brenner[1] angestellten 17. Versuch aus. Die beiden gleich langen und gleich starken Schwammelektroden a a, in welche die Elektrode A getheilt ist, sind in die Gehörgänge eingesenkt, Elektrode B ist im Nacken placirt. Bei X El. 5 L. reagirten beide Hörnerven in der oben angegebenen Weise. Je mehr ich nun die Elektrode B in Absätzen dem rechten Ohre näherte, desto schwächer reagirte dieses Ohr, desto stärker das linke. Nachdem ich endlich die Elektrode B auf den rechten Processus mastoideus aufgesetzt hatte, reagirte das rechte Ohr im Sinne der Elektrode B, also umgekehrt wie früher, während das linke fortfuhr, im Sinne der anderen Elektrode zu antworten. Es zeigte sich nämlich:

	Rechtes Ohr.	Linkes Ohr.
	Elektrode a im Gehörgange. Elektrode B auf dem Proc. mast.	Elektrode a im Gehörgange.
Schliessung in der Richtung, dass a a die Kathode bilden:	—.	Si′.
Stromesdauer:	—.	Si ∞.
Oeffnung:	si′>.	—.

[1] loc. cit. pag. 100 und 101.

	Rechtes Ohr.	Linkes Ohr.
Schliessung in der entgegengesetzten Richtung:	Si′.	—.
Stromesdauer:	Si ∞.	—.
Oeffnung:	—.	si′>.

Näherte sich dagegen die Elektrode B vom Nacken aus dem linken Ohre, so verhielt sich das linke Ohr ganz in gleicher Weise, wie ich dies eben vom rechten angegeben habe. Ruhte endlich die Elektrode B auf dem linken Processus mastoideus, dann reagirte das linke Ohr wiederum umgekehrt als das rechte, aber nicht mehr im Sinne der Elektrode a, wie vorher, sondern im Sinne der Elektrode B. Es ergab sich nämlich:

	Rechtes Ohr. Elektrode a im Gehörgange.	Linkes Ohr. Elektrode a im Gehörgange. Elektrode B auf dem Proc. mast.
Schliessung in der Richtung, dass a a die Kathode bilden:	Si′.	—.
Stromesdauer:	Si ∞.	—.
Oeffnung:	—.	si′>.
Schliessung in der entgegengesetzten Richtung:	—.	Si′.
Stromesdauer:	—.	Si ∞.
Oeffnung:	si′>.	—.

Die Erklärung für diese auf den ersten Anschein höchst auffallende Reaction, welche den Anfänger leicht verwirren kann, hat Brenner am angeführten Orte gegeben.

Der Kranke, bei welchem ich die vorstehend mitgetheilten Versuche angestellt habe, litt ausser dem Ohrenbrausen auch noch an Brausen in der Scheitelgegend, also an Ohren- und Kopfbrausen. Die Beseitigung dieser Geräusche verursachte mir nach verschiedenen Richtungen hin sehr grosse Mühen und erforderte meine ganze Geduld. Die Geräusche in den Ohren verschwanden bei der gewöhnlichen Application ber Elektroden jedesmal während AD, allein beim Ausschleichen kehrten sie anfangs immer wieder. Die Schwankung von 2 L. auf 1 L. in meinem nebengeschlossenen Werstrheostaten war meistens zu gross, um die Wiederkehr des subjectiven Geräusches des betr. Ohres zu verhüten. Hatte ich glücklich, d. h. ohne Wiederkehr des subjectiven Brausens, die Stromstärke bis auf 1 L. vermindert, dann geschah es sehr häufig, dass es beim Abziehen der Elektrode B wieder auftrat. Diese übergrosse Empfindlichkeit des Kranken nöthigte mich nach einander alle anwendbaren Hülfsmittel in Thätigkeit zu versetzen und machte mir ganz besonders das Bedürfniss eines Rheostaten fühlbar, welcher, nach Siemens'schen Einheiten eingetheilt, vier Rollen besitzt, von denen die eine Rolle zehn einzelne solcher Einheiten enthält, wie ich solchen in der Einleitung zur Anschaffung für Elektro-otiatriker empfohlen habe. Vergl. oben pag. 6.

Noch grössere Schwierigkeiten bot die Beseitigung des Kopfbrausens. Ich habe viele vergebliche Versuche in dieser Beziehung angestellt, aber endlich doch eine Art der Application der Elektroden gefunden, bei welcher es mir jedesmal gelang, auch dieses Brausen zu beseitigen. Ich setzte nämlich die getheilten Schwammelektroden a a an die beiden Seiten der Zungenspitze an, während Elektrode B im Nacken ruhte, und diese letztere die Kathode, jene aber die Anode repräsentirten.

In den Ohren und im Kopfe hatte sich bald nach den ersten Sitzungen das Brausen in Zischen oder Sausen umgewandelt; auch hatte das Kopfgeräusch seinen Ort verändert, namentlich seitdem die subjectiven Geräusche in den Ohren nach den Sitzungen erst nach immer längeren Pausen wiederkehrten und endlich für 3—4 Tage ganz schwiegen. Oder es waren gleichzeitig verschiedene Geräusche vorhanden, z. B. im ganzen Ober- und Hinterkopf Zischen und im linken Scheitelbein Sausen, während es in beiden Ohren stille war; oder aber in der oberen Hälfte des rechten Scheitelbeines Zischen und in der ganzen linken Kopfhälfte Summen bei völliger Ruhe in den Ohren; oder in der rechten Kopfhälfte Zischen, dagegen in der ganzen linken Kopfhälfte und zum linken Ohre heraus Sausen bei völliger Ruhe im rechten Ohre; oder in der rechten Kopfhälfte incl. rechtem Ohre Zischen und Sausen bei völliger Ruhe in der linken Kopfhälfte, und dergleichen Modificationen mehr.

Bei der oben angegebenen Application der Elektrode B und der Elektroden a a gelang es mir bisher jedesmal die vorhandenen verschiedenen subjectiven Geräusche während der Sitzung und für eine anfangs kleinere, später immer grössere Zeitdauer zu beseitigen.

Ich werde Gelegenheit nehmen, diesen Kranken, den ich fortbehandele, noch zu anderweitigen, bisher noch von Niemandem angestellten Untersuchungen zu benutzen, sobald ich Zeit dazu habe, welche indessen bei dem jetzt ausserordentlich starken Andrange von Gehörkranken immer schwieriger und nicht so bald, als ich dies wünsche, wird gefunden werden können. Die Ergebnisse dieser Untersuchungen behalte ich mir vor, später zu veröffentlichen.

Achtzehnte Beobachtung. — Wilhelm St. . ., 34 Jahre alt, Handarbeiter, will nach einer vor drei Jahren überstandenen Pneumonie schwerhörig geworden sein und Singen in den Ohren haben, rechts lauter als links.

Befund: Rechts: Kein Ohrenschmalz. Hammergefässe bedeutend injicirt und an dem hinteren Rande des Hammergriffes verlaufend. Im hinteren oberen Quadranten ein Lichtreflex und eine durchscheinende Stelle in dem sonst grauen und undurchscheinenden Trommelfell. Processus brevis und Manubrium mallei deutlich sichtbar, letzteres mässig verkürzt. Lichtkegel nur in der Mitte glänzend. Langer Ambosschenkel nicht sichtbar. Hörweite für die Repetiruhr 2″, für laute Sprache 7″. — Links: Ceruminalpfropf. Hörweite für die Repetiruhr 1″, für laute Sprache 4″. — Kopfknochenleitung subjectiv beiderseits gleich, objectiv links lauter. — Tuben beiderseits durchgängig. Keine Rasselgeräusche.

Nach der durch Einspritzen bewirkten Entfernung des Ohrenschmalzpfropfes hob sich die Hörweite für die Repetiruhr auf 2° 6″, für laute Sprache auf 3°. Das subjective Singen war verschwunden. Processus brevis und Manubrium mallei waren deutlich sichtbar; letzteres erschien etwas verkürzt. Der Lichtkegel war nur an der Spitze sichtbar. Die hinteren Quadranten waren mattgrau gefärbt, undurchscheinend. Die vorderen Quadranten wegen der einwärtsspringenden vorderen Gehörgangswand nicht zu sehen. Unter dem längere Zeit fortgesetzten Gebrauche der Luftdouche hob sich links die Hörweite bis auf 10″ für das Gehwerk meiner Uhr und für mittellaute Sprache bis auf 8°.

Das rechte Ohr, auf dessen Singen die Luftdouche ohne Wirkung blieb, wurde nunmehr galvanisch behandelt.

In der ersten Sitzung ergaben VI El. 20 L. folgende Formel:

KaS : Si′ (aber heller und höher als das subjective Singen).
KaD: Si ∞.
KaO: —.
AS : —.
AD: —.
AO: si′.

Also die Formel für einfache Hyperästhesie.

Sofort schritt ich zur Beseitigung der subjectiven Gehörsempfindung. Bei VI El. 1 L. bewirkte ich Anodenschliessung und das subjective Singen war verschwunden; ich stieg während Anodenstromesdauer bis auf 5 L. und schlich dann in der angegebenen Weise ganz allmählig aus.

Vor der zweiten Sitzung gab Patient an, dass das Singen bald, aber schwächer als früher wiedergekehrt sei. Dasselbe Verfahren beseitigte sofort und, wie Patient vor der dritten Sitzung angab, für 24 Stunden das subjective Geräusch.

In der letztgenannten Sitzung genügten schon IV El. 910 L. zur Beseitigung des subjectiven Singens und kehrte dies abermals erst nach 24 Stunden und in noch schwächerem Grade wieder.

Nach ferneren drei Sitzungen, während welcher wie bisher wieder nur die Anode benutzt worden war, trat das subjective Singen nur zeitweilig auf, und nach noch weiteren zwei gleichartigen Sitzungen blieb es für immer verschwunden.

Nach jeder Sitzung gab Patient ungefragt an, dass er sich „sehr leicht im Kopfe fühle“.

Die Hörweite war nach Schluss der galvanischen Behandlung, nachdem sich Patient auf Verlangen noch während dreier Wochen mehrmals wöchentlich vorgestellt hatte, auf 5″ für das Gehwerk meiner Uhr und auf 5° für mittellaute Sprache gestiegen.

Ausdrücklich zu bemerken wäre noch, dass in der Zeit, als das subjective Singen bereits auszusetzen anfing, die Formel für einfache Hyperästhesie erst bei höheren Stromstärken (VIII El. 110 L.) zu erzielen war und in der letzten Sitzung bei VIII El. 310 L. schon die Kathodenstromesdauer-Reaction zwar noch lange anhielt, aber während längerer Kathodenstromesdauer noch verschwand, und mithin die Formel sich der Brenner'schen Normalformel sehr näherte.

Neunzehnte Beobachtung. — Friedrich P . . . . ., 41 Jahre alt, Maurer. Seit vier Jahren ohne nachweisbare Ursache bedeutende Abnahme des Hörvermögens beiderseits; anfänglich nur links, später auch rechts Zischen.

Befund: Rechts normal, bis auf eine matte Stelle im hinteren oberen Quadranten, welche den langen Ambosschenkel zu sehen nicht gestattet. Die Repetiruhr wird nur beim Andrücken an die Ohrmuschel, laute Sprache nur 2″ weit gehört. — Links vollständig normales Trommelfell. Langer Ambosschenkel sowie der Steigbügel sichtbar. Hörweite für die Repetiruhr wie rechts, für laute Sprache 4″. — Die auf den Scheitel aufgesetzte tönende Stimmgabel wird subjectiv wie objectiv rechts lauter gehört.

Catheterismus änderte weder die Hörfähigkeit, noch die subjectiven Gehörsempfindungen. Ich schritt deshalb zur galvanischen Behandlung. Diese ergab mir bei der gewöhnlichen Application der Elektroden Folgendes:

Rechtes Ohr.		Linkes Ohr.	
VI El. 610 L.	KaS : Kl′.	VI El. 10 L.	KaS : Kl′.
	KaD: Kl ∞.		KaD: Kl ∞.
	KaO: —.		KaO: —.
	AS : —.		AS : —.
	AD: —.		AD: —.
	AO: kl′.		AO: kl′.

Beiderseits also dieselbe Formel, jedoch bei wesentlich verschiedenen Stromstärken; denn während der rechte Gehörnerv erst bei VI El. 610 L. die obige Reaction ergab, reagirte der linke bereits bei VI El. 10 L.

Die Anode bethätigte beiderseits ihre Wirksamkeit, d. h. sie beseitigte beiderseits das subjective Zischen bereits in der ersten Sitzung.

Sechs Tage nach dieser erschien Patient wieder und gab an, dass nach mehrstündlichem Verschwundensein der Gehörsempfindungen zunächst dieselben in stärkerem Grade wiedergekehrt wären, bald aber sich wieder vermindert hätten und zur Zeit schwächer als vor der ersten Sitzung vorhanden seien.

Die zweite Sitzung ergab dieselben Formeln, nur war die Sensation nicht Klingen (Kl), sondern Singen. Das beiderseits vorhandene schwache Zischen wurde wiederum durch die Anodenstromesdauer beseitigt und blieb nach späterer Angabe des Patienten drei volle Tage verschwunden; währenddem wollte Patient auch besser gehört haben. In Folge einer Durchnässung und Erkältung der Füsse aber trat das subjective Zischen nach jener dreitägigen Pause wieder in mässigem Grade ein. In der dritten Sitzung wurde dasselbe in der angegebenen Weise wiederum beseitigt, blieb nach derselben vier Tage lang verschwunden und kehrte dann noch schwächer zurück. Nach der vierten Sitzung erklärt Patient das subjective Geräusch nur zeitweilig gehört zu haben und nach der siebenten Sitzung blieb es ganz weg.

Die Hörfähigkeit für die Repetiruhr war nach dem Verschwinden der subjectiven Gehörsempfindungen unverändert geblieben, für mittellaute Sprache aber beiderseits um mindestens das Doppelte der bei der ersten Untersuchung gefundenen Entfernungen gestiegen. Patient gab zu meinem Leidwesen, weil er sechs Stunden von Leipzig entfernt wohnte, durch Beseitigung der lästigen Gehörssensationen befriedigt, die fernere galvanische Behandlung auf, welche letztere wohl allein im Stande gewesen wäre, noch weitere Besserung der Hörweite herbeizuführen.

Zwanzigste Beobachtung. — Otto R . . ., 22 Jahre alt, Kupferdrucker, litt vor zwei Jahren an einer Cerebro-spinalmeningitis und wurde in Folge davon vollständig taub. Er hörte bei der Aufnahme weder das Schlagen meiner Repetiruhr, noch die lauteste Sprache, letztere selbst nicht vermittelst eines Hörrohres.

Rechts: Processus brevis sichtbar, Manubrium nur angedeutet; Trommelfell sehr concav, verdickt, undurchscheinend, graugelblich und ohne Lichtkegel. — Links: Processus brevis und Manubrium mallei sichtbar; Trommelfell wie rechts. — Kopfknochenleitung rechts subjectiv und objectiv lauter als links. — Brausen in beiden Ohren, links jedoch stärker als rechts. — Der Catheterismus besserte weder das Hörvermögen noch das Brausen.

In der ersten galvanischen Sitzung gelang es, den rechten wie den linken Acusticus zur Reaction zu bringen und zwar in folgender Weise:

Rechtes und linkes Ohr.
X El. 1—9 L. Nichts.
X El. 10 L. KaS : Si.
KaD: si ∞.
KaO: —.
AS : —.
AD: —.
AO: —.

Selbst bei X El. 1110 L. trat eine Klangsensation bei Anodenöffnung nicht ein; wohl aber geschah dies beiderseits in der zweiten Sitzung bereits bei X El. 1 L. und zwar reagirte das rechte Ohr: AO: si' $>$, das linke Ohr: AO: si' $\infty >$, d. h. im linken Ohre dauerte das Singen etwas an Intensität abnehmend fort, hörte aber nicht auf. Um den Patienten mit dieser künstlich erzeugten Sensation nicht zu entlassen, bewirkte ich nach einiger Zeit wieder Kathodenschliessung mit sofort dieser nachfolgender Kathodenöffnung, welche letztere ohne Reaction gewesen war, und hiermit war das Singen auch wirklich verschwunden.

Man sieht aus dieser Beobachtung, dass die das Sausen dämpfende Einwirkung der Kathode auf der KaO beruhen kann, und in solchen wie in allen Fällen eine genaue Unterscheidung der verschiedenen Reizmomente für eine exacte Beobachtung unerlässlich ist.

In der dritten Sitzung ergaben X El. 1 L. links und rechts dieselben Reactionen, d. h. also auch rechts trat bei Anodenöffnung si'∝> ein. Hierauf prüfte ich die Reactionsfähigkeit der beiden Hörnerven gegen niedrigere Stromstärken. Bei einer solchen von VIII El. 1110 L. indessen reagirte der rechte Hörnerv in keiner Weise, wohl aber gelang es beim linken Gehörnerven mit der Stromstärke, welche VI El. 1 L. und IV El. 1 L. lieferten, und zwar ganz in der angegebenen Weise; dagegen trat bei II El. 1—1110 L. eine Reaction nicht ein.

In der vierten Sitzung wiederum dieselben Reactionsresultate. Ich wandte nunmehr die Behandlung gegen das subjective Brausen, und es gelang mir, dasselbe beiderseits durch Anodenstromesdauer zu beseitigen und bei vorsichtigem Ausschleichen auch nach Anodenöffnung verschwunden zu sehen.

Vor der fünften Sitzung gab Patient an, dass seine subjectiven Gehörsempfindungen bald wiedergekehrt wären, links aber zuerst. Bei denselben Manipulationen erfolgte wieder Verschwinden des subjectiven Geräusches beiderseits und zwar, nach späterer Angabe des Patienten, für längere Zeit, aber wiederum mit früherer Wiederkehr desselben linker-, als rechterseits.

Nach der siebenten Sitzung, in welcher wiederum Verschwinden des subjectiven Brausens bewirkt worden war, war nach Verlauf einer Stunde nicht Brausen, sondern beiderseits Singen aufgetreten.

Nach der zehnten Sitzung war das subjective Singen rechterseits ganz verschwunden geblieben und gar nicht wiedergekehrt, während links nach mehrstündiger Ruhe nur ganz mässiges Singen sich wieder eingestellt hatte.

Von nun an wurde nur das linke Ohr galvanisch behandelt, und ich hatte die Freude, mit der fünfzehnten Sitzung das immer schwächer und nach immer längerer Ruhe erst wieder eingetretene subjective Singen gänzlich und auf die Dauer zu beseitigen.

Patient, höchst erfreut, von seinen „Quälgeistern" befreit zu sein, wurde mit der Weisung entlassen, bei etwaiger Wiederkehr subjectiver Gehörsempfindungen sich sofort wieder vorzustellen. Er kam jedoch deshalb nicht wieder; wohl aber kehrte er mehrere Monate nach der letzten Sitzung von selbst wieder, um nochmals seinen Dank über die glückliche Beseitigung der betr. Geräusche auszusprechen. Eine Besserung des Hörvermögens war indessen leider nicht erzielt worden.

Vorstehend mitgetheilter Fall bietet in so fern ein ganz besonderes Interesse dar, als das Resultat der galvanischen Behandlung hinsichtlich der Beseitigung der subjectiven Gehörsempfindungen ein völlig befriedigendes war und somit Prof. Dr. Moos' in Heidelberg Beobachtung bestätigt, welcher bei einem ähnlichen Krankheitsfalle die Beseitigung der betr. Gehörssensation und eine Besserung des Hörvermögens durch den constanten Strom erzielt hat, wie derselbe bei der nach Brenner's und meinem Vortrage in Dresden stattfindenden Debatte mittheilte.[1] Einen weiteren derartigen Fall habe ich nicht zu behandeln gehabt, der mitgetheilte zeigt jedoch, dass selbst unter solchen höchst ungünstigen Verhältnissen noch ein günstiges Resultat wenigstens in einer Beziehung zu erzielen ist.

Einundzwanzigste Beobachtung. — Carl Ferd. G...., 34 Jahre alt, Schuhmacher, leidet rechts seit 3 Jahren an Sausen und Schwerhörigkeit, links dagegen erst seit $1^1/_2$ Jahren.

Befund: Rechts: Kein Ohrenschmalz. Trommelfell ziemlich normal, nur ganz mässige Trübung desselben; der Lichtkegel matt, nur an der Spitze vorhanden. Langer Ambosschenkel nicht sichtbar. — Links: Kein Ohrenschmalz. Manubrium stark verkürzt. Trommelfell in den hinteren Quadranten intermediär grauweiss getrübt. Lichtkegel wie rechts. — Hörweite für meine Repetiruhr beiderseits Null, für sehr laute Sprache rechts 8", links 1°. — Kopfknochenleitung, vom Scheitel aus, subjectiv und objectiv rechts lauter als links. Beim Cathe-

[1] Siehe Schmidt's Jahrbücher der in- und ausländischen gesammten Medicin. 1868. Bd. 140. Nr. 10. pag. 137.

terismus zeigten sich die Tuben durchgängig, die Schwerhörigkeit und das Sausen aber dadurch unbeeinflusst.

Die beiden Hörnerven des Kranken reagirten auf den constanten Strom in folgender Weise:

Rechtes Ohr.	Linkes Ohr.
XIV El. 20 L. KaS : Si'.	XIV El. 40 L. KaS : Kl'.
KaD: Si ∞ >.	KaD: Kl ∞ >.
KaO: —.	KaO: —.
AS : —.	AS : —.
AD: —.	AD: —.
AO: si'.	AO: kl'.

Nachdem ich in der ersten Sitzung die vorstehenden Reactionsformeln schnell und sicher gefunden hatte, versuchte ich das Sausen durch die Anodenstromesdauer sofort zunächst im rechten und dann auch im linken Ohre zu beseitigen. Es gelang mir dies auch auf die gewöhnliche Weise und zwar so vollständig, dass eine zweite Sitzung nicht nöthig wurde: denn noch nach mehreren Wochen, während welcher ich den Patienten von Zeit zu Zeit noch sah, waren die subjectiven Gehörsempfindungen völlig verschwunden geblieben.

Solche rasche Heilungen gehören indessen zu den Seltenheiten; meist sind mehrere, oft eine grössere Anzahl galvanischer Sitzungen nothwendig.

Ich sehe davon ab, noch weitere derartige Resultate der galvanischen Behandlung der bei der einfachen Hyperästhesie auftretenden subjectiven Gehörsempfindungen hier mitzutheilen, obschon mir noch mehrere derselben zu Gebote stehen. Nur eins will ich noch erwähnen, dass es mir nämlich keineswegs in allen Fällen von subjectiven Gehörssensationen, bei denen der constante Strom die Formel der einfachen Hyperästhesie ergab, gelang, jene Geräusche auch bleibend und auf die Dauer zu beseitigen, obschon ich bei diesen Fällen wenigstens in jeder Sitzung die betr. Geräusche für einige Zeit zum Schweigen gebracht hatte. Kehren nach jeder Sitzung die subjectiven Geräusche immer in gleicher Stärke wieder, dann ist keine Aussicht auf dauernde Beseitigung jener vorhanden. Vermindern sie sich aber nach jeder Sitzung an Intensität und kehren sie erst nach kürzerer oder längerer Zeit wieder, dann führen Beharrlichkeit und Ausdauer sicherlich noch zum erwünschten Ziele.

In allen den bisherigen Fällen von einfacher Hyperästhesie hat die Anode niemals ihre Dienste versagt; ich habe nicht nach dem Pole suchen müssen, welcher die subjectiven Geräusche beseitigte; es konnte nur der positive Pol sein und er war es auch.

Bevor ich zu der Besprechung der einfachen Hyperästhesie mit qualitativer Veränderung der Formel übergehe, gestatte ich mir zu erwähnen, dass ich zwei Beobachtungen bereits vor der Zeit gemacht hatte, ehe ich von den gleichen Beobachtungen des Dr. Brenner[1] eine Kenntniss erlangt hatte, und die diese letzteren deshalb bestätigen. Ich meine die **Coincidenz central oder intracraniell bedingter paretischer oder paralytischer Störungen im Bereiche des Sehorganes mit der Reaction des Hörnerven in der Formel der einfachen Hyperästhesie auf den constanten galvanischen Strom.**

Die eine dieser von mir gemachten Beobachtungen werde ich in Folgendem mittheilen:

Zweiundzwanzigste Beobachtung. — Gottlob Sch...., 43 Jahre alt, Tagelöhner, war 7 Wochen vor seiner ersten Vorstellung in meiner Poliklinik von einem Pferde an die rechte Kopfseite geschlagen worden. In Folge davon war Patient eine Zeit lang bewusstlos geworden und hatte darauf acht Tage lang an heftigem Schwindel gelitten, sodass er sich ohne Stützpunkt nicht aufrecht erhalten konnte. Unmittelbar nach erhaltenem Hufschlage war eine geringe Blutung aus dem rechten Ohre erfolgt, Schmerzen aber in demselben waren nicht aufgetreten. Mit dem Beginn des Schwindels waren Strabismus convergens des rechten Auges mit Doppeltsehen, sowie Schwerhörigkeit mit Sausen rechts eingetreten.

Bei der Aufnahme war die obere Wand des knöchernen Gehörgangsabschnittes geröthet. Processus brevis und oberer Theil des Manubrium mallei waren nicht deutlich sichtbar, weil diese Gegend sowie der betr. angrenzende Theil der oberen

[1] loc. cit. pag. 193 etc.

Gehörgangswand von einer schwärzlichen Masse bedeckt waren. Nachdem die betr. Auflagerung durch Ausspritzen entfernt worden war, sah ich den kurzen Fortsatz und den Hammerhandgriff ganz deutlich, und circa 2 Linien oberhalb des ersteren eine schmale, mässig vertiefte, horizontal verlaufende, geröthete Stelle, jedenfalls die Quelle der früher aufgetretenen Blutung. Das Trommelfell war bis auf den Lichtkegel, welcher schmal und verwaschen erschien, normal. — Linkes Ohr normal. — Die Stimmgabel wurde objectiv und subjectiv links lauter als rechts gehört. — Die Hörweite des rechten Ohres betrug $^1/_2$'' Repetiruhr und 10'' laute Sprache. Catheterismus und Luftdouche vermochten weder die Hörfähigkeit zu bessern, noch das subjective Sausen zu ändern.

Ich schritt deshalb zur galvanischen Untersuchung. Das linke Ohr reagirte erst bei X El. 1110 L. in der Normalformel; dagegen trat seitens des rechten Ohres bei der gewöhnlichen Application der Elektroden bereits bei VIII El. 10 L. Reaction ein und zwar in folgender Weise:

Rechtes Ohr.

II El. bis VIII El. 1—9 L. KaS : —.
VIII El. 10 L. KaS : Pf' (Pfeifen).
KaD: Pf ∞.
KaO: —.
AS : —.
AD: —.
AO: pf' >.

Also die Formel der einfachen Hyperästhesie.

Da während der ersten Sitzung die Anodenstromesdauer trotz mehrfacher Wiederholung des Versuches keine beruhigende Wirkung auf die subjective Gehörsempfindung ausgeübt hatte, so richtete ich mein Heilbestreben vielmehr gegen das den Kranken sehr quälende Doppeltsehen und applicirte in der zweiten und den ferneren Sitzungen die Elektrode B am äusseren Augenwinkel, während Elektrode A im Ohre blieb. Ich erhielt auch bei dieser Stellung der Elektroden die obige Formel und zwar anfangs bei VIII El. 10 L., später auch bei VIII El. 1 L. Ich bewirkte nun mehrmals in der Weise Schliessungen der

Kette, dass die am Augenwinkel applicirte Elektrode der Kathode, die Ohrelektrode dagegen der Anode entsprach, und hiernach ergab sich folgendes Resultat: das Doppeltsehen war verschwunden und das subjective Sausen hatte sich bedeutend gemindert, war aber nicht ganz verschwunden.

Vor den ferneren galvanischen Sitzungen gab Patient an, dass zunächst nach einer halben Stunde, später nach Verlauf einer, endlich mehrerer Stunden das Doppeltsehen wiedergekehrt sei, das Sausen aber in geringerem Grade als früher fortbestehe.

Nach der neunten Sitzung war das Doppeltsehen gänzlich und auf die Dauer beseitigt und damit auch der Strabismus convergens. Eine weitere Beeinflussung der subjectiven Gehörssensation konnte nicht wahrgenommen werden, wohl aber hatte sich das Hörvermögen des rechten Ohres bis auf 18″ für die Repetiruhr und auf 2^0 für laute Sprache gehoben.

Patient wurde nunmehr einige Wochen mit Jodkalium erfolglos behandelt. Das Doppeltsehen blieb verschwunden.

Ich enthalte mich aller weiteren Bemerkungen über diesen jedenfalls sehr interessanten Fall. Für die Coincidenz der angegebenen Störungen im Bereiche des Sehorganes mit gleichzeitig abnormer Reaction des Hörnerven (einfache Hyperästhesie) gegenüber dem constanten Strom ist er ein deutliches Beispiel.

Hyperästhesie mit qualitativer Veränderung der Formel. — Ich habe eine ziemlich grosse Menge von Fällen zu beobachten gehabt, bei welchen die Formel der einfachen Hyperästhesie nicht rein auftrat, sondern dadurch complicirt war, dass auch bei Anodenschliessung oder bei dieser und bei Anodenstromesdauer Reactionen auftraten; nur sehr selten beobachtete ich ausserdem auch noch eine bei Kathodenöffnung auftretende Reaction. Am häufigsten zeigte sich bei Anodenschliessung eine von den bei KaS, KaD und AO auftretenden Klangsensationen verschiedene Klangempfindung, welche entweder sofort wieder verschwand, oder aber auch während Anodenstromesdauer noch kürzere oder längere Zeit anhielt, ja sogar unendlich wurde, und erst bei Anodenöffnung wieder verschwand. Immer jedoch zeigten die Reactionen bei AS, AD und resp. bei KaO einen von den bei KaS, KaD und AO auftretenden Gehörssensationen verschiedenen Character. War z. B. bei KaS, KaD und AO ein Singen oder Klingen oder Glockenschlagen aufgetreten, so war die Reaction bei AS z. B. ein Flötenton oder ein Zischen oder ein Pfeifen etc., und selbst dann, wenn in allen angegebenen Reizmomenten vom Patienten ein Klingen als Reactionssensation angegeben wurde, so war gleichwohl der Character desselben bei AS, AD und resp. KaO ein anderer, entweder ein entferntes oder ein unangenehmes, schrillendes Klingen.

In den Fällen, wo die anomale Anodenschliessungsdauer-Reaction ebenfalls unendlich ist, sind gar nicht so selten die anomalen Reactionen intensiver oder entsprechen höheren Stufen der von Brenner aufgestellten Scala der Gehörssensationen, als die bei KaS, KaD und AO auftretenden. Es sind dies solche Fälle, welche zu der Umkehr der einfachen Hyperästhesie mit qualitativer Veränderung dieser Formel sich hinneigen. Man beachte deshalb immer bei solchen anomalen Reactionsformeln die verschiedenen Intensitätsgrade oder die Qualität der Gehörssensationen hinsichtlich der Stufe, welche sie in der galvanischen Gehörssensationsscala einnehmen. Die Berücksichtigung dieser Verhältnisse hat mir nicht selten gute Dienste geleistet.

Dreiundzwanzigste Beobachtung. — Carl Gottl. W...., 58 Jahre alt, Leinweber, ist in Folge von Scarlatina schon seit dem fünften Lebensjahre auf beiden Ohren schwerhörig und hat seitdem Otorrhoe beiderseits. Wie viele Jahre das subjective Sausen beiderseits bestand, wusste Patient nicht anzugeben.

Befund: Rechts: Eiter im Gehörgang, nach dessen Entfernung sind Processus brevis und Manubrium mallei nicht sichtbar. Trommelfell verdickt, graugelblich. Im vorderen unteren Quadranten eine kleine Kalkeinlagerung. Der hintere Quadrant fehlt zum grössten Theil. Paukenschleimhaut ziemlich stark hyperämisch. — Links: Eiter im Gehörgange. Nach Ausspritzen Processus brevis sichtbar, Manubrium nicht zu erkennen. Trommelfell wie rechts. Nahe dem Centrum desselben eine stecknadelkopfgrosse Perforation. — Hörweite beiderseits Null für die Repetiruhr und 8″ für sehr laute Sprache.

Der Kranke wurde neben der entsprechenden Behandlung einer galvanischen Untersuchung unterzogen und hierbei ergaben sich folgende Formeln:

Rechtes Ohr.	Linkes Ohr.
IV El. 1 L. KaS : Gl′ (Glockenlauten).	IV El. 1 L. KaS : Kl′.
KaD : Gl ∞.	KaD : Kl ∞.
KaO : —.	KaO : —.
AS : Z (Zischen).	AS : —.
AD : z>.	AD : —.
AO : gl′.	AO : kl′.

Bei späteren Untersuchungen reagirten beide Hörnerven schon bei II El. 1110 L. in denselben Formeln. Bei den geringeren Stromstärken blieben seitens des rechten Hörnerven zunächst die AS- und AD-reaction und bei noch niedrigeren sodann auch die AO-reaction aus.

Als Zeichen der vorhandenen Perforationen traten gleichzeitig mit obigen Formeln selbst bei diesen niedrigen Stromstärken Gesichtszuckungen auf in Folge der Reizung des Nervus facialis.

Durch die entsprechende Anodenstromesdauer wurde beiderseits in jeder der Sitzungen das subjective Sausen zum Verschwinden gebracht, kehrte aber immer nach einiger Zeit wieder.

In der sechsten Sitzung, vor welcher Patient angab, dass sich sein Sausen in Singen verwandelt habe, wurde auch diese veränderte subjective Gehörsempfindung durch die Anode beseitigt und nach der Sitzung fiel dem Patienten wie den übrigen Anwesenden das bedeutend gebesserte Hörvermögen auf. Er hörte rechts die Repetiruhr und laute Sprache 2° weit, links erstere 5″, laute Sprache aber 18″.

In der siebenten Sitzung reagirte bei IV El. 1 L. das rechte Ohr ganz in derselben Formel, wie das linke, d. h. die Reactionen bei AS und AD traten nicht ein. Dasselbe fand in den folgenden Sitzungen Statt.

Nach der zwölften Sitzung, mit welcher Patient die Behandlung wegen Ende seines durch die Messe bedingten hiesigen Aufenthalts aufgab, hatte sich die Hörweite des rechten Ohres auf 5^0 für die Repetiruhr und auf 6^0 für laute Sprache gehoben. Die Hörweite des linken Ohres dagegen hatte sich für die Uhr nicht und für laute Sprache nur bis auf 1^0 gebessert. Die subjective Gehörsempfindung war nicht auf die Dauer zu beseitigen gewesen.

Vierundzwanzigste Beobachtung. — Carl Sp. . . . ., 45 Jahre alt, Oberschaffner, hatte bereits vor 12 Jahren für einige Zeit an mässiger Schwerhörigkeit gelitten, welche sich aber wieder verloren hatte. Seit einem halben Jahre ist er wieder schwerhörig mit Brausen auf dem linken Ohre und starker Eingenommenheit des ganzen Kopfes. — Hörweite rechts 4″, links 1″ RU (Repetiruhr), rechts $2^1/_2{}^0$, links 1^0 laute Sprache. — Rechtes Ohr bis auf den fehlenden Lichtkegel fast normal. Im linken Ohre ein Ohrenschmalzpfropf. Nach Entfernung desselben hob sich die Hörweite bis auf 10″ RU und 5^0 laute Sprache, das Brausen aber dauerte fort und liess sich auch durch die Luftdouche nicht ändern; rechts dagegen steigerte dieselbe das Hörvermögen auf 14″ RU und 8^0 laute Sprache.

Bei der galvanischen Untersuchung ergab rechterseits bei X El. 1110 L. KaS: keine Reaction; erst nach der Wendung nach längerer Anodenstromesdauer erhielt ich die Normalformel mit Klingen. Das linke Ohr dagegen reagirte bereits bei niedrigerer Stromstärke und zwar in folgender Formel:

Linkes Ohr.

VIII El. 9 L. KaS : Gl′.
KaD : Gl ∞.
KaO : —.
AS : Smm (Summen).
AD : Smm>.
AO : gl′.

Bei VIII El. 4 L. blieben die AS- und AD-Reaction aus. Nach entsprechender Einwirkung der Anodenstromesdauer und Ausschleichen war das subjective Brausen gänzlich verschwunden und der Kopf völlig frei, „wie nach einer Begiessung mit kaltem Wasser oder einem kalten Bad“.

Bei der nach der Sitzung angestellten Prüfung der Hörweite war dieselbe rechts: 13° RU und 10° laute Sprache, links: 8° RU und 5° laute Sprache.

Nach zwei Monaten stellte sich Patient wieder vor. Das Brausen war verschwunden geblieben. Bei der vorgenommenen galvanischen Untersuchung des linken Ohres ergaben VIII El. 9 L. fast die Normalformel, nur war KaD-Reaction noch von ziemlich langer Dauer, verschwand aber doch noch vor Kathodenöffnung.

Nach ferneren zwei Monaten war das Brausen ebenfalls noch verschwunden geblieben und erst bei X El. 1 L. reagirte der linke Hörnerv in der Normalformel. Die Hörweite hatte sich beiderseits für laute Sprache auf 13° gehoben, war aber für die Repetiruhr die frühere geblieben.

Fünfundzwanzigste Beobachtung. — Ida Kr. . . ., 18 Jahre alt, sehr scrofulös in den Kinderjahren. Vor 6 bis 7 Jahren Beginn von Sausen und Summen in beiden Ohren und bald darauf von Schwerhörigkeit, welche sich im Laufe der Jahre immer mehr steigerte. Später gesellte sich zu den bereits vorhandenen subjectiven Geräuschen noch Lauten. Bisweilen will Patientin neben den angeführten Geräuschen auch einen „lieblichen Gesang, wie schöne Trauerlieder“ hören.

Bei der Aufnahme machte sich zunächst Strabismus divergens des rechten Auges bemerkbar.

Rechtes Ohr: Kein Ohrenschmalz. Processus brevis vorstehend, Manubrium verkürzt. Von ersterem verläuft intermediär durch die ganz bläulich erscheinenden hinteren Quadranten bis zur hinteren unteren Peripherie ein weisslicher Streifen. Die vorderen Quadranten grauweisslich. Trommelfell undurchscheinend, ohne Lichtkegel. Nahe der vorderen unteren Peripherie eine kleine trichterförmige Vertiefung.

Linkes Ohr: Mässig Ohrenschmalz. Gehörgang etwas enger, als rechts. Processus brevis weniger vorstehend und Manubrium mehr verkürzt als rechts. Trommelfell wie weisslich überhaucht, mit sichelförmiger grauweisser Randtrübung, und mehr bläulicher Färbung des hinteren oberen Quadranten. Kein Lichtkegel. Hammergefässe injicirt.

Hörweite für Sprache und Repetiruhr beiderseits Null; Patientin hört auch die eigene Sprache nicht. Kopfknochenleitung subjectiv Null, objectiv beiderseits gleich, wenig laut. — Tuben durchgängig.

Nachdem durch Catheterismus und continuirliche Luftdouche eine Aenderung nicht erzielt worden war, untersuchte ich die Kranke galvanisch.

Die beiden Gehörnerven reagirten auf verschiedene Stromstärken, aber in gleicher Weise. Die nachstehend anzugebenden Formeln deuteten auf eine tiefe Erkrankung der acustischen Fasern.

Rechtes Ohr.	Linkes Ohr.
II El. 1110 L. KaS : —.	IV El. 1110 L. KaS : —.
IV El. 20 L. KaS : Si.	VI El. 10 L. KaS : Si.
KaD : si ∞.	KaD : si ∞.
KaO : kl.	KaO : kl.
AS : Kl.	AS : Kl.
AD : kl ∞.	AD : kl ∞.
AO : si>.	AO : si.

Links traten bei KaS Gesichtszuckungen, auf beiden Seiten dagegen bei AS und AD Chordareizung ein; bei der galvanischen Reizung des rechten Acusticus machten sich neben der während der genannten Reizmomente auftretenden Chordareizung noch Zuckungen in der Zunge bemerklich, welche linkerseits nicht zu beobachten waren.

Nach der ersten Sitzung will Patientin ihre eigene Sprache, aber links lauter als rechts, hören, desgleichen die Repetiruhr und die tönende Stimmgabel von den Zitzenfortsätzen aus.

Ich hatte Gelegenheit, die Kranke fast drei Monate lang zu beobachten und habe sie während dieser Zeit elfmal der Einwirkung des constanten Stromes ausgesetzt. Die Formeln blieben immer dieselben, nur reagirte von der vierten galvanischen Sitzung an das linke Ohr bereits bei IV El. 10 L., das rechte dagegen bei IV El. 1 L.

Nach der vierten Sitzung blieb für die Dauer von sechs Wochen der „liebliche Gesang“ in den Ohren gänzlich verschwunden und Patientin wollte die Repetiruhr beim Anlegen an das linke Ohr hören.

Nach der fünften Sitzung gab Patientin an, dass auch die übrigen oben angegebenen subjectiven Gehörsempfindungen verschwunden wären. Sie kehrten indessen bald wieder und waren auch durch die fernere galvanische Behandlung jedesmal nur für kurze Zeit zu beseitigen.

Von der achten bis elften Sitzung gab Patientin, während sich die Anode im linken Ohre befand, einen bitteren Geschmack im Munde an; von der neunten Sitzung an trat diese Geschmacksempfindung auch ein, wenn sich die Anode im rechten Ohre befand.

Sechsundzwanzigste Beobachtung. — Joh. G. M...., 49 Jahre alt, Kaufmann, leidet seit 5 Jahren beiderseits an heftigem Sausen und ziemlich bedeutender Schwerhörigkeit (9″ RU und 1⁰ laute Sprache beiderseits). An beiden Trommelfellen sichelförmige Randtrübungen. Die Hammerhandgriffe ziemlich stark verkürzt. Lichtkegel matt. Tuben sehr verengt.

Nachem die Tuben durch wiederholtes Einlegen von Bougies genügend erweitert worden waren, besserte sich zunächst das Hörvermögen, das Sausen aber bestand beiderseits unverändert fort. Nach längerer Anwendung der Luftdouche besserte sich das Sausen des linken Ohres sehr bedeutend, das des rechten Ohres aber nicht. Es wurde deshalb zunächst das rechte Ohr galvanisch untersucht.

Rechtes Ohr.

II bis VIII El. 109 L. KaS : —.
VIII El. 110 L. KaS : Gl′.
KaD : Gl ∞.
KaO : kl.
AS : Kl.
AD : Kl ∞.
AO : gl′ $>$.

Die Formel blieb dieselbe, als ich die Stromstärke auf X El. 1 L. steigerte und dann wieder auf IV El. 1 L. verminderte.

Während Anodenstromesdauer verschwand das subjective Sausen, kehrte aber nach dem Ausschleichen sofort wieder, nur mit dem Unterschiede, dass Patient dasselbe nicht mehr in der Tiefe des Ohres, sondern mehr nach aussen gerückt hören wollte.

In der dritten Sitzung gelang es ebenfalls, das subjective Geräusch zu beseitigen, und blieb dasselbe nach dem Ausschleichen noch für kurze Zeit verschwunden, kehrte aber dann in derselben Heftigkeit wieder. Dasselbe Verhalten wurde auch nach den ferneren fünf Sitzungen beobachtet.

Vor der dritten Sitzung gab Patient an, dass er in dem linken Ohre neben dem jetzt schwächeren Sausen noch einen „Hummelton" höre. Ich untersuchte deshalb auch den linken Gehörnerven gegenüber dem constanten Strome und fand Folgendes:

Linkes Ohr.

II bis X El. 1 bis 4 L. KaS : —.
X El. 5 L. KaS : Gl'.
KaD: Gl ∞.
KaO: kl.
AS : Kl.
AD: kl ∞.
AO: gl' $>$.

Also ganz dieselbe Formel wie rechterseits, aber bei grösserer Stromstärke.

Später ganz dieselbe Reactionsformel bei VIII, VI, IV El. 1 L.

Der „Hummelton" verschwand zwar während Anodenstromesdauer, kehrte aber während des Ausschleichens wieder und war nicht ganz zu beseitigen. Dasselbe galt auch von dem schwachen Sausen des linken Ohres.

Vor der fünften Sitzung wollte Patient auch im rechten Ohre neben dem heftigen Sausen noch einen „Hummelton" hören. Nach der Sitzung gab Patient an, den „Hummelton" nicht mehr im rechten Ohre selbst, sondern hinter demselben zu hören, während derselbe Ton nach entsprechender Behandlung des linken Ohres vom Kranken als im Hinterkopfe bestehend angegeben wurde.

In der siebenten Sitzung war es gelungen, das subjective Sausen rechts zu beseitigen; nach elf Tagen war es noch nicht wieder eingetreten. Patient gab hierauf, da eine weitere Besserung der Hörfähigkeit des rechten Ohres nicht zu erzielen war, die fernere Behandlung auf. —

Von Mittheilung weiterer derartiger Fälle glaube ich absehen zu dürfen.

Umkehrung der Formel für einfache Hyperästhesie.[1] — Verhältnissmässig selten habe ich die völlige Umkehrung der Formel für einfache Hyperästhesie beobachtet. Einen solchen Fall habe ich bereits in der St. Petersburger medic. Zeitschrift. 1867. Bd. XIII veröffentlicht und lasse ihn aus dem oben angegebenen Grunde hier wieder abdrucken.

Siebenundzwanzigste Beobachtung. — Frau Wilhelmine Th. . . . ., 40 Jahre alt, stellte sich am 30. Juli 1867 zur Untersuchung vor und gab an, rechterseits bereits seit mehreren Jahren bedeutend schwerhörig zu sein, linkerseits dagegen erst seit 14 Tagen eine Abnahme des Gehörs bemerkt zu haben und ebendaselbst jetzt, wie schon längere Zeit rechterseits, Sausen zu verspüren.

Eine Ursache der Erkrankung liess sich nicht ermitteln.

Bei der Inspection ergab sich folgender Befund: Rechtes Ohr: Processus brevis mallei vorstehend, Manubrium etwas verkürzt. Das Trommelfell war durchscheinend und nur schwach grau angehaucht, die Concavität desselben war etwas grösser als in der Norm. Der lange Ambosschenkel war nicht sichtbar. Der Lichtkegel war nicht vollständig vorhanden und mehr nach hinten und unten, als nach vorn und unten gerichtet, also mehr senkrecht gestellt. Denken wir uns denselben in der Mitte seiner Höhe durch eine Horizontale in zwei Theile getheilt, ferner von dem so entstehenden vorderen Winkel dieser Theilungslinie

---

[1] Siehe Brenner loc. cit. pag. 199—201.

eine gerade Linie nach dem hinteren unteren Ende des Lichtkegels gezogen, so wird der durch jene Horizontale abgetrennte untere Theil in zwei einander gleich grosse Dreiecke getheilt, von welchen das hintere mit seiner Basis nach oben, das vordere mit seiner Basis nach unten gerichtet ist. Bis auf dieses letztere Dreieck, welches das Licht nicht reflectirte und ganz dunkel erschien, waren die ganze obere Hälfte und das hintere Dreieck der unteren Hälfte stark glänzend. — Aeusserer Gehörgang von normaler Weite, ohne Ohrenschmalz.

Linkes Ohr: Aeusserer Gehörgang sehr eng, namentlich die vordere Wand stark einwärts springend. Kein Ohrenschmalz. Processus brevis mallei sichtbar, Manubrium nur angedeutet. Der Lichtkegel war nur als ein kleines glänzendes Pünktchen an der Spitze sichtbar. Die unteren vorderen Theile des Trommelfelles waren wegen des erwähnten Einwärtsspringens der vorderen Gehörgangswand nicht zu sehen. Die Farbe und die Durchscheinendheit des der Inspection zugänglichen Theiles des Trommelfelles waren normal. Der lange Ambosschenkel war unsichtbar.

Die Hörweite für das Gehwerk meiner oben bezeichneten Uhr war eine sehr verschiedene; rechterseits wurde dasselbe nur bei leiser Berührung der Ohrmuschel, linkerseits dagegen noch in einer Entfernung von 2^0 gehört. Rechts wurden laut gesprochene einzelne Worte in einer Entfernung von 1^0 nachgesprochen, links dagegen wurde die Flüstersprache noch 4^0 weit deutlich vernommen.

Vom Scheitel aus wurde das betreffende Gehwerk nicht gehört, die auf denselben aufgesetzte tönende Stimmgabel aber beiderseits gleich stark. Die objective Prüfung der Kopfknochenleitung ergab dasselbe Resultat.

Die Tuben erwiesen sich beim Catheterismus durchgängig und frei von Schleim.

Am 4. August 1867 wurde das rechte Ohr der Patientin zum ersten Male der Einwirkung des constanten galvanischen Stromes ausgesetzt. Die eine Elektrode befand sich im rechten Ohre, die zweite Elektrode in der rechten Hand.

Nachdem bei II bis X El. 1110 L. bei wiederholter Kathodenschliessung eine Reaction des rechten Gehörnerven nicht zu erzielen gewesen war, wurde mit X El. 1 L. Anodenschliessung bewirkt, jedoch wiederum ohne irgend eine Reaction. Erst bei X El. 110 L. Anodenschliessung stellte sich eine Reaction ein, welche auch während der Anodenstromesdauer anhielt, und es liess sich nunmehr folgende Reactionsformel des rechten Ohres feststellen:

Rechtes Ohr.

X El. 110 L.	KaS :	—.
	KaD :	—.
	KaO :	kl'.
	AS :	Kl.
	AD :	kl ∞.
	AO :	—.

Eine längere Zeit anhaltende Reaction bei KaO (etwa kl>), welche bei der einfachen Hyperästhesie bei AO häufig beobachtet wird, liess sich hier nicht constatiren.

In der zweiten Sitzung ergab dieselbe Stromstärke dieselbe Formel, nur hörte Patientin nicht Klingen (Kl), sondern Singen (Si). — In derselben Sitzung wurde nunmehr auch der linke Nervus acusticus zur Reaction zu bringen versucht, und es gelang bei derselben Stromstärke denselben Reactionsmodus wie rechts und ebenfalls in derselben Klangform (Si) zu erzielen.

Vor Beginn der dritten Sitzung gab Patientin an, dass das früher beiderseits vorhanden gewesene Sausen sich seit 24 Stunden beiderseits in ein schwaches Singen umgewandelt habe.

In der dritten Sitzung nun reagirten die beiden Gehörnerven auf den constanten galvanischen Strom in folgender Weise:

Rechtes Ohr.			Linkes Ohr.
X El. 110 L.	KaS :	—.	X El. 110 L. —.
	KaD :	—.	—.
	KaO :	kl'.	si'.
	AS :	Kl.	Si.
	AD :	kl ∞.	si ∞.
	AO :	—.	—.

Neben dem Singen in dem linken Ohre gab Patientin an, gleichzeitig noch einen schrillen Ton zu vernehmen, was aber neben dem Klingen im rechten Ohre nicht der Fall gewesen sei.

Bei KaS und KaD trat beiderseits das Gefühl eines Druckes nach innen ein, welches sonst von den Kranken mit Brenner'scher Normalformel nur bei AS und AD angegeben wird; dagegen machte sich bei AS und AD rechts wie links Chordareizung bemerklich.

Ich hielt es damals noch für unmöglich, in einem solchen Falle die beiderseits vorhandene subjective Gehörsempfindung durch den constanten Strom zu beseitigen und sah deshalb von weiteren Versuchen ab.

Achtundzwanzigste Beobachtung. — Pauline U...., 17 Jahre alt, Arbeiterin in einer Luxuspapierfabrik, stellte sich am 25. Februar 1868 vor und gab an, seit drei Monaten beiderseits schwerhörig zu sein und an Brausen, Singen, Lauten und Klingen, links jedoch lauter als rechts, zu leiden. Ursache soll eine Erkältung sein. Die sehr blutarme Kranke will perpetuirlich Schnupfen haben, doch zeigt sich die Nasenschleimhaut weder hyperämisch, noch geschwellt.

Beiderseits fehlte das Ohrenschmalz. Das rechte Trommelfell ist sehr schwach graulich, das linke dagegen schwach grauweisslich gleichmässig getrübt; beide sind matt und ohne Lichtkegel.

Hörweite rechts: 4'' RU, links: 1'' RU, für laute Sprache beiderseits 10''.

Kopfknochenleitung subjectiv und objectiv beiderseits gleich.

Tubenpassage frei.

Die Kranke wurde, mit mehrmaligen drei- bis vierwöchentlichen Unterbrechungen, theils catheterisirt, theils mit den Politzer'schen Einblasungen bis zum 29. Juni 1868 behandelt. Das Hörvermögen war dadurch nur unwesentlich gebessert worden, die subjectiven vierfachen Gehörsempfindungen aber hatten sich gar nicht geändert.

Ich untersuchte nunmehr die Kranke mit dem galvanischen Strom und zwar, weil die subjectiven Geräusche im linken Ohre heftiger als im rechten waren, das erstere. Das Resultat der ersten Untersuchung war folgendes:

Linkes Ohr.

II bis VIII El. 1 bis 99 L. KaS: —.
VIII El. 100 L. KaS: —.

Da Patientin sehr empfindlich war, konnte ich die Stromstärke nicht gut weiter steigern und versuchte deshalb noch die Wendung. Sofort trat bei AS ein Zischen ein, welches, solange bei Anode im Ohre die Kette geschlossen blieb, fortdauerte und erst mit AO verschwand. Bei nunmehr vorgenommener KaS und während KaD erfolgte keine Reaction, wohl aber trat wieder schwaches Zischen bei KaO ein. Ich hatte also folgende Formel:

VIII El. 100 L. KaS : —.
KaD: —.
KaO: z′.
AS: Z′.
AD: Z ∞.
AO: —.

Mit der Idee, zunächst den Eintritt der KaS-Reaction zu versuchen, bewirkte ich hierauf bei VIII El. 1 L. Kathodenschliessung. Patientin referirte sofort eine Verminderung der subjectiven Geräusche, welche nach KaO auch noch anhielt. Hierauf bei VIII El. 2 L. KaS: die subjectiven Gehörssensationen waren verschwunden. Nunmehr Steigerung der Stromstärke während KaD bis 5 L., dann ganz allmähliches Ausschleichen. Resultat: die vier subjectiven Geräusche des linken Ohres sind verschwunden und gleichzeitig ist im nichtbehandelten rechten Ohre vollständige Ruhe eingetreten, d. h. auch die daselbst vor der galvanischen Behandlung des linken Ohres vorhanden gewesen vier schwächeren subjectiven Gehörssensationen sind verstummt.

Vor der zweiten Sitzung (am 3. Juli) gab Patientin an, dass rechts noch vollständige Ruhe andauere und links das Brausen nicht mehr vorhanden sei, das Singen, Lauten und Klingen aber bald wiedergekehrt wären. Durch die oben angegebene Manipulation werden letztere drei Geräusche sofort wieder beseitigt.

Ich schritt nun noch zur Untersuchung des rechten Ohres:

Rechtes Ohr.

II bis XVI El. 1 bis 200 L. AS : —.
XVI El. 210 L. AS : Z'.
AD: Z ∞.
AO: —.
KaS: —.
KaD: .
KaO: z';
und hierauf bei XVI El. 200 L. KaS : —.
KaD: —.
KaO: z'.
AS : Z'.
AD: Z ∞.
AO: —;

mithin dieselbe Formel wie links, aber bei bedeutend höherer Stromstärke.

Auf beiden Seiten gab Patientin während KaD einen Druck nach innen auf das Trommelfell an. Vergleiche das hierüber am Ende der 27. Beobachtung Gesagte und Brenner loc. cit. pag. 200.

Da nach der ersten Sitzung bereits alle Geräusche des rechten Ohres verschwunden geblieben waren, wurde die galvanische Untersuchung des rechten Ohres nicht weiter verfolgt, sondern nur das linke Ohr allein künftighin galvanisch behandelt.

Vor der dritten Sitzung (am 6. Juli) referirt Patientin, dass zur Zeit nur Lauten und Klingen im linken Ohre vorhanden seien, das Brausen verschwunden geblieben und das Singen seit der letzten Sitzung auch nicht wiedergekehrt sei. Die beiden noch vorhandenen subjectiven Geräusche werden in gleicher Weise wie früher beseitigt.

Vierte Sitzung (am 10. Juli). Das Lauten und das Klingen sind drei Stunden nach der dritten Sitzung wiedergekehrt, werden aber sofort wieder und zwar nach späterer Angabe der Patientin auf die Dauer von zwei Tagen beseitigt.

Fünfte Sitzung (am 14. Juli). Zweimalige KaS beseitigt das Lauten; bei der dritten KaS verschwindet auch das Klingen.

Nach der fünften und sechsten Sitzung blieben die beiden eben genannten subjectiven Geräusche zwei Tage lang verschwunden und nach der siebenten Sitzung traten sie nur zeitweilig und in mässigem Grade wieder ein.

Nach der achten Sitzung blieb das Lauten verschwunden und nur das Klingen kehrte wieder.

Nach der vierzehnten Sitzung stellte sich das Klingen ganz schwach erst nach drei Tagen wieder ein.

Vor der fünfzehnten Sitzung gab Patientin an, dass sie seit zwei Tagen in der rechten Kopfhälfte um das Ohr herum Sausen, im linken Ohre schwaches Klingen bemerke. Beide Geräusche, sowohl das Kopfsausen als auch das subjective Klingen, verschwanden wieder nach Anwendung der Eingangs mitgetheilten Behandlung nur des linken Ohres, und ersteres kehrte nicht wieder.

Nach der siebzehnten Sitzung (am 4. September) blieb auch das subjective Klingen auf die Dauer verschwunden.

Diesen Fall habe ich in meinem während der Versammlung deutscher Naturforscher und Aerzte in Dresden am 22. September 1868 gehaltenen Vortrage besprochen und die betr. Person als geheilt von den subjectiven Gehörsempfindungen den anwesenden Herren Collegen vorgestellt. Seitdem habe ich von Zeit zu Zeit die ehemalige Kranke wiedergesehen und sie versicherte noch vor wenigen Tagen (Mitte Januar 1869), dass keines der früher vorhanden gewesenen subjectiven Geräusche wiedergekehrt sei.

Mit dem Ende der galvanischen Behandlung hatte sich das Hörvermögen nicht unwesentlich gebessert; sie hörte das Gehwerk meiner Uhr rechts 3″, links 4″ weit und mittellaute Sprache beiderseits etwas über 2 Ellen.

Patientin kann sich seit der Beseitigung der subjectiven Geräusche der ihr obliegenden und für ihre Gehörorgane nicht vortheilhaften Beschäftigung — Ausschlagen von Etiquetten etc. — ohne Beschwerde hingeben; während sie vorher von einem fortwährenden Kopfschmerz, der sich gegen Abend immer steigerte, bei der Arbeit gequält wurde, versichert sie jetzt „völlig frei im Kopfe“ zu sein.

Nach Beseitigung der subjectiven Gehörsempfindungen auf die angegebene Weise habe ich das linke Ohr der betr. Kranken noch sechsmal (am 7., 11., 14. und 28. September, sowie am 2. und 12. October 1868) galvanisch untersucht und in den vier ersten Untersuchungen die KaO-Reaction nur schwer, d. h. nur bei grösseren Stromstärken hervorrufen können, während in der fünften und sechsten Untersuchung die KaO-Reaction selbst bei Anwendung der grössten von mir bisher angewandten Stromstärke nicht mehr eintrat.

Mehr als drei gleichzeitig vorhandene subjective Gehörsempfindungen hatte ich, bevor ich die in Rede stehende Kranke zur Behandlung bekam, nicht beobachtet, und bekenne ich offen, dass dieser Fall, mit vierfachen Geräuschen, in mir anfangs gar keine Hoffnung auf Besserung oder gar Heilung aufkommen liess. Diese Ansicht wurde noch mehr bestärkt, als ich statt der von mir vermutheten Formel der einfachen Hyperästhesie jene der Umkehrung der einfachen Hyperästhesie durch den constanten Strom nachgewiesen hatte.

Nach diesem Befunde war ich anfangs rathlos, welchen Weg ich zur Beseitigung der subjectiven Gehörsempfindungen einschlagen sollte. Ein Blick im Geiste gethan auf die von Brenner angegebene allmähliche Entwickelung der verschiedenen vorkommenden Reactionsformeln aus der einfachen Normalformel läuterte meine Ideen und liess mich zu dem Entschluss kommen, in der oben angegebenen Weise die Heilung anzustreben. • Der sofortige Erfolg bestärkte mich in meiner gewonnenen Anschauung und gab mir den Muth, den einmal betretenen Pfad vertrauensvoll weiter zu wandern. Mit jeder neuen Sitzung steigerten sich meine anfangs schwachen Hoffnungen und ich erreichte das angestrebte Ziel so vollständig als nur irgend möglich.

Der erlangte und durch viermonatliche fernere Beobachtung bestätigte Erfolg liess mich es sehr bedauern, die in der 27. Beobachtung besprochene Kranke nicht einer gleichen Behandlung unterzogen zu haben. Ich habe mich bisher vergeblich bemüht, diese betr. Kranke wieder zu sehen.

Neunundzwanzigste Beobachtung. — Im letzten Monat des vergangenen Jahres gelang es mir, bei einer rechts zeitweilig an Singen, links an fortwährendem heftigen Rauschen leidenden, sehr schwerhörigen 42jährigen Frau Friederike B... wiederum die Umkehrung der einfachen Hyperästhesie aufzufinden. Das Resultat der ersten am 18. December 1868 angestellten galvanischen Untersuchung war folgendes:

Linkes Ohr.

II bis X El. 1—4 L. KaS : —.
X El. 5 L. KaS : —.
KaD: —.
KaO: —.
AS : Gl'.
AD: Gl ∞.
AO: —.

Bei allmähliger Steigerung der Stromstärke während KaD bis auf X El. 41 L. ergab KaO: gl'>; also die vollständige Formel der Umkehrung der einfachen Hyperästhesie.

Während des Suchens nach der Stromstärke in KaD, bei welcher die KaO-Reaction eintreten würde, war das subjective heftige Rauschen im linken Ohre verschwunden und blieb es nach der Sitzung.

Am 28. December 1868 referirte Patientin, welche wegen anderweitiger Erkrankung bisher das Zimmer hatte hüten müssen, dass ihr Rauschen zwei Tage lang ganz ausgesetzt habe, dann aber in viel schwächerem Grade wiedergekehrt sei. Da Patientin noch sehr angegriffen war und an häufig wiederkehrenden Uterusblutungen litt, glaubte ich zur Zeit von der Anwendung des constanten Stromes absehen zu sollen.

Ueber etwaige, nach Wiederaufnahme der galvanischen Behandlung eintretende Veränderungen erlaube ich mir später zu berichten.

Ob auch bei dieser Kranken während KaD das Gefühl eines nach innen gerichteten Druckes vorhanden gewesen, habe ich leider bei der ersten Untersuchung zu eruiren vergessen.

Dreissigste Beobachtung. — Frau Bertha G . . . . ., 28 Jahre alt, leidet seit dem 14. Jahre an linksseitigem Brausen, während im rechten Ohre jedes subjective Geräusch fehlt.

Inspectionsbefund: Rechtes Ohr: Processus brevis und Manubrium dick, letzteres verkürzt. Trommelfell radiär graugelblich dicht gestreift, nur eine kleine Stelle im vorderen oberen Quadranten durchscheinend. Lichtkegel schmal, mattglänzend. — Linkes Ohr: Processus brevis und Manubrium sichtbar; von ersterem eine Falte nach hinten unten; eine gleiche von der Mitte des hinteren Randes des Hammerhandgriffes, ziemlich parallel der ersteren; zwischen beiden eine ziemlich hanfkorngrosse Vertiefung. Hintere Quadranten intensiv graugelblich. Centraler Theil der vorderen Quadranten radiär graugelblich gestreift. Lichtkegel schmal, nur in den oberen zwei Dritteln glänzend.

Hörweite: beiderseits 1'' Gehwerk und 3⁰ laute Sprache.

Kopfknochenleitung subjectiv rechts, objectiv links lauter.

Nachdem ich bei der Kranken längere Zeit vergeblich versucht hatte, das subjective Brausen durch Catheterismus mit Luftdouche zu beseitigen, unterzog ich dieselbe am 8. Januar 1869 der galvanischen Untersuchung mit folgendem Resultat:

Linkes Ohr.

II bis X El. 1 bis 10 L. KaS : —.
X El. 20 L. KaS : —.
KaD: —.
KaO: kl'.
AS : Kl'.
AD: Kl ∞.
AO: —;

also noch ein Fall von der in Rede stehenden Formel.

Ich schliesse nun mit der Kathode im linken Ohre, die Anode befindet sich in der linken Hand, bei X El. 1 L. die Kette, steige während KaD bis auf X El. 3 L., und bei dieser Stromstärke verschwand das subjective Brausen. Hierauf steige ich bis auf 5 L. und schleiche dann allmählig aus. Als ich die Stromstärke während KaD bis auf 1 L. wieder abgemindert habe, tritt Sausen im linken Ohre ein, welches aber bei 2 L.

wieder verschwindet. Nach dem dann bewirkten Ausschleichen völlige Ruhe im linken Ohre.

Diese Kranke gab ungefragt an, dass sie während der ganzen letzten Zeit (also während KaD) das Gefühl von einem nach innen gerichteten Druck gehabt habe.

Zweite Sitzung am 15. Januar 1869. Patientin giebt an, dass das Brausen nur einige Stunden ausgesetzt habe und jetzt schwächer, als vor der ersten Sitzung vorhanden sei. Es gelang mir erst bei X El. 1110 L. die oben angegebene Formel des linken Ohres herzustellen, die Sensation aber hatte sich geändert; es trat Singen statt des früheren Klingens auf, also:

Linkes Ohr.

X El. 1 bis 1010 L. AS : —.
X El. 1110 L. AS : Si'.
AD: Si ∞.
AO: —.
KaS : —.
KaD: —.
KaO: si'.

Jetzt bei X El. 1 L. KaS und sofort ist das subjective Brausen verschwunden, dafür aber ein fernes, einige Zeit andauerndes Singen, aber von anderem Character als das bei AS gehörte, eingetreten; ich glaube jenes Singen für eine Andeutung der KaS- und KaD-Reaction ansehen zu dürfen.

Nach einige Zeit währender KaD wird durch behutsamstes Ausschleichen die KaO-Reaction umgangen. Das Brausen bleibt hierauf verschwunden. Auf welche Zeit? das muss ich einer späteren Mittheilung vorbehalten.

Nach längerer Unterbrechung des Stromes nochmals bei X El. 1 L. KaS, jedoch ohne Gehörssensation (Si) zu erzeugen, wahrscheinlich, weil der Effect der Wendung von AD in KaS nicht benutzt worden war.

Da es mich interessirte, auch die Formel zu wissen, in welcher der rechte Hörnerv auf den constanten Strom reagirte, so schloss ich die Kette — Kathode im rechten Ohre, Anode in der rechten Hand — und erhielt folgendes Resultat:

Rechtes Ohr.

II bis X El. 1—9 L. ergaben bei keinem der sechs Reizmomente eine Reaction.

X El. 10 L. KaS : —.
KaD : —.
KaO : z'.
AS : Z'.
AD : Z ∞.
AO : —;

also dieselbe Formel, nur mit anderem Character der Sensation — statt Kl oder Si nur Z — bei geringerer Stromstärke.

Gleichzeitig wurde von der Patientin während KaD ein nach innen gerichteter Druck angegeben.

Nach der Untersuchung fühlte sich Patientin „freier im Kopfe“. Wie nach der ersten, so war auch nach der zweiten Sitzung das Hörvermögen gegen die Sprache wesentlich gebessert. —

Ich konnte es mir nicht versagen, die beiden letzten Beobachtungen hier mitzutheilen, noch bevor ich die Resultate der ferneren galvanischen Behandlung abgewartet hatte, einmal, weil solche Fälle nicht so häufig zur Beobachtung kommen, und dann, weil ich bisher so glücklich war, durch die in der 28. Beobachtung angegebene Methode die subjectiven Geräusche (Rauschen in dem ersten, Brausen in dem zweiten Falle) wenigstens in jeder Sitzung zum Verschwinden zu bringen und für die Folge ihre Intensität zu verringern.

Ich glaube nach meinen bisherigen Erfahrungen mich für berechtigt zu halten, mindestens die dauernde Beseitigung der subjectiven Gehörsempfindung der zuletzt genannten Kranken in sichere Aussicht zu stellen; doch der Erfolg muss meine Ansicht erst noch rechtfertigen.

Die bisher mitgetheilten Fälle betrafen solche, bei welchen ich die Umkehrung der Formel für einfache Hyperästhesie auf beiden Seiten gefunden hatte; ich habe jedoch auch einen Fall von einseitiger Umkehr beobachtet, dessen Mittheilung hier ihren Platz finden mag.

Einunddreissigste Beobachtung. — Ernst K..., 31 Jahre alt, Cigarrensortirer, ist ohne nachweisbare Ursache seit sechs Jahren schwerhörig beiderseits und leidet gleichzeitig an Brausen in beiden Ohren.

Befund: Rechtes Ohr: Processus brevis und Manubrium deutlich sichtbar; letzteres mässig verkürzt. Trommelfell mattgrau angehaucht. Lichtkegel nur im oberen Drittel vorhanden. — Linkes Ohr: Processus brevis sichtbar, Manubrium sehr verkürzt, Trommelfell gelblichweiss. Vom Processus brevis aus zieht ein weisslicher Streifen parallel der hinteren Peripherie nach abwärts bis zur hinteren unteren Peripherie. Lichtkegel mattglänzend. — Hörweite: Das Gehwerk meiner Uhr wird beiderseits nur beim Anlegen an die Ohrmuschel gehört; laute Sprache rechts 1^0, links $1^0 8''$ weit. — Kopfknochenleitung gleich.

In der ersten Sitzung gelang es mir nur die Formel der Reaction des rechten Hörnerven festzustellen; die Formel für das linke Ohr fand ich erst in der dritten Sitzung; gleichwohl stelle ich beide nebeneinander.

Rechtes Ohr.	Linkes Ohr.
II bis X El. 98 L. KaS : —.	II bis XII El. 1110 L. KaS : —.
X El. 99 L. KaS : Kl′.	XII El. 1110 L. KaS : —.
KaD : Kl ∞.	KaD : —.
KaO : —.	KaO : si.
AS : —.	AS : Si.
AD : —.	AD : si ∞.
AO : kl′ >.	AO : —.

Es gelang mir nicht, auf das Brausen des linken Ohres bei der directen galvanischen Behandlung desselben eine besänftigende Wirkung zu erzielen; das Brausen des rechten Ohres wurde aber wesentlich gemildert und einmal sogar für eine halbe Stunde lang in Singen verwandelt; es gänzlich zu beseitigen vermochte ich jedoch nicht.

Während bei der galvanischen Behandlung des rechten Ohres stets während AD das Gefühl eines Druckes nach innen auftrat, stellte sich dasselbe links stets nur während KaD ein; ebenso verhielt es sich mit der Chordareizung, welche rechts bei KaS und KaD, links bei AS und AD angegeben wurde.

Bereits nach der dritten galvanischen Sitzung war das Hörvermögen auffallend gebessert und nach der 17. Sitzung hatte sich dasselbe bis auf 3⁰ rechts und 4⁰ links für mittellaute Sprache gehoben.

Eine wirkliche einfache **Umkehrung der Normalformel** habe ich bis jetzt noch nicht zu beobachten Gelegenheit gehabt. Solche Fälle, glaube ich, dürften zu den grössten Seltenheiten gehören.[1] — Wohl aber beobachtete ich eine Umkehr der Normalformel in der paradoxen Reaction. Doch davon weiter unten.

Hyperästhesie mit der paradoxen Formel des nichtarmirten Ohres. — Was unter dieser Bezeichnung verstanden werden soll, hat Brenner[2] deutlich genug auseinandergesetzt, sodass ich keine weiteren Erläuterungen zu geben brauche und dagegen sofort zu der Mittheilung der von mir beobachteten derartigen Fälle übergehen kann.

Den ersten von mir beobachteten derartigen Fall habe ich bereits in dem ersten Hefte meiner praktischen Beiträge zur Ohrenheilkunde[3] unter dem Titel „Reflexhyperästhesie" mitgetheilt. Ich fühle mich jedoch gleich Brenner veranlasst, diese Bezeichnung aufzugeben und dafür obige anzunehmen.

Die ferneren von mir beobachteten Fälle sind folgende:

Zweiunddreissigste Beobachtung. — Ich habe diesen Fall bereits in der St. Petersburger medic. Zeitschrift veröffentlicht, bringe ihn aber hier nochmals zum Abdruck.

Br. W..., 10 Jahre alt, leidet öfter an lang andauerndem Stockschnupfen und war im 7. Lebensjahre nach den Masern einige Tage lang schwerhörig gewesen. Schmerzen oder Ausfluss aus den Ohren waren nie vorhanden gewesen.

Patient, welcher am 16. September 1868 vorgestellt wurde, sollte nach Angaben der Mutter desselben in Folge eines kalten Bades links schwerhörig geworden sein und klagte über Brummen in dem linken Ohre.

---

[1] Vergl. Brenner loc. cit. pag. 218 und 219.

[2] loc. cit. pag. 201—213 und pag. 252—258.

[3] loc. cit. pag. 25—27.

Bei der Untersuchung fand sich zunächst eine rechtseitige Facialislähmung vor, welche sich in Folge der Reaction auf elektrische Ströme als eine peripherische Lähmung herausstellte, indem ein inducirter Strom rechts im Verhältniss zur gesunden linken Seite eine schwächere Reaction ergab, während die Galvanocontractilität der gelähmten Muskeln noch deutlich vorhanden war.

Die Inspection der Gehörorgane des kleinen Kranken ergab Folgendes:

Rechtes Ohr: Kein Ohrenschmalz. Processus brevis mallei und Manubrium vorstehend, letzteres verkürzt. Vom unteren Ende des Manubrium ein gelblicher, fast sondenknopfförmig endigender Strang bis zur Mitte des hinteren unteren Quadranten. Trommelfell bläulichgrau und stellenweise undurchscheinend. Langer Ambosschenkel unsichtbar. Lichtkegel matt. Patient hört das Gehwerk der oben bezeichneten Uhr 2″, mittellaute Sprache 4⁰ weit. Nach Catheterismus, wobei die Tuba sich durchgängig und frei von Schleim zeigte, stieg die Hörweite für das Gehwerk der Uhr auf 5″, für mittellaute Sprache auf 8⁰.

Linkes Ohr: Kein Ohrenschmalz. Processus brevis mallei schnabelförmig vorstehend. Manubrium sehr stark verkürzt. Vom unteren Ende des Manubrium nach der Mitte des hinteren unteren Quadranten ein gelblicher Strang wie rechts. Trommelfell bleigrau angehaucht, fast überall noch durchscheinend, sehr concav. Langer Ambosschenkel nicht sichtbar. Lichtkegel fehlt. Die Hörweite, welche für das Gehwerk der Uhr 1″, für mittellaute Sprache 2⁰ betrug, stieg nach dem Catheterismus, wobei sich die Tuba ebenfalls völlig wegsam erwies, auf 3″ für die Uhr und auf 5⁰ für mittellaute Sprache.

Die Kopfknochenleitung war beiderseits subjectiv und objectiv ganz gleich.

Nach der Luftdouche war und blieb das Brummen linkerseits verschwunden.

Patient, dessen Hörweite für die Uhr nach viermal angewandtem Catheterismus links auf 10″, rechts auf 12″ gestiegen war, wurde hierauf auch einer galvanischen Behandlung unterzogen, zunächst um die Facialislähmung zu heilen, sodann um die Reaction des Acusticus auf den constanten Strom festzustellen. Zu diesem Zwecke wurde der rechte äussere Gehörgang mit einer Elektrode armirt und die zweite Elektrode unterhalb des Ohres aufgesetzt, während in allen übrigen Fällen diese letztere mit einer der beiden Hände gehalten wurde. Hierbei machte ich die interessante Beobachtung, dass in der ersten galvanischen Sitzung das linke nicht armirte Ohr die fast vollständige paradoxe Formel zeigte.

Von II bis VI El. aufsteigend trat schon bei VI El. 1110 L. rechts Reaction ein, welche sich schliesslich nach verschiedenen Wiederholungen, mit Berücksichtigung der paradoxen Reaction in folgender Weise feststellen liess.

Rechtes Ohr.		Linkes Ohr.
VI El. 1110 L. KaS :	Kl.	VI El. 1110 L. —.
KaD :	kl ∞.	—.
KaO :	—.	—.
AS :	—.	Kl.
AD :	—.	kl>.
AO :	kl>.	—.

Wäre im linken nicht armirten Ohre auch noch bei KaO eine Reaction aufgetreten, dann wäre die paradoxe Reaction vollständig gewesen, und ich bin veranlasst zu glauben, dass, wenn ich höhere Stromstärken anzuwenden vermocht hätte — der kleine Patient liess dies aber der Schmerzen halber nicht zu — die KaO-Reaction noch hervorzurufen gewesen sein würde.

In der zweiten galvanischen Sitzung reagirten beide Hörnerven bei derselben Stromstärke ganz in derselben Weise, nur dass im rechten Ohre statt des Klingens (Kl) ein Brummen und im linken Ohre statt des Klingens ein Singen angegeben wurde.

In der dritten Sitzung wurde das linke Ohr galvanisch untersucht, und zwar wurde die zweite Elektrode anfangs in der rechten, später in der linken Hand gehalten. Bei VI El. 10 L. reagirte das linke Ohr in folgender Weise:

Linkes Ohr.

VI El. 10 L. KaS : Br.
KaD: br ∞.
KaO: —.
AS : —.
AD: —.
AO: br.

Was ich erwartet hatte, nämlich die paradoxe Reaction des nicht behandelten rechten Ohres, trat nicht ein. Die betreffende Behandlung des linken Ohres wurde, zumal da die ursprünglich vorhanden gewesene subjective Gehörsempfindung nicht wieder aufgetreten war, aufgegeben und späterhin nur das rechte Ohr der Einwirkung des constanten Stromes ausgesetzt. In und von der dritten Sitzung an blieb die paradoxe Reaction des linken Acusticus aus, auch ergab das rechte Ohr bei VI El. 1110 L. und der oben angegebenen Application der zweiten Elektrode nicht mehr die Formel der einfachen Hyperästhesie, sondern folgende:

Rechtes Ohr.

VI El. 1110 L. KaS : Kl.
KaD: kl>.
KaO: —.
AS : br.
AD: —.
AO: kl.

In derselben Weise reagirte das rechte Ohr in der vierten Sitzung; wurde aber die zweite Elektrode auf den rechten Processus mastoideus oder auf die rechte Wange aufgesetzt, so trat die AS-Reaction nicht ein.

In der fünften Sitzung trat bei Application der zweiten Elektrode unterhalb des Ohres selbst bei VIII und X El. die reine Normalformel auf. Dasselbe war in der sechsten, siebenten und achten Sitzung bei VIII und bei VI El. der Fall. Mit letzterer Sitzung wurde nicht nur die galvanische, sondern auch die otiatrische Behandlung aufgegeben, weil die betreffende Facialislähmung vollständig beseitigt, die Hörweite für die Uhr beiderseits auf 6⁰ gestiegen und auch für die Sprache (flüsternd und mit abgewendetem Munde des Sprechenden) zur Norm zurückgekehrt war.

Nicht unerwähnt kann ich eine anderweit in diesem Falle gemachte Beobachtung lassen. Während sich nämlich in jeder Sitzung die Hörweite beiderseits nach vorausgegangenem Catheterismus sichtlich hob, besserte sich dieselbe nach jeder ausserdem noch stattgehabten Einwirkung des constanten Stromes in höchst auffälliger Weise noch mehr, selbst des linken nicht mehr galvanisch behandelten Ohres. Der besseren Uebersicht halber stelle ich die so nach und nach gewonnenen Resultate tabellarisch zusammen, bemerke jedoch zugleich, dass die betreffenden Hörweitemessungen erst von der dritten galvanischen Sitzung an vorgenommen wurden und in dieser auch nur für das rechte Ohr, von der vierten Sitzung an erst für beide Ohren.

	Hörweite des rechten Ohres			Hörweite des linken Ohres		
	bei Ankunft des Kranken.	nach der Luftdouche.	nach der galvan. Sitzung.	bei Ankunft des Kranken.	nach der Luftdouche.	nach der galvan. Sitzung.
In der 3. Sitzung	1° 3″	1° 15″	2° 6″	1° 13″	2° 7″	—
„ „ 4. „	2°	2° 15″	3° 14″	2°	2° 19″	3° 16″
„ „ 5. „	2° 20″	3°	4°	3°	3° 7″	4° 7″
„ „ 6. „	3° 10″	3° 15″	4° 10″	3° 15″	3° 21″	4° 10″
„ „ 7. „	4°	4° 6″	5°	4° 8″	4° 15″	5° 2″
„ „ 8. „	4° 18″	5°	6°	4° 20″	5°	6°

Nach der letzten Sitzung stellte sich der Knabe noch mehrmals vor. Die Lähmungserscheinungen des rechten Gesichtsnerven blieben beseitigt und die erlangten Hörweiten verminderten sich nicht wieder.

Dreiunddreissigste Beobachtung. — Auch dieser Fall ist von mir bereits in der St. Petersburger medic. Zeitschrift veröffentlicht worden.

Franz H...., 20 Jahre alt, ist seit 12 Jahren rechts fast vollständig taub, links seit 3—4 Jahren schwerhörig. Eine Ursache ist nicht nachzuweisen. Sausen ist beiderseits vorhanden.

Inspectionsbefund: Rechtes Ohr: Processus brevis mallei und Manubrium deutlich sichtbar, letzteres bedeutend verkürzt. Trommelfell grauweiss, im hinteren unteren Quadranten mehr gelblich gefärbt, ziemlich concav. Lichtkegel ganz verwaschen.

Linkes Ohr: Processus brevis mallei stark vorstehend, Manubrium fast horizontal. Trommelfell sehr concav, mattgrau. Lichtkegel längsgestreift, nur in der Mitte vorhanden und etwas verwaschen.

Die Repetiruhr wird rechts nur beim Andrücken an die Ohrmuschel, das Gehwerk links 8" weit gehört. — Für laute Sprache ist die Hörweite rechts Null, links 2⁰.

Die auf den Scheitel aufgesetzte tönende Stimmgabel wird vom Patienten links lauter als rechts gehört. Ein gleiches Resultat gab die objective Prüfung der Kopfknochenleitung.

Die Tubenpassage ist beiderseits frei.

Erste galvanische Sitzung: Der rechte Nervus acusticus ist durch X El. 1110 L., selbst nicht durch mehrmalige Wendung aus längerer Anodendauer zur Reaction zu bringen.

Der linke Gehörnerv dagegen reagirt schon bei X El. 2 L. in der Brenner'schen Normalformel.

Zweite galvanische Sitzung: Links bei derselben Stromstärke wieder Normalformel. — Hierauf wurde wieder das rechte Ohr galvanisch untersucht, und es ergab sich nunmehr Folgendes:

	Rechtes armirtes Ohr.		Linkes nicht armirtes Ohr.	
X El. 10 L.	KaS : Kl.	(Stark.)	Kl.	(Schwach.)
	KaD: kl ∞.		kl ∞.	
	KaO : —.		—.	
	AS : —.	Oder schwaches kl.	Kl.	(Stark.)
	AD: —.		kl>.	
	AO : kl'. (Stark.)		—.	

Bei AD X El. 1—5 L. verliert sich das rechts vorhandene subjective Sausen und bleibt es nach dem Ausschleichen. Gleichzeitig war das dumpfe Sausen, welches links neben dem hellen Sausen bestand, verschwunden.

Dritte galvanische Sitzung: Das Sausen rechts ist verschwunden geblieben. Neben dem hellen Sausen links ist seit circa 6 Stunden Klingen aufgetreten. Nach Catheterismus links verwandelt sich das helle Sausen in Zischen, sodass also daselbst Klingen und Zischen noch vorhanden sind.

	Rechtes armirtes Ohr.		Linkes nicht armirtes Ohr.	
X El. 1—5 L.; später	KaS : Kl.	(Stark.)	Kl.	(Schwach.)
VIII El. 6 L.	KaD : kl ∞.		kl ∞.	
	KaO : —.		kl'.	(Stark.)
	AS : —.		Kl.	
	AD : —.		kl>.	
	AO : kl'. (Stark.)		—.	

Nach längerer, steigender AD ist das subjective Klingen im linken nicht armirten Ohre verschwunden, das Zischen aber gleich stark geblieben.

Vierte galvanische Sitzung: Bei gleicher Application der Elektroden wie in den vorhergehenden Sitzungen (eine im rechten Ohre, die andere in einer Hand) dieselbe Reactionsweise bei X El. 1 bis 5 L. und später bei VIII El. 6 L. — Das in der 3. Sitzung beseitigte subjective Klingen links war nicht wiedergekehrt, auf das noch vorhandene subjective Zischen daselbst übte die Anode nur einen vermindernden, nicht beseitigenden Einfluss.

Vierunddreissigste Beobachtung. — Wilhelm L...., 29 Jahre alt, Maurer, war stets gesund und guthörig gewesen, bis er vor einem Jahre in Folge von Typhus beiderseits taub wurde und heftiges Brausen auf beiden Ohren bekam.

Nach Entfernung von Ohrenschmalz, welches die Inspection des Trommelfelles beiderseits verhindert hatte, war an beiden Trommelfellen ausser einer ganz mässigen milchweissen Trübung in jedem hinteren oberen Quadranten etwas Anomales nicht aufzufinden.

Hörweite und Kopfknochenleitung gleich Null. — Einige Wochen lang fortgesetzter Catheterismus änderte nichts.

Ich untersuchte nunmehr den Kranken vermittelst des constanten Stromes. Beide Gehörnerven reagirten bei gleichen Stromstärken und mit derselben Sensation (Pfeifen) in folgender Formel:

Rechtes und linkes Ohr.
II bis VIII El. 1110 L. KaS : —.
X El. 1 L. KaS : Pf'.
KaD: Pf ∞.
KaO: —.
AS : —.
AD: —.
AO: pf' ∞.

Die nach AO lange persistirende galvanische Gehörssensation wurde durch KaS und sofortige KaO jedesmal beseitigt.

Von der dritten Sitzung an stellte es sich heraus, dass, wenn das linke Ohr galvanisch behandelt war und bei KaS, KaD und AO reagirte, im rechten nicht armirten Ohre bei KaO, AS und AD Klangsensationen gehört wurden, während welcher letztgenannter Reizmomente das linke armirte Ohr schwieg; also folgendermaassen:

	Linkes armirtes Ohr.	Rechtes nicht armirtes Ohr.
X El. 1 L.	KaS : Pf'.	—.
	KaD: Pf ∞.	—.
	KaO: —.	pf oder z.
	AS : —.	Pf.
	AD: —.	pf oder z ∞.
	AO: pf' ∞.	—.

Die paradoxen Reactionen des rechten Ohres sind nicht so intensiv, wie die bei den normalen Reizmomenten im linken Ohre auftretenden.

Da mit dem Kranken nur ein schriftlicher Verkehr möglich war, konnte ich erst in der zehnten Sitzung feststellen, dass das umgekehrte Verhältniss ebenfalls statthatte, d. h., dass bei armirtem rechten Ohre während KaO, AS und AD Klangsensationen im nicht armirten linken Ohre auftraten, jedoch von anderer Klangfarbe waren; nämlich:

Rechtes armirtes Ohr.	Linkes nicht armirtes Ohr.
X El. 1 L. KaS : Pf'.	—.
KaD : Pf∝.	—.
KaO : —.	si.
AS : —.	Si.
AD : —.	si ∞.
AO : pf' ∝.	—.

Obschon Patient vor der sechsten Sitzung angab, dass im linken Ohre fast zwei ganze Tage das subjective Brausen verschwunden und dass es nach der sechsten Sitzung bald im rechten, bald im linken Ohre und nach der neunten Sitzung einen Tag lang in beiden Ohren völlig ruhig gewesen sei, versprach ich mir doch von der ferneren galvanischen Behandlung keinen wesentlichen, dauernden Erfolg und beredete den Kranken, dieselbe aufzugeben.

Dass vom Patienten weder das Schlagen meiner an die Ohren angedrückten Repetiruhr noch die auf den Scheitel aufgesetzte tönende Stimmgabel vernommen wurde, würde, bei dem Fehlen bedeutender nachweisbarer Veränderungen der Leitungsorgane des Ohres, den herrschenden Anschauungen gemäss die Annahme einer sogenannten nervösen Taubheit erlauben, worunter man sich einen Torpor des Hörnerven vorzustellen pflegt. Durch die Resultate der galvanischen Untersuchung erfahren die bisher gäng und gäbe gewesenen Anschauungen aber wesentliche Modificationen. Dass der Nerv in diesem Falle an der Erkrankung Theil genommen, ist freilich durch die galvanische Untersuchung und erst durch diese festgestellt, aber diese Erkrankung besteht keineswegs in Torpor, sondern, wenigstens dem galvanischen Reiz gegenüber, in Hyperästhesie, und zwar in einer Form derselben, welche tiefe Erkrankung zu signalisiren pflegt. Wenn also das Ergebniss der galvanischen Untersuchung der Annahme einer Lähmung der Hörnervenenden im Labyrinth keineswegs günstig ist, so wird dadurch doch das Vorhandensein anatomischer Störungen z. B. in der Kette der Gehörknöchelchen (welche auch bei wenig verändertem Zustande des Trommelfelles vorkommen können) oder an den beiden Membranen der inneren Paukenhöhlenwand keineswegs ausgeschlossen, und es würden dann dieselben als Ursache der Nervenerkrankung anzusehen sein.

Einseitiges Auftreten der paradoxen Formel im nicht armirten Ohre beobachtete ich noch in zwei bereits oben wegen eines andersartigen galvanischen Befundes mitgetheilten Fällen, wo ich jedoch die paradoxe Reaction anzugeben absichtlich unterlassen habe.

Fünfunddreissigste Beobachtung. — Ida Kr...,[1] 18 Jahre alt. Die beiden Hörnerven dieser Kranken reagirten in allen sechs Reizmomenten. Wurde das linke Ohr armirt, dann reagirte bei KaO, AS und AD auch das rechte nicht armirte Ohr. Dies war aber nicht mit dem linken Ohr der Fall, wenn das rechte Ohr armirt war. Die gefundene paradoxe Formel des nicht armirten Ohres war aber insofern von der des armirten Ohres verschieden, als sie einfach der Umkehr der Normalformel entsprach, während letzteres alle Reizmomente beantwortete.

	Linkes armirtes Ohr.	Rechtes nicht armirtes Ohr.
VI El. 10 L. und	KaS : Si.	—.
später IV El. 10 L.	KaD: si ∞.	—.
	KaO: kl.	smm. (Summen.)
	AS : Kl.	Smm.
	AD: kl ∞.	smm>.
	AO: si.	—.

Patientin vermochte das neben dem Klingen im linken armirten Ohre auftretende Summen im nicht armirten rechten Ohre ganz deutlich und wiederholt in den späteren Sitzungen anzugeben.

Es wäre denkbar, dass Patientin die anderseits vorhandene paradoxe Reaction deshalb nicht angab, weil die Klangsensation im nicht armirten linken Ohre dieselbe wie im armirten rechten Ohre war; doch möchte ich dies bezweifeln.

Sechsunddreissigste Beobachtung. — Joh. G. M...,[2] 49 Jahre alt, Kaufmann. Die beiden Ohren dieses Kranken

[1] Siehe 25. Beobachtung.
[2] Siehe 26. Beobachtung.

reagirten, einzeln armirt, in ganz gleicher Weise, aber bei verschiedenen Stromstärken, das rechte bei VIII El. 110 L., das linke bei X El. 5 L. folgendermaassen:

KaS : Gl'.
KaD: Gl ∞.
KaO: kl.
AS : Kl.
AD: Kl ∞.
AO: gl'>.

War das linke Ohr armirt, so antwortete dieses später auch bei bedeutend geringeren Stromstärken (IV El. 1 L.) ganz in derselben Weise. Prüfte ich es hierauf mit III El. 1 L., dann änderte sich die Formel in der Weise, dass die KaO-, die AS- und die AD-Reactionen fehlten, dafür aber die paradoxe Formel im rechten nicht armirten Ohre auftrat; also:

Linkes armirtes Ohr.		Rechtes nicht armirtes Ohr.
III El. 1 L.	KaS : Gl.	—.
	KaD: gl ∞.	—.
	KaO: —.	kl.
	AS : —.	Kl.
	AD: —.	kl>.
	AO: gl.	—.

Wurde das rechte Ohr armirt, dann ergaben wohl noch IV El. 1 L. die oben angegebene Formel, bei III El. 1110 L. aber konnte ich eine directe Reaction im armirten rechten Ohre ebensowenig wie eine paradoxe im nicht armirten linken erzielen.

Die paradoxe Formel des nicht armirten rechten Ohres war nicht die Formel der Umkehrung für einfache Hyperästhesie, sondern stellte die umgekehrte Normalformel dar.

Schwerhörigkeit in Folge von Torpor des Gehörnerven. — Ueber die Seltenheit des Vorkommens und über die Misslichkeit der Diagnose dieses Zustandes hat sich Brenner in seinem Werke an dem betreffenden Orte klar ausgesprochen. Ich kann mich dem dort Gesagten nur anschliessen. Die einfache Thatsache, dass bei Gesunden die zur Erregung des Hörnerven erforderliche Stromstärke oft genug hoch, ja unerreichbar ist, beweist, dass man aus einer zur Erregung erforderlichen hohen Stromstärke allein durchaus nicht berechtigt ist, auf Schwererregbarkeit des Nerven selbst zu schliessen.

Wie sehr die Brenner'schen Untersuchungen geeignet sind, die gangbaren otiatrischen Anschauungen in Bezug auf diesen Punkt zu reformiren, habe ich schon früher angedeutet. Ganz besonders gilt dies auch von dem so oft und von so vielen Seiten wiederholten Satze, welcher mit den bisherigen Anschauungen über den sogenannten Torpor des Hörnerven im innigsten Zusammenhange steht, dass bei galvanischer Behandlung von Schwerhörigkeit die Prognose um so besser zu stellen sei, je leichter die Hervorrufung acustischer Empfindungen durch den Strom sei. Für die weit überwiegende Mehrzahl aller hier in Rede stehenden Ohrenkrankheiten gilt vielmehr das stricte Gegentheil.

Was die übrigen Schlusssätze, welche Brenner aus seinen Untersuchungen gezogen hat, betrifft, so muss ihnen nicht minder eine sehr grosse Bedeutung für die Ohrenheilkunde zugestanden werden. Vor Allem gilt dies von den unzweifelhaft bewiesenen Sätzen:[1] dass der acustische Nervenapparat sehr leicht und häufig an der Erkrankung des übrigen Gehörorganes Theil nehme; dass absolute Taubheit und Fehlen der Knochenleitung keineswegs nothwendige Voraussetzungen acustischen Nervenleidens seien; dass die normale Reaction des Hörnerven auf den elektrischen Reiz die conditio sine qua non von dessen Gesundheit sei.

Der letzte Satz insbesondere war es, welcher Brenner von seinem eifrigen Gegner Schwartze auf das Lebhafteste bestritten worden ist, und zwar aus dem Grunde, „weil es Leiden des Gehörnervenapparates gebe, in denen derselbe keine Abweichung von der normalen Reaction auf den elektrischen Reiz zeige". Dass dieser selbstredend nur auf einem Denkfehler

[1] loc. cit. pag. 227 und 228.

beruhende Einwand nach Verlauf von Jahren von Schwartze[1] wiederholt und als der ohne Zweifel wichtigste Einwand bezeichnet worden ist, dass Andere[2] denselben Einwand aussprechen, ist ein redender Beweis von der geringen Gewissenhaftigkeit, mit welcher man sich der Controle der Brenner'schen Untersuchungen von einigen Seiten bislang unterzogen hat. Vergl. über diesen Punkt die Auslassungen Brenners.[3]

Ich halte es vielmehr als Ohrenarzt für die Pflicht meiner Fachgenossen, dem Verfasser so gewissenhafter und opferreicher Arbeiten, welche er uneigennützig lediglich im Interesse der von ihm nicht betriebenen Ohrenheilkunde und auf die Bitte von Ohrenärzten unternommen, ihren Dank in loyaler Weise entgegenzubringen.

Höchst auffallend würde es sein, wenn bei ausgedehnteren Untersuchungen sich für die Brenner'schen Beobachtungen und Deutungen lediglich Bestätigungen finden sollten. Es ist im Gegentheil zu erwarten, dass Manches von den Angaben Brenner's einer Modification und Verbesserung, einer Beschränkung oder Erweiterung unterliegen werde.

Unzweifelhaft aber ist es, dass Brenner, welcher den Muth hatte, der Aufhellung dieses geradezu verrufenen Gebietes seine besten Kräfte zu widmen, eine Methode der galvanischen Untersuchung des Hörnerven geschaffen hat, welche an Exactheit mit den besten ärztlichen Untersuchungsmethoden in die Schranken zu treten vermag. Dies und die von Brenner zum ersten Male ausser Zweifel gestellte Thatsache, dass es Gehörleiden giebt, welche durch rationelle Anwendung des constanten galvanischen Stromes, und nur durch diesen, beseitigt werden können, wird ihm den Dank der Ohrenärzte für alle Zeiten sichern müssen. —

Hiermit schliesse ich meine Arbeit, welche die von Brenner in seinem Werke niedergelegten Anschauungen und Be-

[1] Archiv für Ohrenheilkunde. Bd. III. pag. 330.
[2] Benedikt. Elektrotherapie. Wien 1868. pag. 270 Zeile 13 bis 17 v. u.
[3] loc. cit. pag. 178 etc., und pag. 165 und 166 Anmerkung.

hauptungen nach jeder Hinsicht bestätigt und zu dem von ihm bereits Gefundenen einiges Neue hinzufügt.

Wenn es mir durch meine vorstehenden Mittheilungen gelungen ist, einen oder den anderen meiner Collegen fernerhin zur Aufnahme oder Fortsetzung galvanischer Untersuchungen des menschlichen Hörnerven veranlasst zu haben, so bin ich völlig befriedigt.

Leipzig, Druck von Giesecke & Devrient.

LEIPZIG,

DRUCK VON GIESECKE & DEVRIENT.

FSC
www.fsc.org
MIX
Papier | Fördert
gute Waldnutzung
FSC® C083411

Zeitfracht Medien GmbH
Ferdinand-Jühlke-Straße 7
99095 Erfurt, Deutschland
produktsicherheit@kolibri360.de